»Wer Paris nicht regelmäßig besucht, wird nie wirklich elegant sein.«

Balzac, 1815

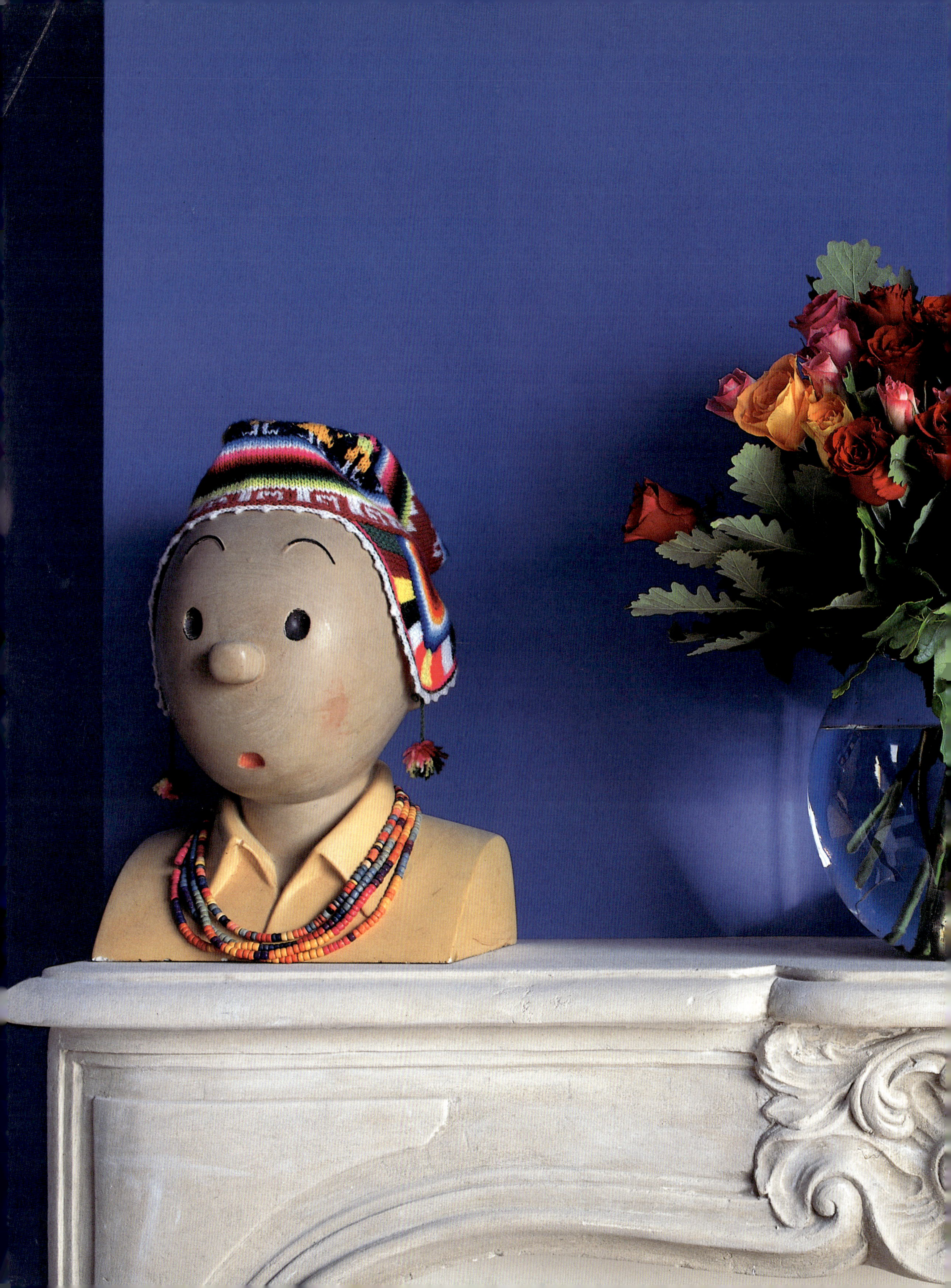

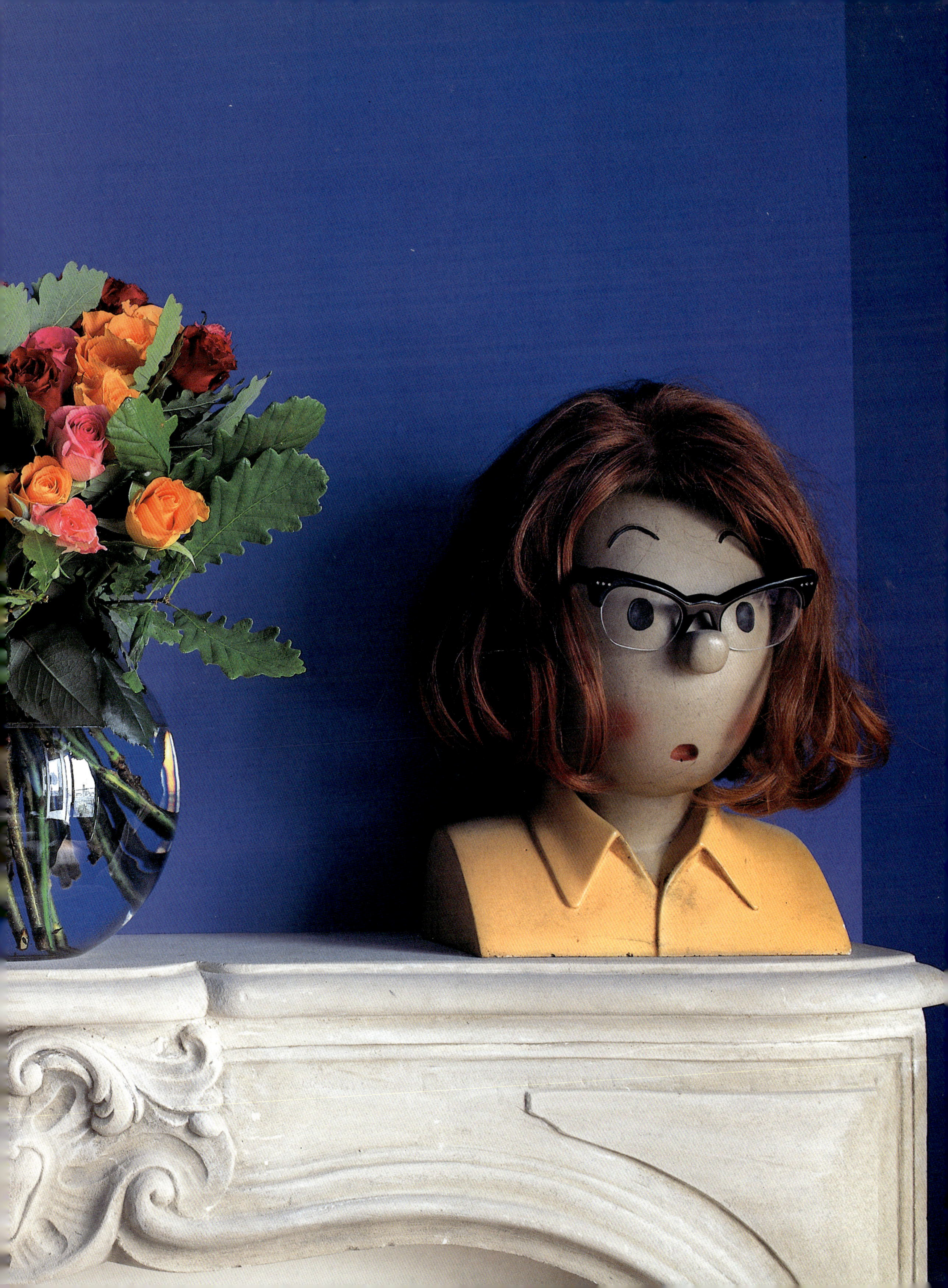

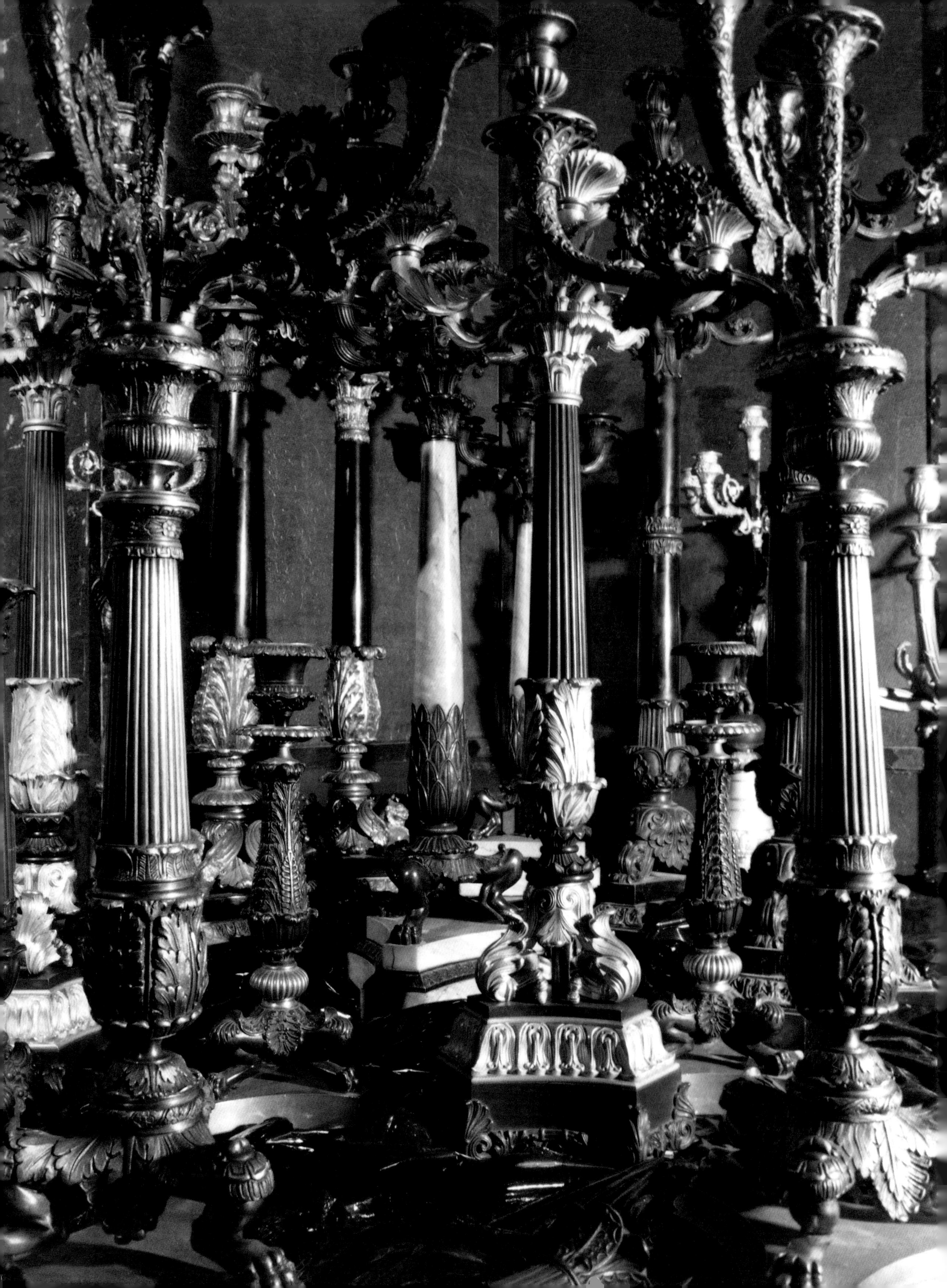

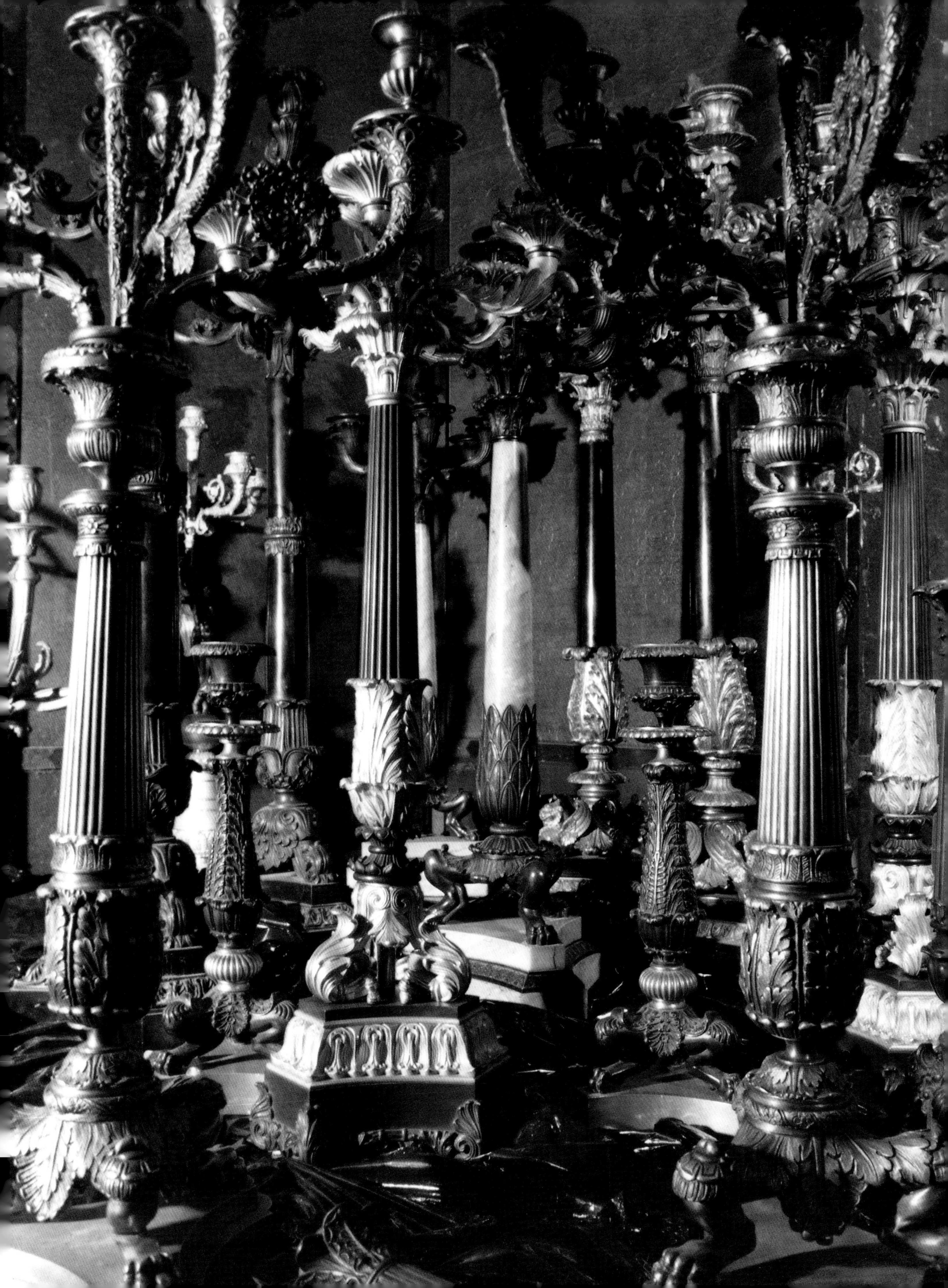

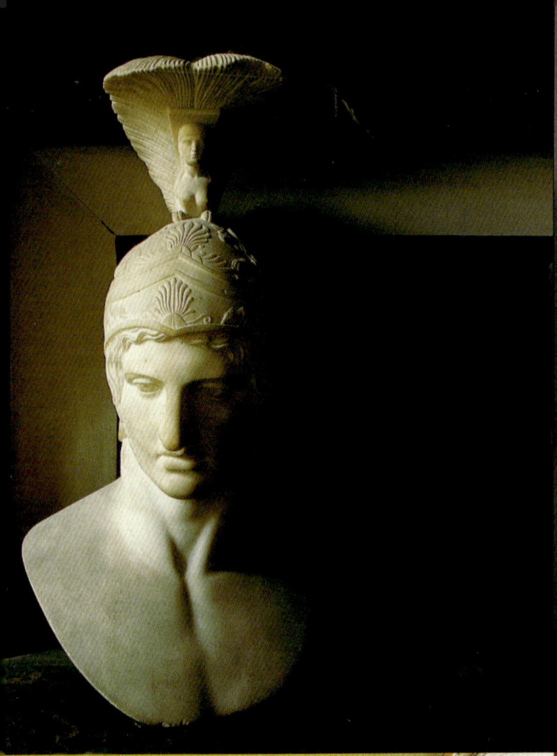
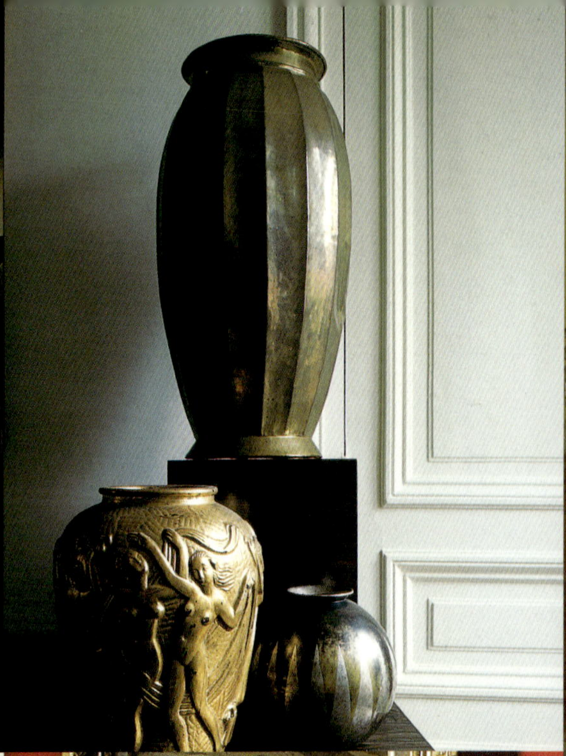
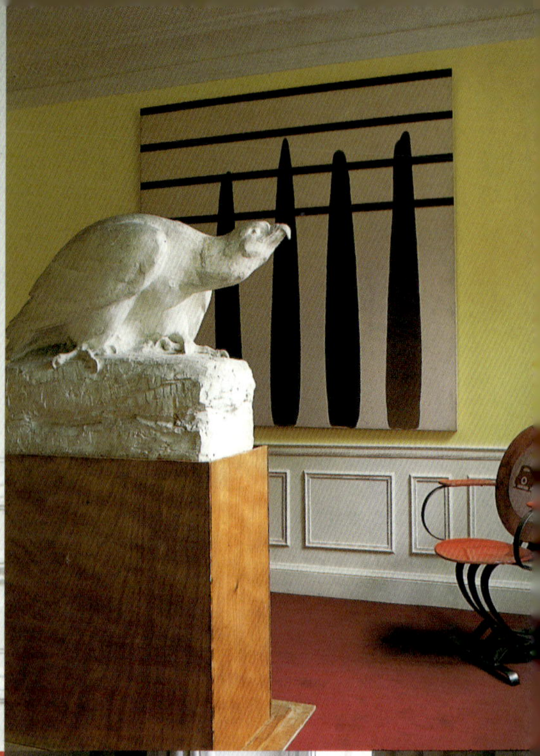
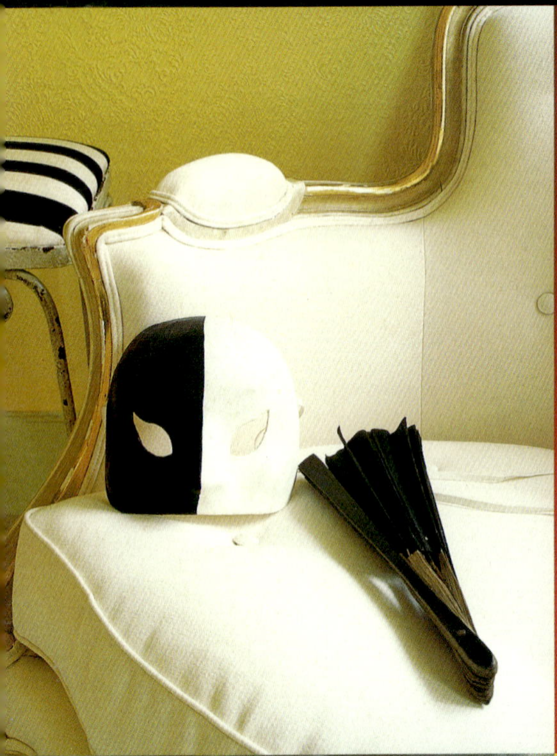
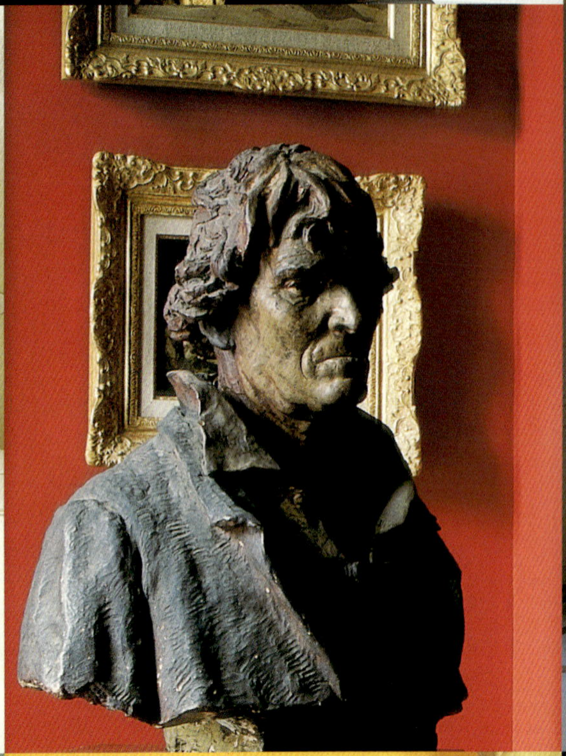
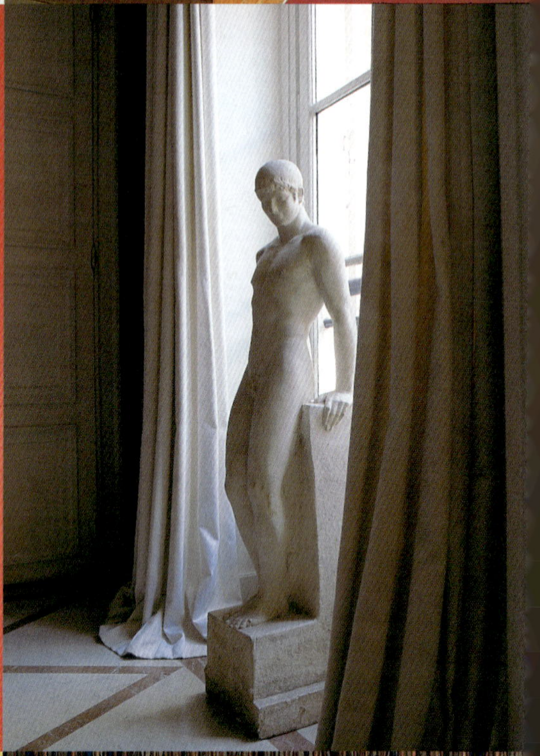
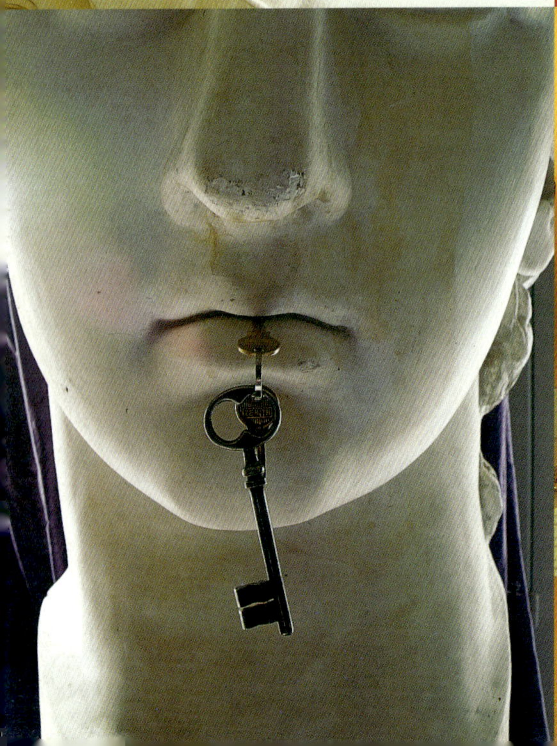
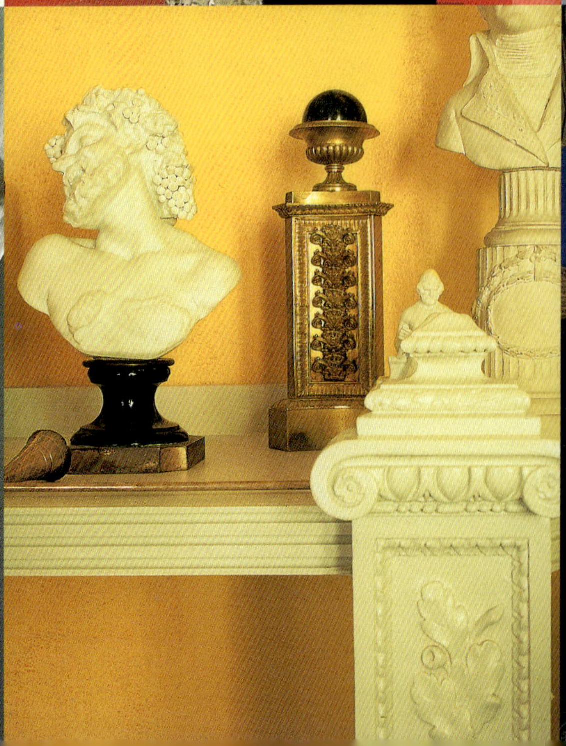
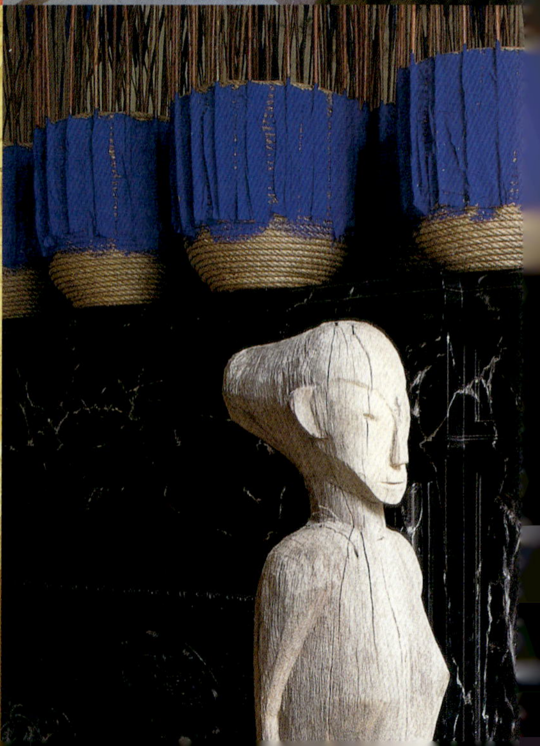

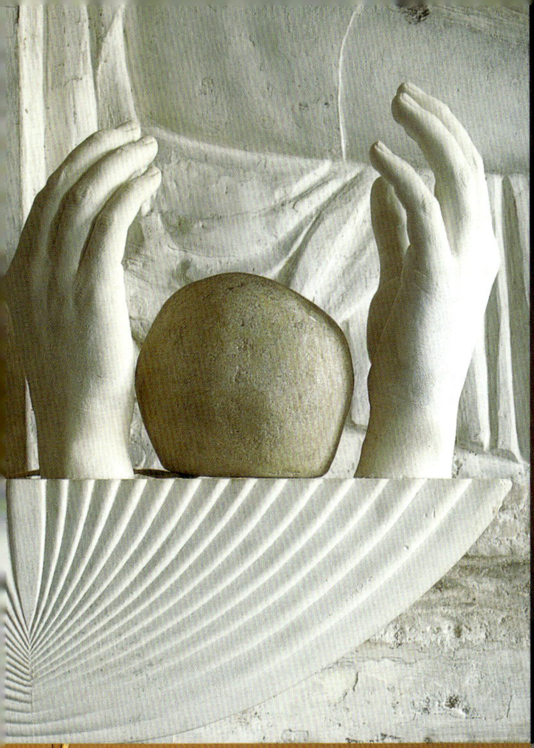
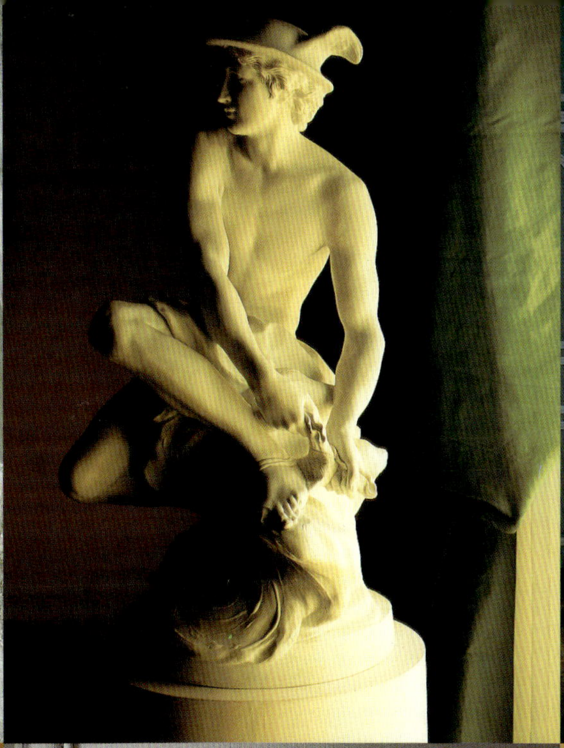
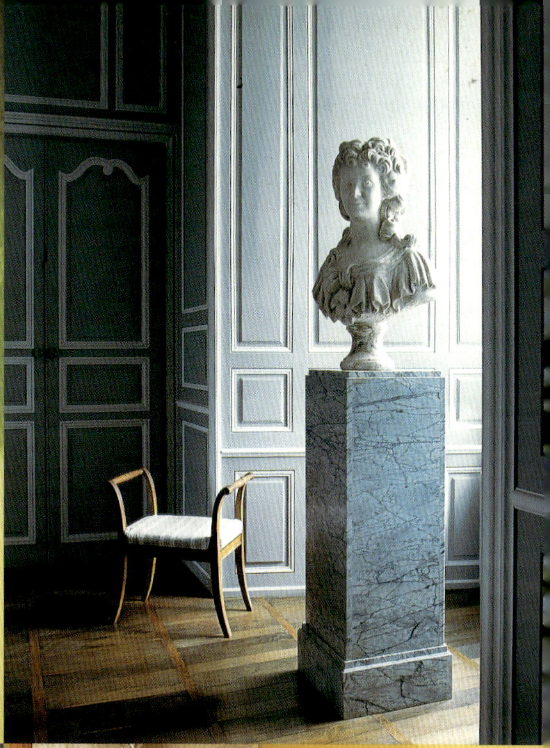
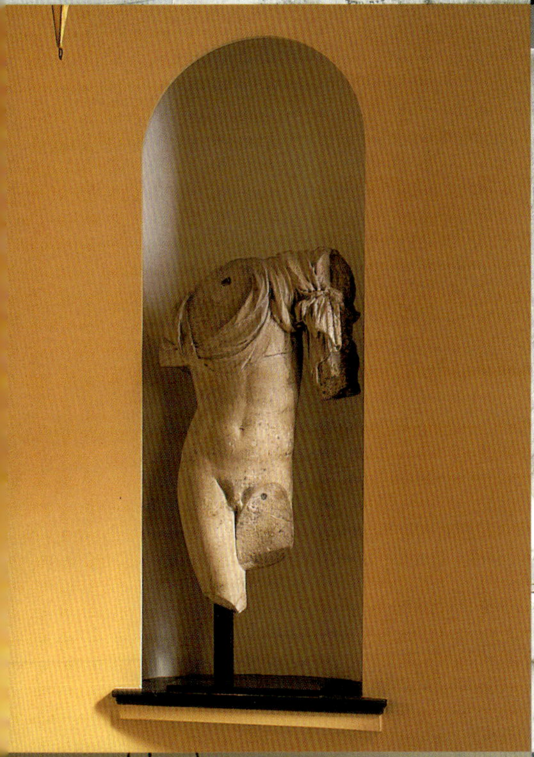
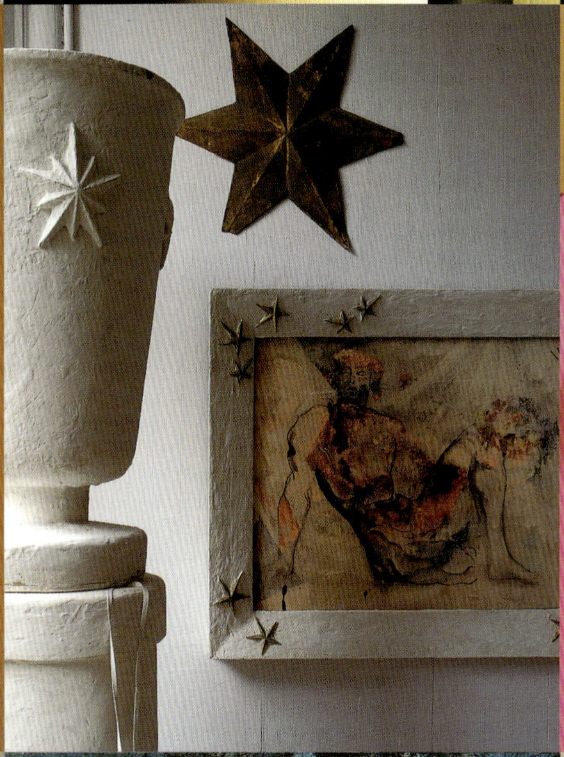
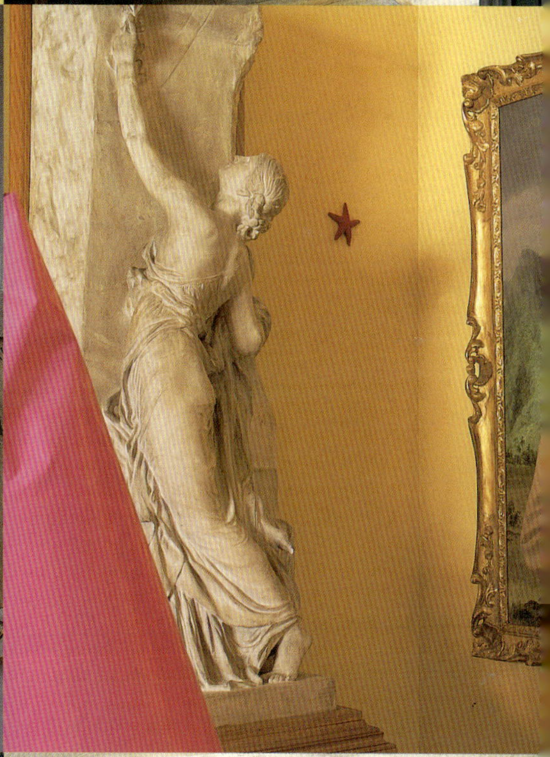
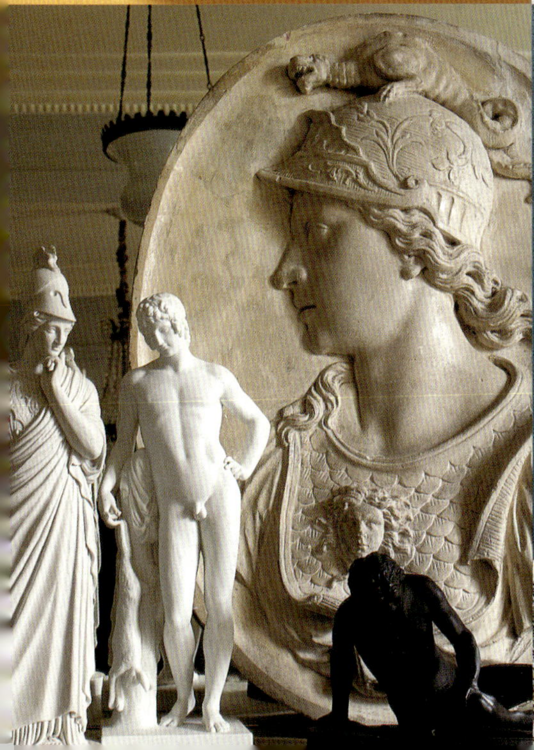
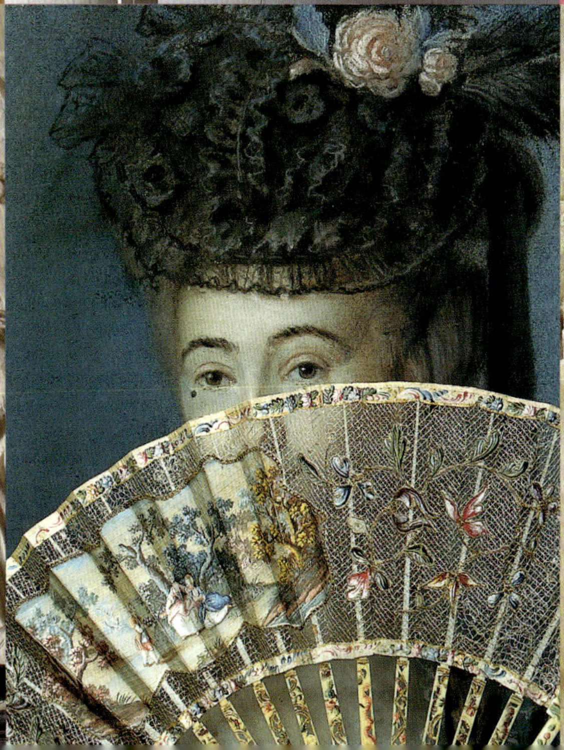
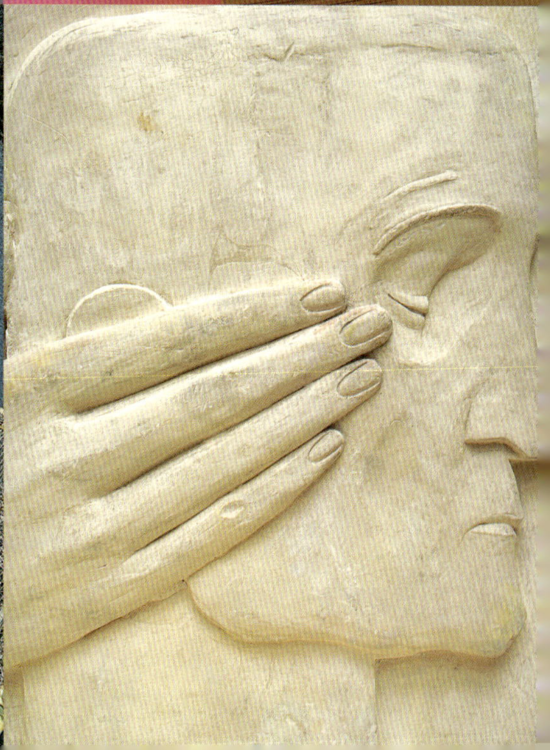

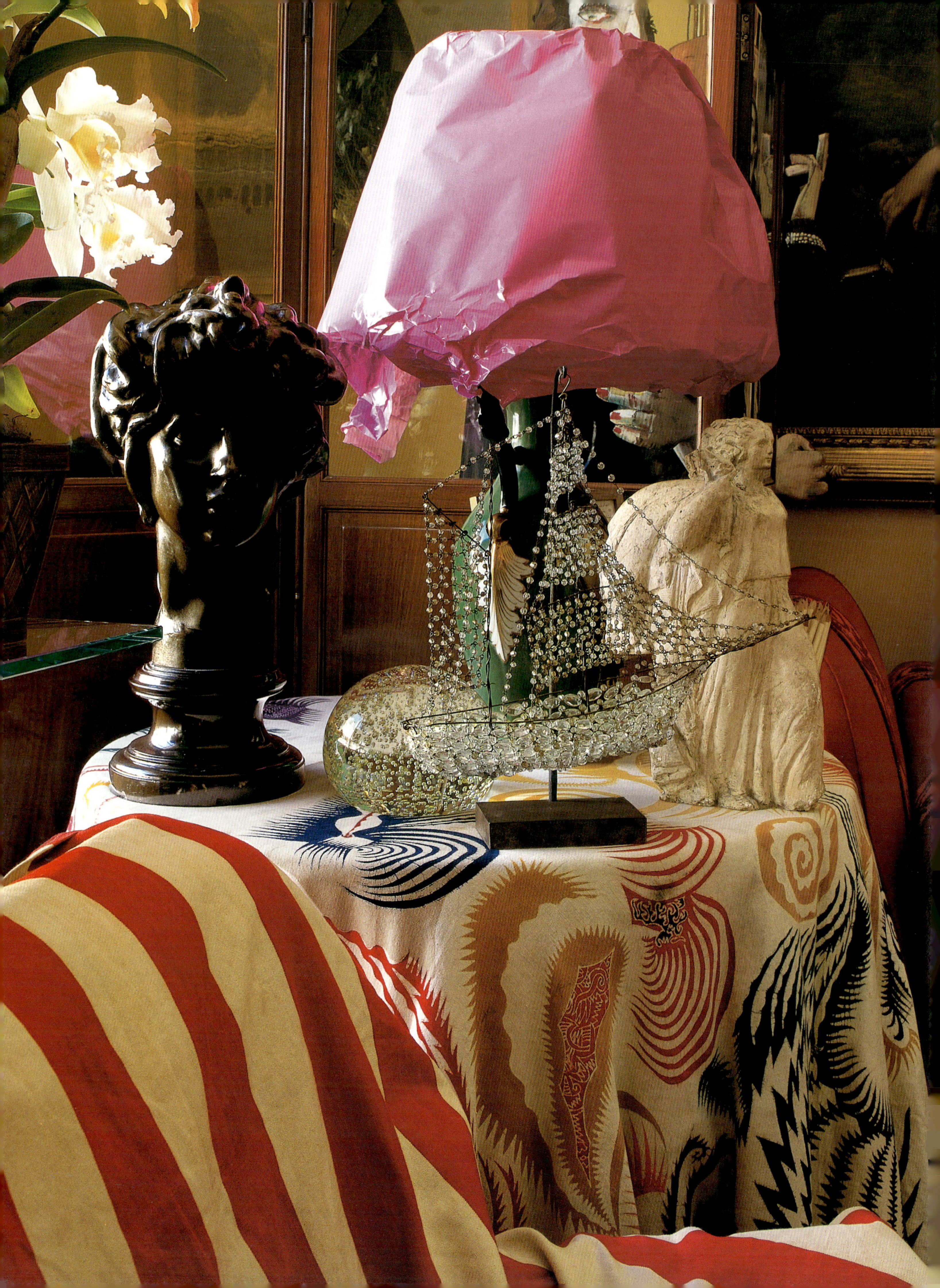

PARIS

L'ART DE VIVRE

HERBERT
YPMA

FOTOGRAFIEN VON
RENÉ UND BARBARA STOELTIE

KNESEBECK

SEITEN 2 – 3
»Ein französisches Zimmer beginnt mit dem Kamin«, sagt der Antiquitätenhändler André de Cacqueray. Die Kaminsimse in Pariser Häusern sind breiter als in London, weil sie dafür bestimmt sind, eindrucksvolle Objekte aufzunehmen, wie eine Büste oder ein Familienerbstück. Im Einklang mit der Tradition, aber nicht an sie gefesselt, nutzt Florence Dostal ihren Kamin aus der Zeit Ludwigs XV., um vor einer preußischblau bemalten Wand grellbunte Büsten auszustellen, die sie auf einem Flohmarkt gefunden hat.

SEITEN 4 – 5
Nachts waren Kerzen und der Kamin selbst in den vornehmsten Häusern des 18. Jahrhunderts die einzigen Lichtquellen. Hauptbücher und Rechnungen aus dieser Zeit zeigen, daß die Menschen viel mehr Geld für Kerzen ausgaben als für jeden anderen Teil der Innenausstattung. Es ist daher kein Wunder, daß es heute noch so viele Kerzenhalter aus dem 18. Jahrhundert gibt.

SEITEN 6 – 7
Bis zu den napoleonischen Kriegen galt man ohne die grand tour *als ungebildet. Zu ihr gehörte oft ein Besuch der antiken römischen Ruinen, und sie war unvollständig ohne die Büsten, Urnen, Statuen und Zeichnungen, die man als Souvenirs mitnahm. So begann eine Tradition der französischen Innenarchitektur, die heute noch einflußreich ist. Kein Pariser Heim, das etwas auf sich hält, verzichtet auf ein paar antike Skulpturen, unabhängig von deren Stil und vom Geschmack des Besitzers.*

SEITE 8
Die Franzosen sind, vielleicht mehr als jedes andere Volk, »unermüdliche Wühler«. Ein Detail der völlig eklektischen und doch schönen Sammlung von objets *in der Wohnung von Gilles Dufour, dem Assistenten Karl Lagerfelds, ist ein gutes Beispiel. Hier gibt es keine Regeln. Die Wohnung gleicht einer Schale, die jemand mit Erinnerungen und Entdeckungen gefüllt hat. Rosa Papier, zwanglos um den Schirm einer Porzellanlampe von Sèvres gewickelt, ein* bâteau *aus Kristallperlen sowie Stoffe und Muster richten sich allein nach der Stimmung und den Impulsen des Bewohners.*

SEITE 12
Toile de Jouy *(»Tuch von Jouy«), bedruckt mit Szenen aus dem französischen Alltag, wird immer noch eifrig gesammelt, 230 Jahre, nachdem es in dem kleinen Dorf Jouy bei Versailles entstanden ist. Diese krapproten Baumwollstoffe werden nach einem unglaublich komplizierten Verfahren hergestellt, das Christophe-Philippe Oberkampf entwickelte, und Kaiser Napoleon war so stolz auf sie, daß er die französischen Handwerker tatkräftig unterstützte. Als er Oberkampf traf, sagte er, sie beide kämpften auf ihre Weise »einen guten Kampf« gegen die Engländer, aber Oberkampf habe offenbar größeren Erfolg.*

Für meine Eltern Carla und Peter, die mir ein interessanteres und aufregenderes Leben geschenkt haben, als man es sich erhoffen kann.

Titel der Originalausgabe *Paris Objet Trouvé*
Published by arrangement with Thames and Hudson, London, copyright © 1996 Herbert Ypma

Aus dem Englischen von Martin Rometsch

Die Deutsche Bibliothek – CIP-Einheitsaufnahme
Ypma, Herbert: Paris – L'art de vivre / Herbert Ypma
Aus dem Engl. von Martin Rometsch.- Dt. Erstausg. - München : Knesebeck, 1997
(Die Welt des Designs)
Einheitssacht.: Paris – L'art de vivre <dt.> ISBN 3-89660-019-2

Gedruckt in Singapur

INHALT

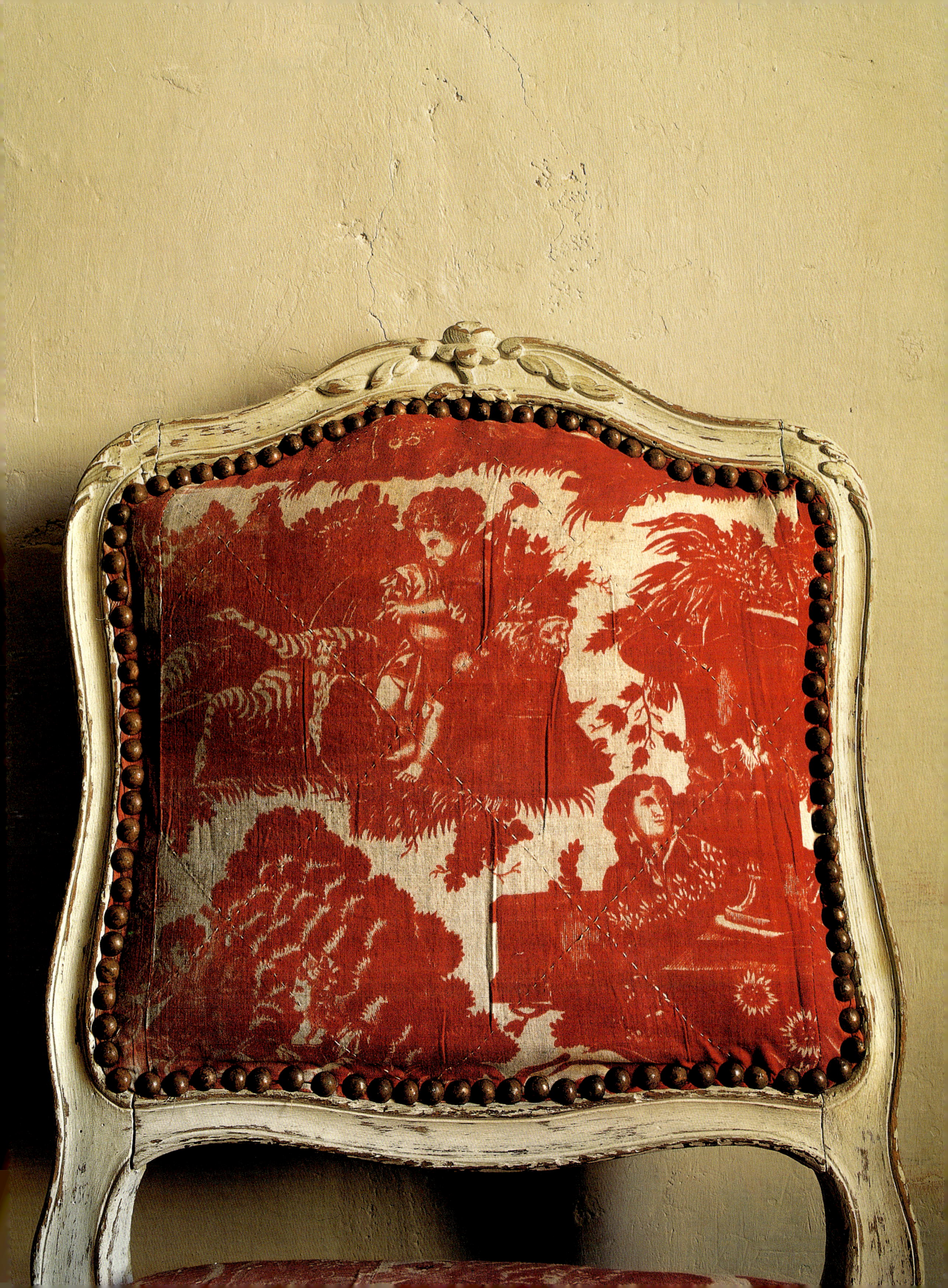

EINFÜHRUNG

Paris. Eine Stadt der großen Kunst und der atemberaubenden Architektur. Wie viele Bücher, Gedichte und Lieder wurden dieser Stadt der Romantik und des Glanzes gewidmet ... Paris ist das Zentrum seiner Nation; es wird geliebt, beneidet – und von der halben Welt imitiert.

Und immer war der Stil von Paris für diesen »Bienenstock« des intellektuellen und künstlerischen Treibens bestimmend. Mit Recht schreibt David McFadden: »In Frankreich lassen sich die ›schönen Künste‹ nicht von der ›Lebenskunst‹ trennen.«

Ihrem außergewöhnlichen Erbe an Eleganz in der dekorativen Kunst, einer geradezu legendären von Menschenhand geschaffenen Schönheit, verdanken die Pariser ein scharfes Auge und eine Wertschätzung für die Schönheit der *objets* und der Art, wie diese das Leben bereichern. Dies ist der Inbegriff dessen, was wir als französischen Geschmack bezeichnen können. Eine Amerikanerin, die Paris häufig besucht, erklärte es einmal in anschaulichen Worten: »Das ist ein Feingefühl, das der französischen Urbanität entspringt. Schöne Wohnungen in Paris sind selten ›geschmückt‹: Sie beherbergen einfach Dinge und Möbelstücke, die jemand liebt und die wie Kunstwerke behandelt werden.«

Die Dinge, von denen sie spricht, sind *objets trouvés*, die persönlichen Schätze, die man im Atelier eines gefeierten oder unbekannten *artiste*, auf den berühmten *marchés aux puces* (Flohmärkten), im Schaufenster einer teuren *antiquaire* am linken Seineufer, in einem der üppig gefüllten Stockwerke eines *grand magasin*, verlassen in einer Gasse mit Kopfsteinpflaster oder an einer belebten Straßenecke findet. Die Regel lautet: »Es gibt keine Regeln«, wie der extravagante Duc de Choiseul vor mehr als zweihundert Jahren sagte. Alles ist erlaubt, solange es exzentrisch, nostalgisch und kurzlebig ist – bis zum Äußersten!

Wenn das Heim wirklich eine Schale ist – »ein Platz für Erinnerungen und Entdeckungen; der Ort, an den man zurückkehrt, wenn man sie gefunden hat« –, dann muß Paris die schönste aller Schalen sein.

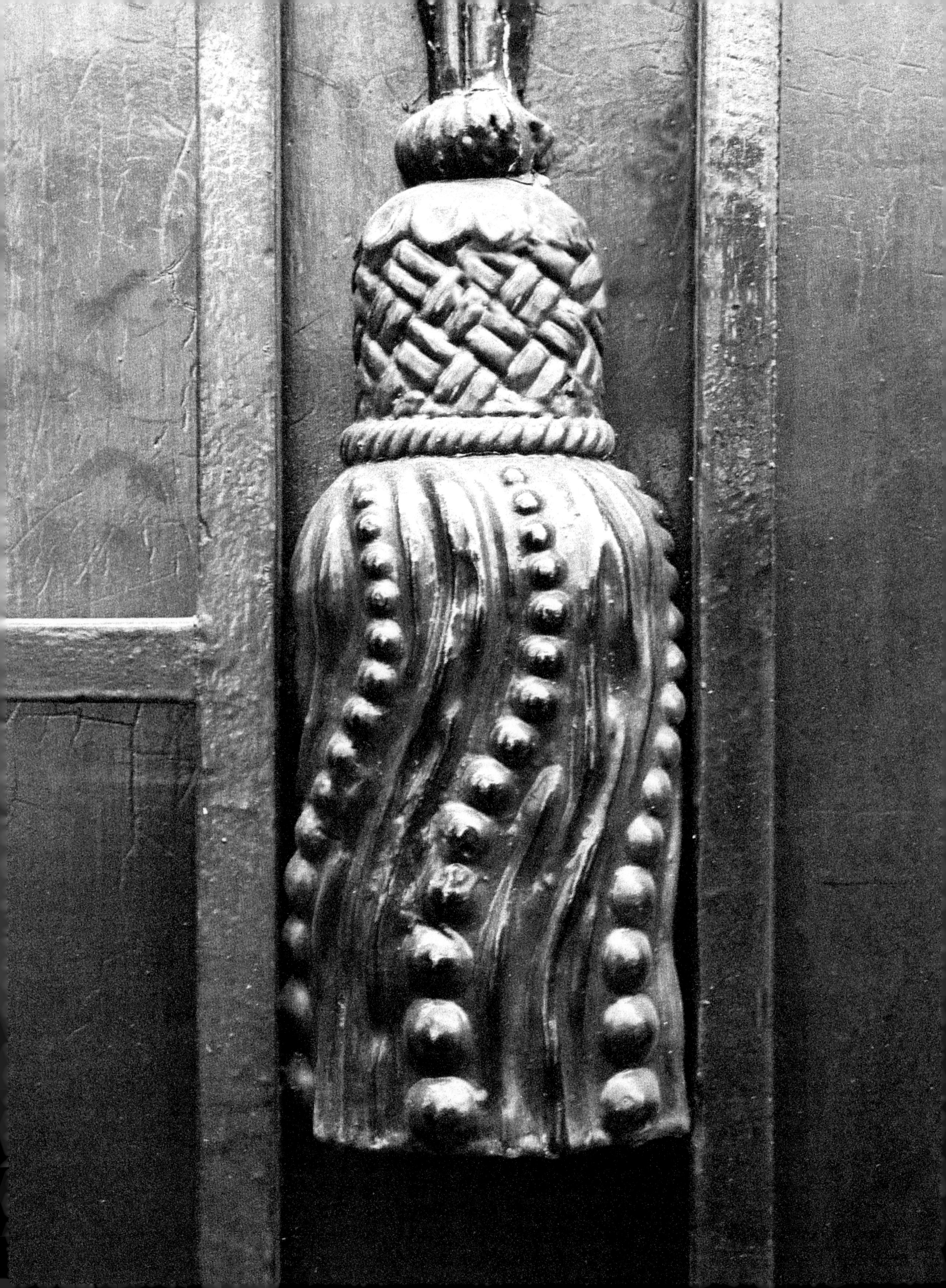

1

INNENRÄUME

Wir sind eine merkwürdige Spezies. Wir legen Wert auf unsere Privatsphäre, und doch sind wir nur allzugern bereit, uns im Hause unseres Nachbarn gründlichst umzusehen, wenn sich die geringste Gelegenheit dazu bietet. Die Lebensweise anderer ruft in uns eine intuitive und unstillbare Neugierde hervor.

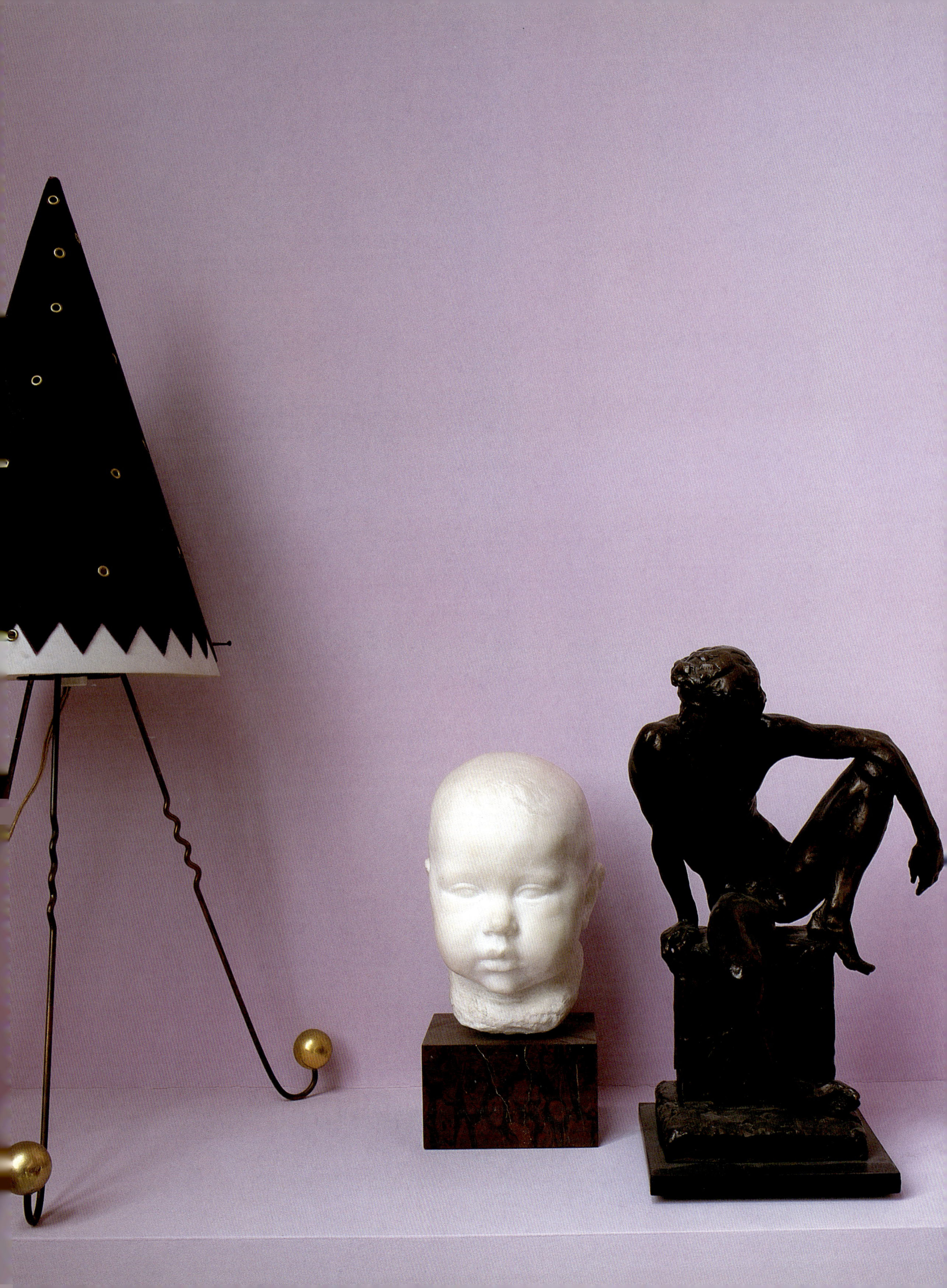

SCHICK

GANZ

SCHRÄG

Auf den ersten Blick ist dies keine typische Pariser Wohnung. Dennoch enthüllt dieses Haus, ein umgebautes Künstleratelier im berühmten *quartier* Montparnasse, ein französisches Wesensmerkmal: die bleibende Faszination durch die *folie.*

Die Geschichte der französischen dekorativen Kunst berührt immer wieder das Absurde und Extreme. Daran erinnern die Franzosen sich am liebsten, wenn es um die französische Geschichte geht: Wie der Comte d'Artois eine Wette mit Marie Antoinette gewann, als er seine *folie de bagatelle* in weniger als 64 Tagen vollendete; wie Ludwig XVI., besorgt über Marie Antoinettes Melancholie, eine neoklassizistische Szenerie für sie errichten ließ (mit einer Grotte, in der imaginäre Kühe imaginäre Milch lieferten); wie Beistegui bei Le Corbusier einen minimalistischen Tempel in Auftrag gab und ihn dann mit »barocken Monstrositäten« füllte. Jean-Michel Frank, in den 30er Jahren ein Guru des monochromatischen *chic,* war vor allem wegen seines Büros bekannt und berühmt, einem recht kleinen Raum, der sich selbst parodierte, indem er die typische Vertäfelung des 18. Jahrhunderts so »verzerrte«, daß sie an einen Tom-und-Jerry-Trickfilm erinnerte. Der einzige Schmuck war eine Gipshand von Diego Giacometti. Sie hielt eine Tafel, auf die Gedanken für den Tag geschrieben wurden.

Die traditionelle Liebe zur *folie* ist ungebrochen. Aber dieses Spiel hat ein paar Regeln. Die erste und wichtigste lautet: Der Versuch, »anders zu sein«, ist nicht im geringsten spektakulär. Der Zauber einer echten *folie* besteht darin, daß der Schöpfer absolut nichts Außergewöhnliches in ihr sieht. Sie muß einfach eine sichtbare Manifestation seiner Individualität sein. Florence Dostal verdient die Note eins. Sie hat ihr Heim einfach so gestaltet, wie es die innere Stimme ihr befahl.

Wie die meisten echten Verrücktheiten hat auch die von Florence Dostal ihre charmante Geschichte. Als kleines Mädchen schon versprach sie sich selbst, eines Tages in einem Studio zu wohnen. In der Zwischenzeit entwickelte sie ein künstlerisches Auge, das sich jedoch nicht auf Leinwand, sondern ausschließlich auf Socken richtete. Mitterrand war nicht unbedingt ein »Dandy«, was die Kleidung betrifft; dennoch ließ er sich oft mit hellrosa Socken unter einem recht tristen beigen Anzug fotografieren. Dostals Firma produziert nur Socken in hellen Farben. Ihre Marke, »Achilles«, ist ein großer geschäftlicher Erfolg, und getreu ihrem Versprechen kaufte sie schließlich ihr Traumhaus. Das hohe Gebäude im Schatten der Tour Montparnasse – dort wurde einst

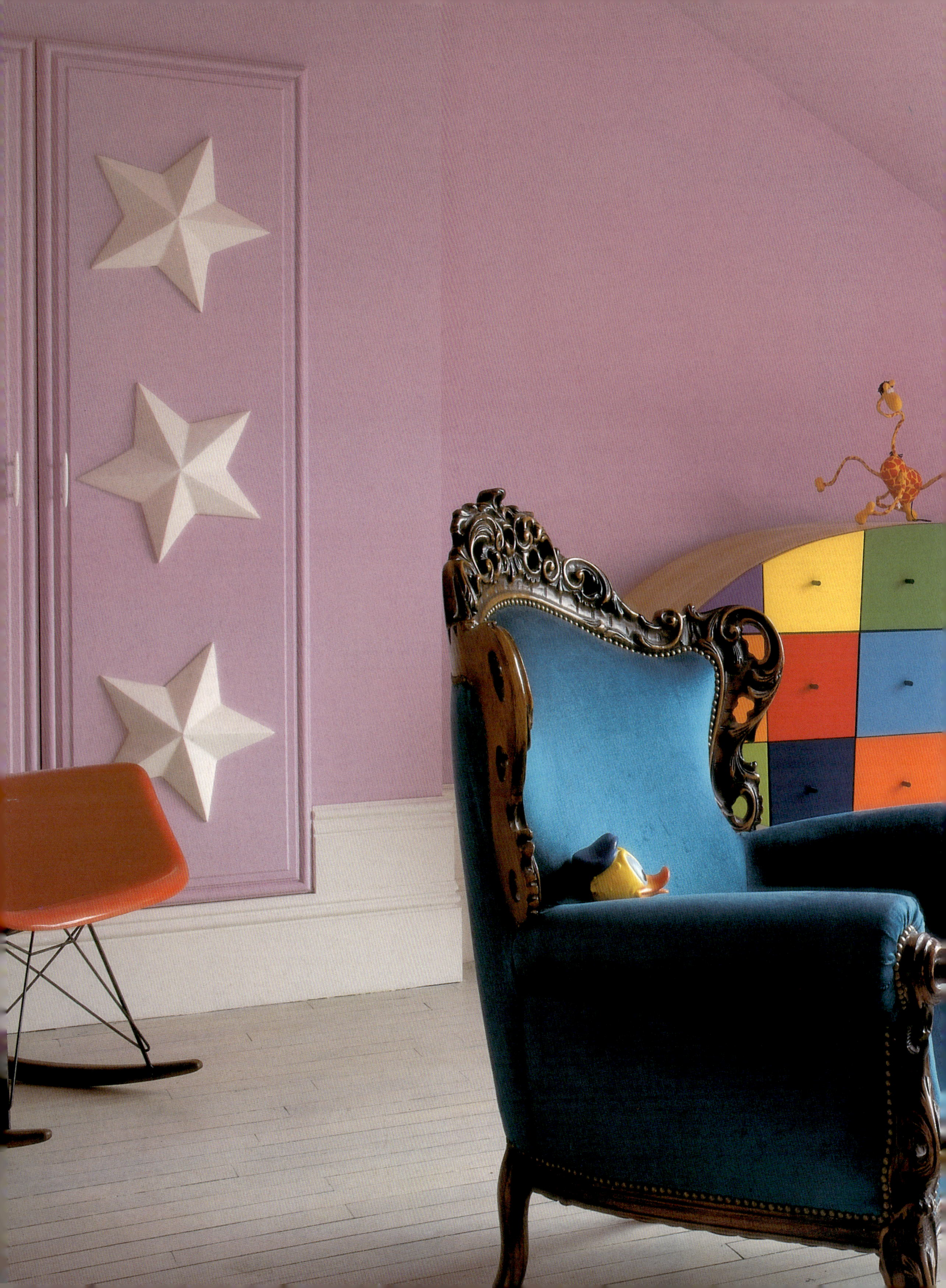

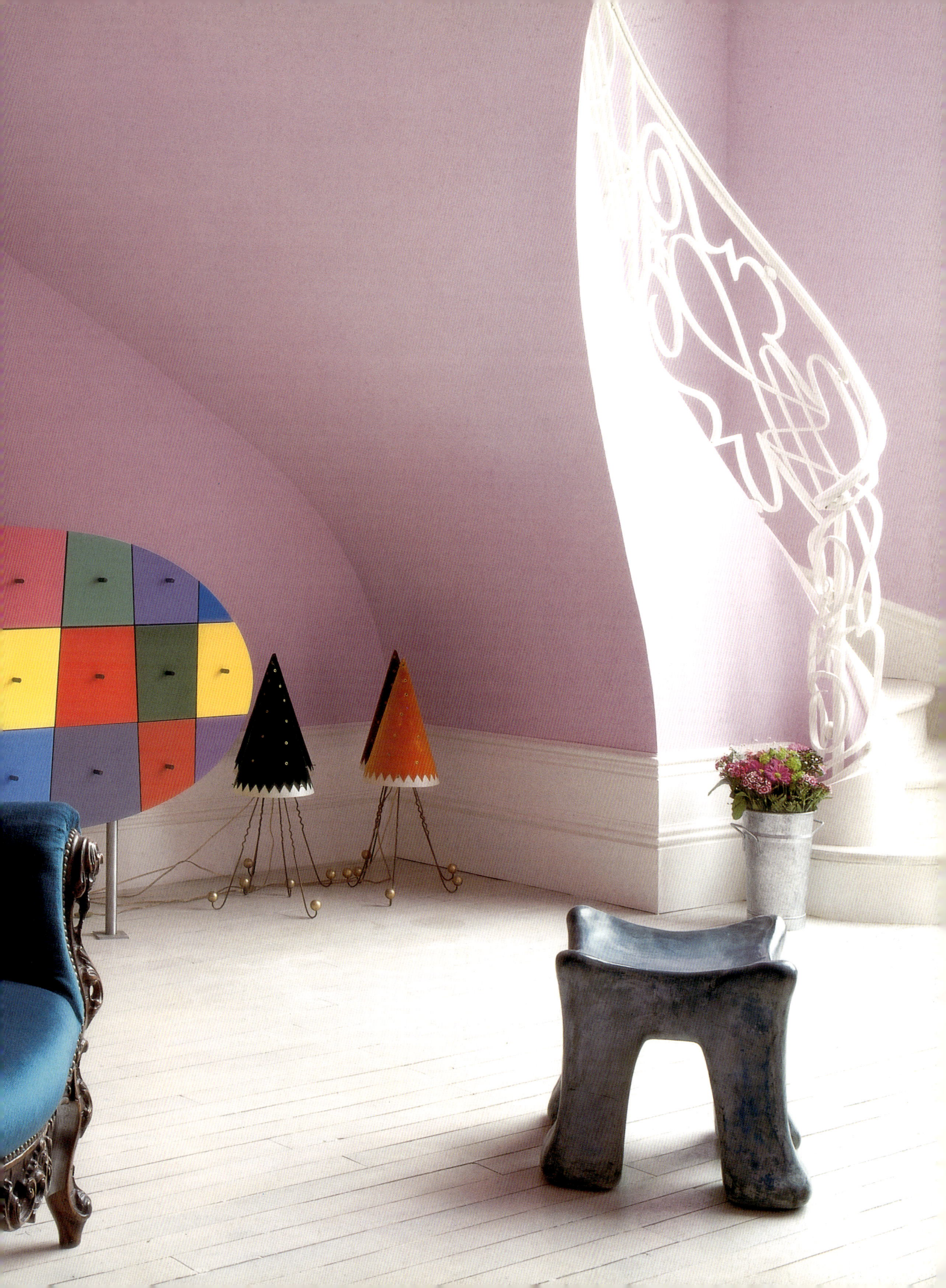

eine Anwesenheitsliste für berühmte Künstler wie Man Ray und die exotische Kiki de Montparnasse geführt – war gewiß keine architektonische *tour de force*. Es besaß immer noch eine alte Holztreppe und ein langweiliges Mezzanin – aber das Skelett war gut. Unterstützt von ihrem Freund, dem Architekten François Jantzen, machte sie sich daran, es in »einen visuellen Faustschlag aufs Auge« (so die Design-Autorin Barbara Stoeltie) zu verwandeln – es gab weder feine, verblaßte Farbtöne noch dezente, kleine Möbelstücke. Abgesehen von den Farben – Lilapink im Wohnbereich, Preußischblau im Schlafzimmer und Lutscherrosa im Ankleideraum – war die Wendeltreppe das imposanteste neue Merkmal: ein faszinierendes Stück Stahlbeton aus den Folies Bergère. Aber Florences Phantasie war mit einer bunten Bonbonschachtel und einer *Vom-Winde-verweht*-Treppe noch nicht am Ende.

Sie engagierte Stukkateure von Auberlet und Laurent, um die Wände mit *passementerie* und dazu passenden Quasten zu schmücken: wie Zuckerguß auf einem Kuchen, aber monumental. Nach Dostals Entwurf wurde ein überdimensionales Sofa gefertigt, das sie in einem Micky-Maus-Film gesehen hatte. Verrückte, von Ingo Maurer entworfene Lampen – im Grunde nur nackte Birnen mit Flügeln – verzieren die Decke wie extravagante Motten, und Flohmarktfunde, etwa ein Küchenmöbelstück aus den 50er Jahren, wurden mit knallig-grüner Farbe transformiert. Marsupial, Fred und Barney Feuerstein, Donald Duck und andere Comicfiguren nehmen in Florence Dostals Gesamtplan strategische Plätze ein. Und das alles soll beweisen, daß in ihrem Wahnsinn Methode steckt, wie bei allen anständigen Schöpfern einer *folie*.

VORIGE SEITE (16)
Florence Dostals Atelier in Montparnasse ist in einem »fast unerträglichen« Lila gestrichen. Es ist das Kennzeichen einer Frau, die sich nicht scheut, ihrem Geschmack zu folgen. In einer hellen Ecke neben den großen Fenstern hat sie mit einer kleinen Büste und einer Statuette ein Stilleben geschaffen.

VORIGE SEITEN (18 – 19)
Eine »unglaublich langweilige« Holztreppe wurde durch eine faszinierende Treppe aus Stahlbeton ersetzt, und das gußeiserne Geländer ist von den Arbeiten Gilbert Poillerats, des berühmten Designers der 40er Jahre, inspiriert. Was die Möbel angeht, so äußerte sich Dostals Geschmack, den man wohl am besten als ausgefallen, unklar und originell bezeichnen kann, in einer sorgfältigen und inspirierten Auswahl von reinrassigen Stücken der intellektuelleren zeitgenössischen Designer. Eine »Ellipsenkommode« der amerikanischen Designer Godley und Schwann wurde mit »Mary Poppins-Lampen« von Tom Tilleul, einem »geschmolzenen Fußhocker« von dem Surrealisten Gaetano Pesce und einem übermäßig barocken Sessel kombiniert.

GEGENÜBERLIEGENDE SEITE
Die Küche setzt Dostals originellen Ansatz auf überzeugende Weise fort. Bonbonfarbene Stühle der »Reihe 7«, entworfen von Arne Jacobsen, sind mit einem in Murano gefertigten venezianischen Kronleuchter kombiniert, der seinerseits gut zur stromlinienförmigen Ästhetik der Feretti-Küchenmöbel aus den 50er Jahren und zur »Flugzeugflügel«-Ästhetik der von Tom Tilleul entworfenen Lampe paßt – unterschiedliche Stücke, die dank ihres Kurvenreichtums und allegorischen Esprits recht harmonisch wirken.

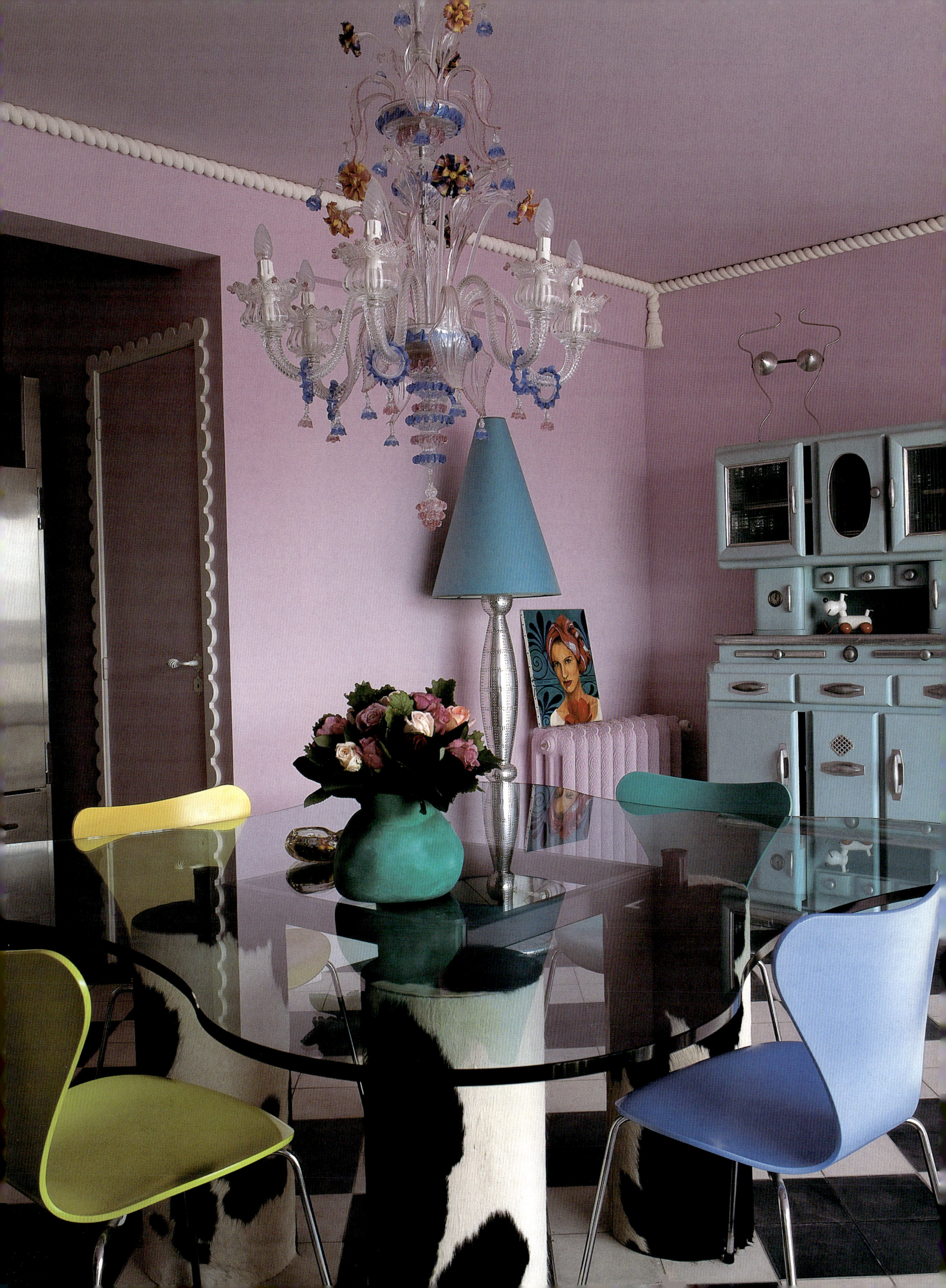

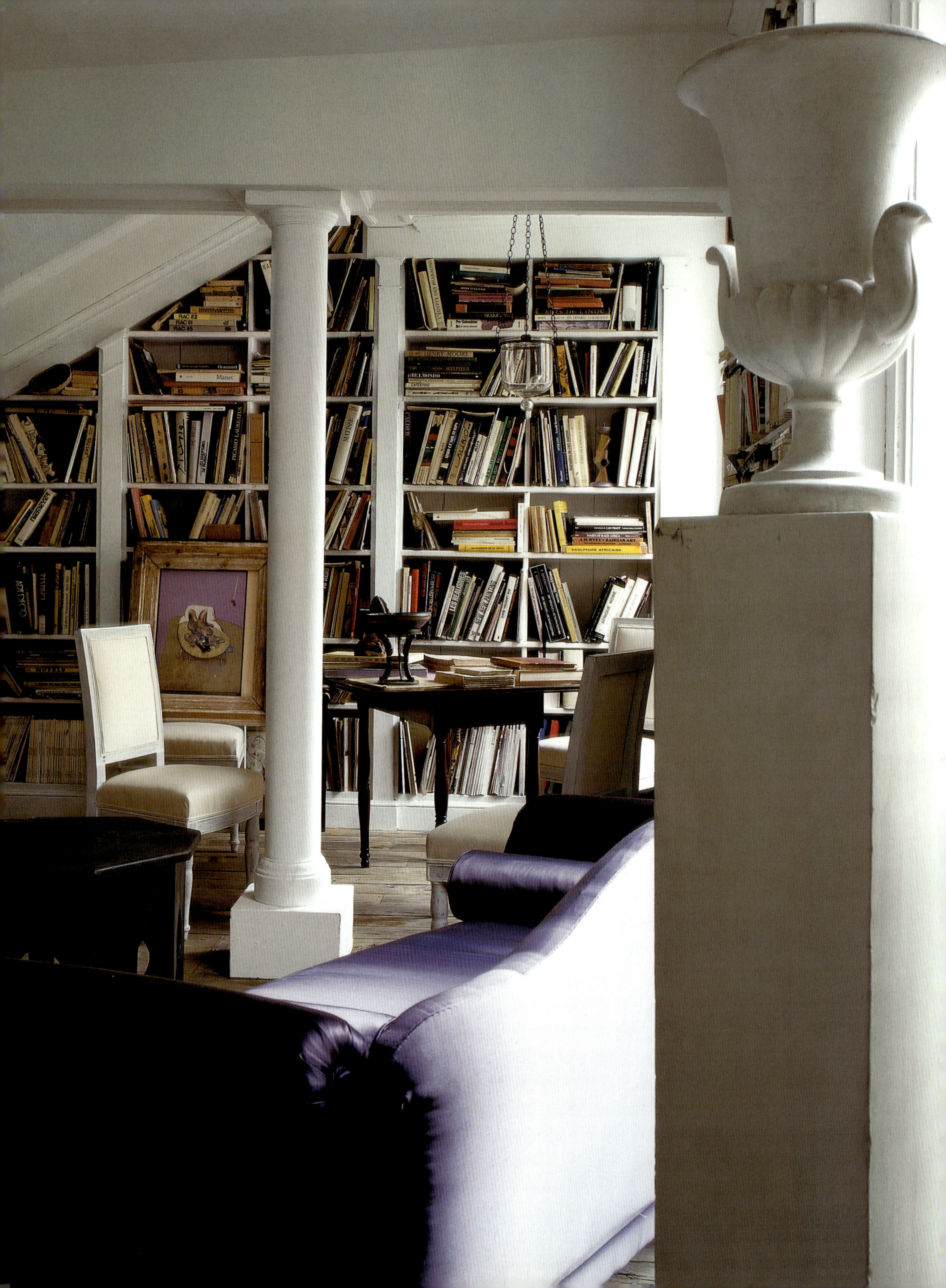
FIAC 82
FIAC 81
FIAC 85
Manet
PICASSO LAUREATES
MATISSE
HENRY MOORE
Joseph Beuys
SCULPTURE AFRICAINE
LES REALISMES

EINE KÜHLE EXAKTHEIT

Eine »kühle Exaktheit« nennt der Autor Klaus Jürgen Sembach den Stil der 30er Jahre. Elegante Konturen, gedämpfte Farben und Gefühl für das Material waren die Kennzeichen dieser Periode; »elegant« und »kosmopolitisch« waren die Schlüsselwörter. Jedes Detail stand für Präzision, und die »kühle Sicherheit«, mit der man schöne und teure Materialien benutzte, um Oberflächen zu schmücken, vergrößerte den Zauber noch. Sogar die Mode schlug den gleichen Weg wie Baukunst und Innenarchitektur ein. »Um 1930 waren die Kleider wie die Architektur sowohl funktional als auch sinnlich; sie verbanden ein sportliches, lässiges Aussehen mit einem Gefühl für Vornehmheit und Unvermeidlichkeit. Man verzichtete auf alle unnötigen Einzelheiten, und doch gab es weiterhin Gelegenheiten, unaufdringlichen Luxus zu genießen.« Sembach geht so weit zu behaupten, »der Stil der 30er Jahre (sei) im wesentlichen der Stil des ganzen 20. Jahrhunderts.«

Dem ist kaum zu widersprechen. Die Architektur Mies van der Rohes und Le Corbusiers, die Fotografie Cartier Bressons, Beatons, Hoyningen Heunes und Man Rays, das Grafik-Design Cassandres, die Interieurs Eileen Grays und Jean-Michel Franks und die Mode Coco Chanels und Elsa Schiaparellis bilden die Grundlage der visuellen Welt, an die wir heute gewöhnt sind. Eine erstaunliche formale Einheit herrscht in all diesen Disziplinen und brachte die wohl klarsten Richtlinien zum Leben in der modernen Welt hervor.

Es war ein klarer und reifer Stil. Und es ist kein Zufall, daß der Stil der 30er Jahre sich heute im Werk des Designers Frédéric Méchiche widerspiegelt, denn Méchiche und viele andere Pariser Designer nehmen den Einfluß der 30er Jahre sehr ernst.

»Die Innenarchitektur«, so *Vogue* 1935, war zum »raffiniertesten aller Berufe geworden«. Le Corbusier und Pierre Jeanneret entwarfen eine »sehr moderne« Wohnung für den exzentrischen Aristokraten Charles de Beistegui. Diese hatte eine »erstaunliche hängende Treppe«, die hellblau und weiß bemalt war und einen Handlauf aus Kristall besaß. Cole Porter komponierte unablässig in seiner Pariser Wohnung, umgeben von Jean-Michel Franks Strohmarketerie auf polierten, mit Zebrahäuten belegten Parkettböden. Der Architekt Pierre Chareau baute für Dr. Jean Dalsace die berühmte »Maison de Verre« (Glashaus). Die Pariser Wohnung des Vicomte Charles de Noailles, die Jean-Michel Frank mit glasiertem Pergament kachelte, wurde eines der meistgerühmten und -bewunderten Interieurs.

Es war eine Ära mit vielen Quellen der Inspiration.

In den Lackparavents von Eileen Gray, den üppigen plastischen Möbeln, die Jules Leleu entwarf, und den herrlich dezenten monochromatischen Interieurs von Frank läßt sich ein »Elitedenken« ausmachen, »ein Maß an Perfektion«, das Sembach als »fast gnadenlos« bezeichnet.

Und vielleicht stellt eben dieses Merkmal, diese gnadenlose Vollkommenheit, die unmittelbarste Verbindung zwischen Méchiches Arbeiten und dem Stil der 30er Jahre her. Seine Gegner sagen, er tue beinahe alles, um seinen eigenen Stil durchzusetzen und »am laufenden Band kalkige Wände, gestreifte Stoffe und schnuckelige Kronleuchter zu produzieren«. Aber in Wirklichkeit ist seine Arbeit viel weltmännischer und französischer, als der erste Eindruck vermuten läßt. Sein eigentliches Wahrzeichen ist ein ausgeklügeltes Gemisch von *objets* aus verschiedenen Perioden und Stilen, die sein kluges und gut informiertes Auge sorgfältig kombiniert.

Mit Napoleon hat er eine Vorliebe für gestreifte Stoffe gemeinsam, und hinsichtlich der Möbel bevorzugt er die Meister des französischen 18. Jahrhunderts. Hinzu kommen die Vorliebe für afrikanische Masken (sie wurzelt in den 30er Jahren, während derer afrikanische Kunst in Paris häufig ausgestellt, geschätzt und gesammelt wurde), die sonderbaren, von der Mythologie inspirierten Zeichnungen Cocteaus, vereinzelte Stücke des zeitgenössischen Designs und eine nicht unbedeutende *assemblage* moderner Kunst. Diese *objets*, die eigentlichen Bestandteile seines Stils, wählt er mit derart peinlicher Sorgfalt aus, daß sie wie der Stil der 30er Jahre eine qualitative Einheit bilden. »Ich werde unweigerlich zuerst von der Qualität eines Objektes oder Möbelstücks angezogen«, sagt Méchiche. »Ich versuche, meinen Klienten klarzumachen, daß sie die Kunstwerke einer Epoche nicht bewundern sollten, wenn sie nicht bereit sind, auch die Aufrichtigkeit von deren Schöpfern an den strengsten Maßstäben zu messen.«
Die allerstrengsten Maßstäbe legt er an sein eigenes Haus an. Dort steht es ihm frei, die »großen« Talente der Geschichte von den »kleinen« zu trennen.

VORIGE SEITE (22)
Diesen Raum unter einer anmutigen Treppe benutzte Méchiche für seine Bibliothek von Kunst- und Design-Büchern. Die Urne auf einem einfachen Säulenfuß ist typisch für die allgegenwärtige Pariser Liebe zum Antiken. Ein von Méchiche entworfenes Sofa, mit tiefblauer (fast purpurner) Baumwollsatinseide bezogen, verleiht einem Interieur, das ansonsten hell und luftig ist, einen Schuß königliche Farbe.

GEGENÜBERLIEGENDE SEITE
Frédéric Méchiches neues Heim ist ein elegantes Zweifamilienhaus im Marais, dem einstigen Viertel der Pariser Aristokratie, das heute ein Comeback als vornehmes Wohnviertel erlebt. Das Interieur zeugt von seinen dekorativen Vorlieben, wie diese Louis-XVI-Stühle, die mit dem typischen gestreiften Stoff überzogen und zwanglos angeordnet sind – ein wenig in der Manier des 18. Jahrhunderts, als jeder Raum, in dem Stühle um einen Tisch herum standen, ein Speisezimmer war.

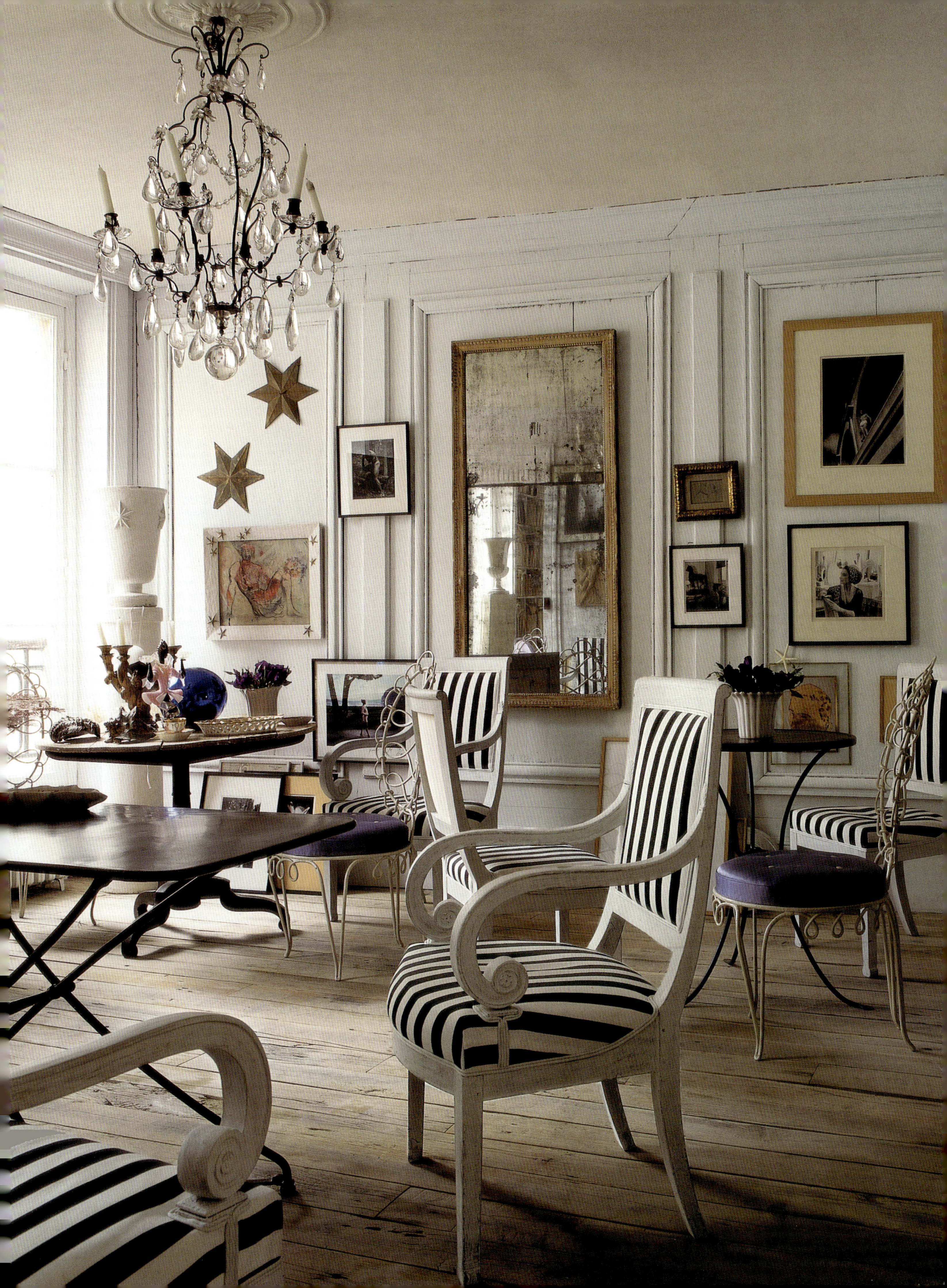

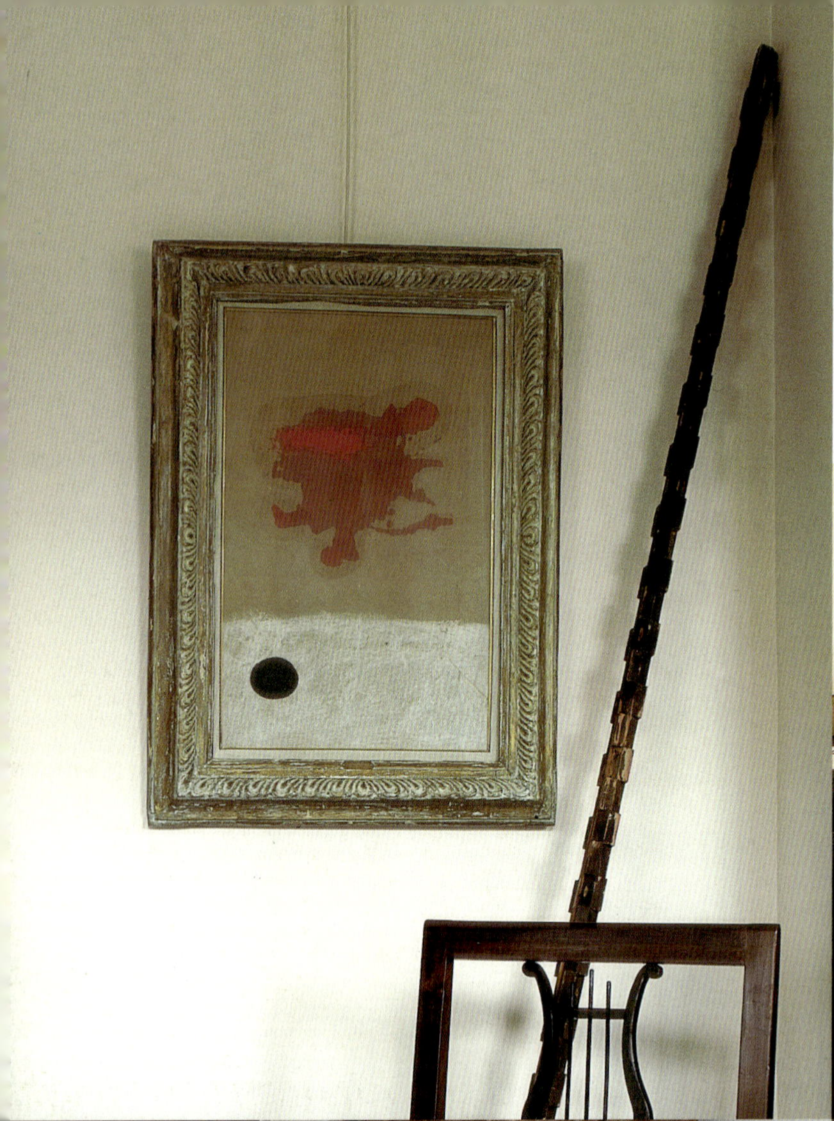

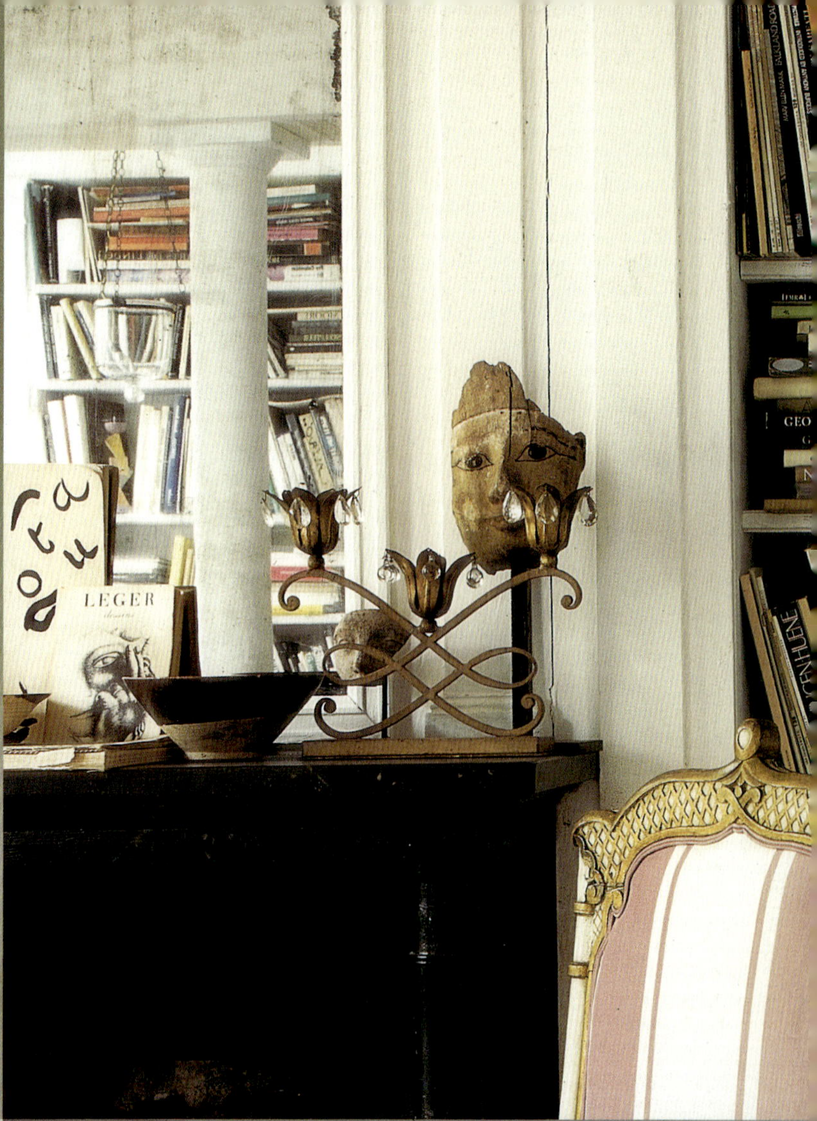
LEGER

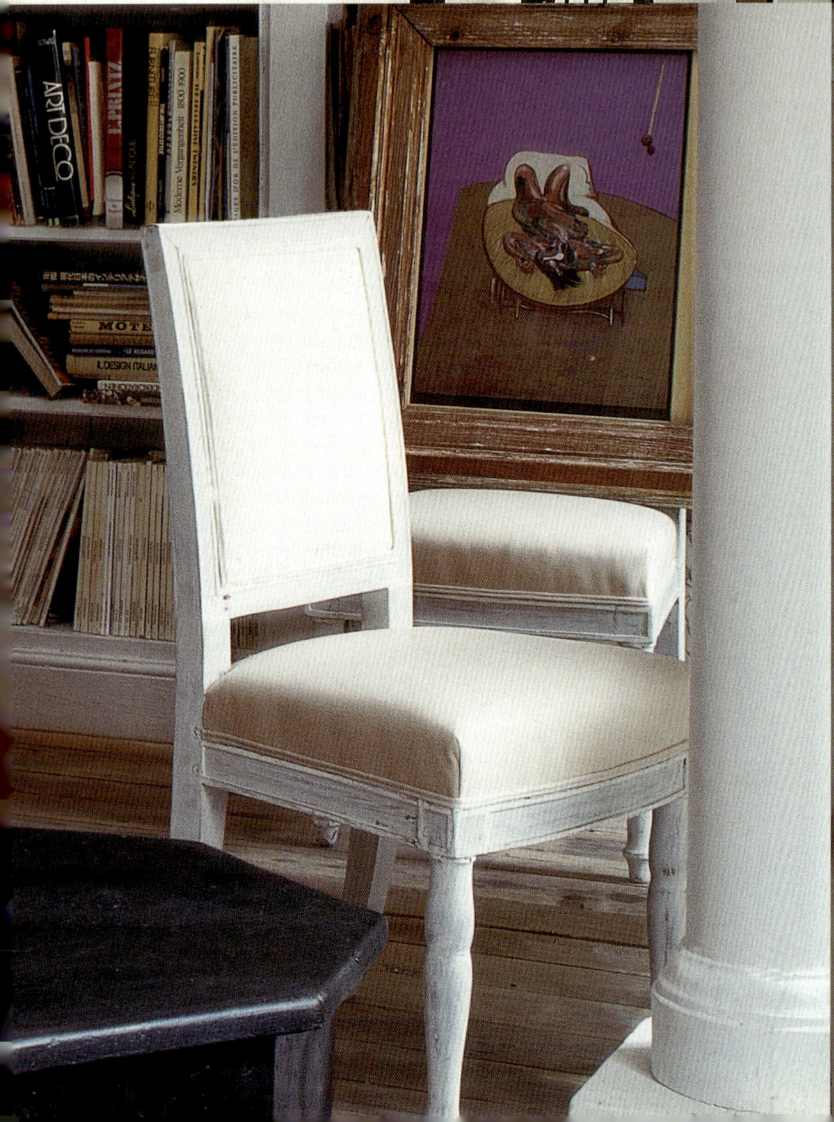
ART DECO

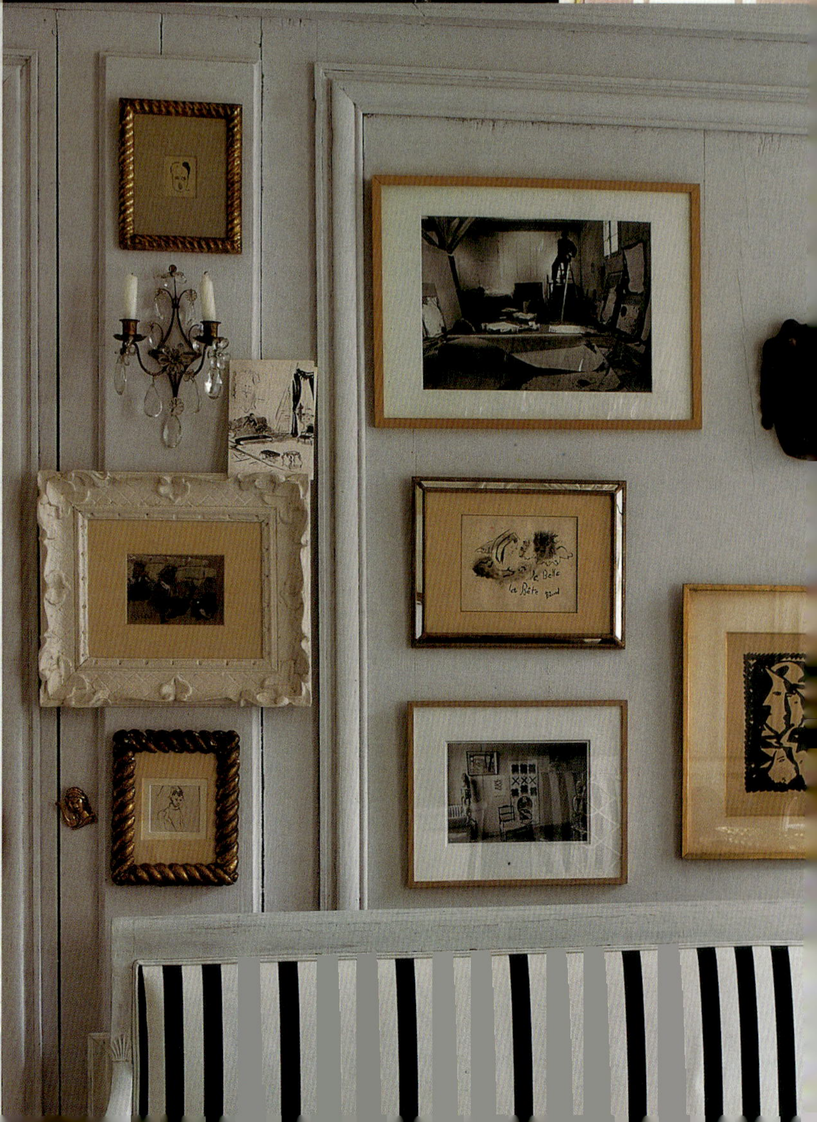

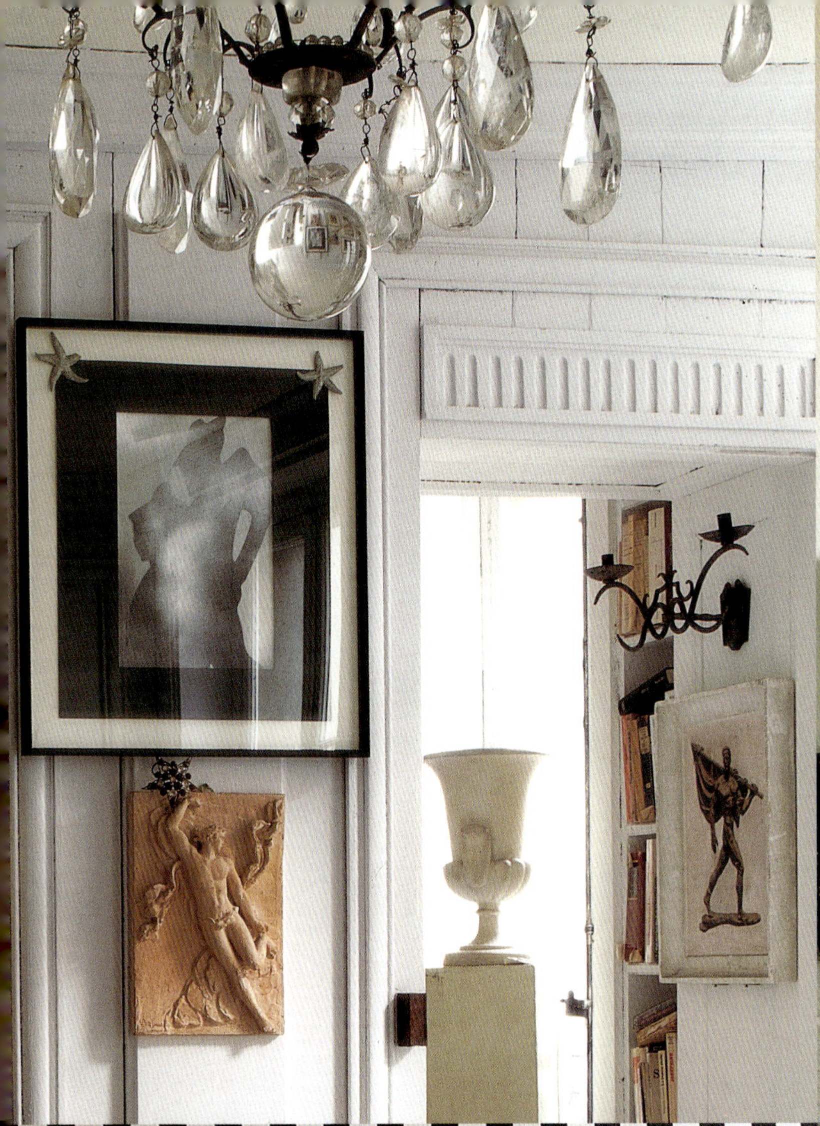
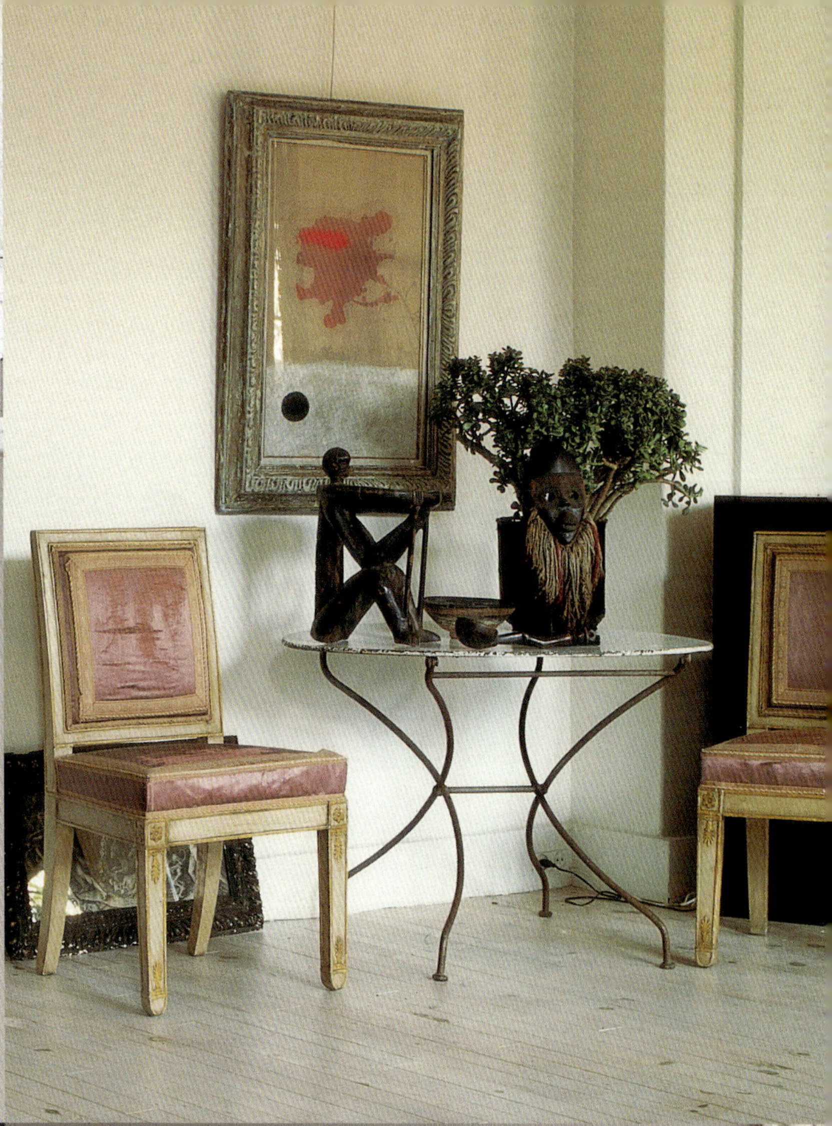
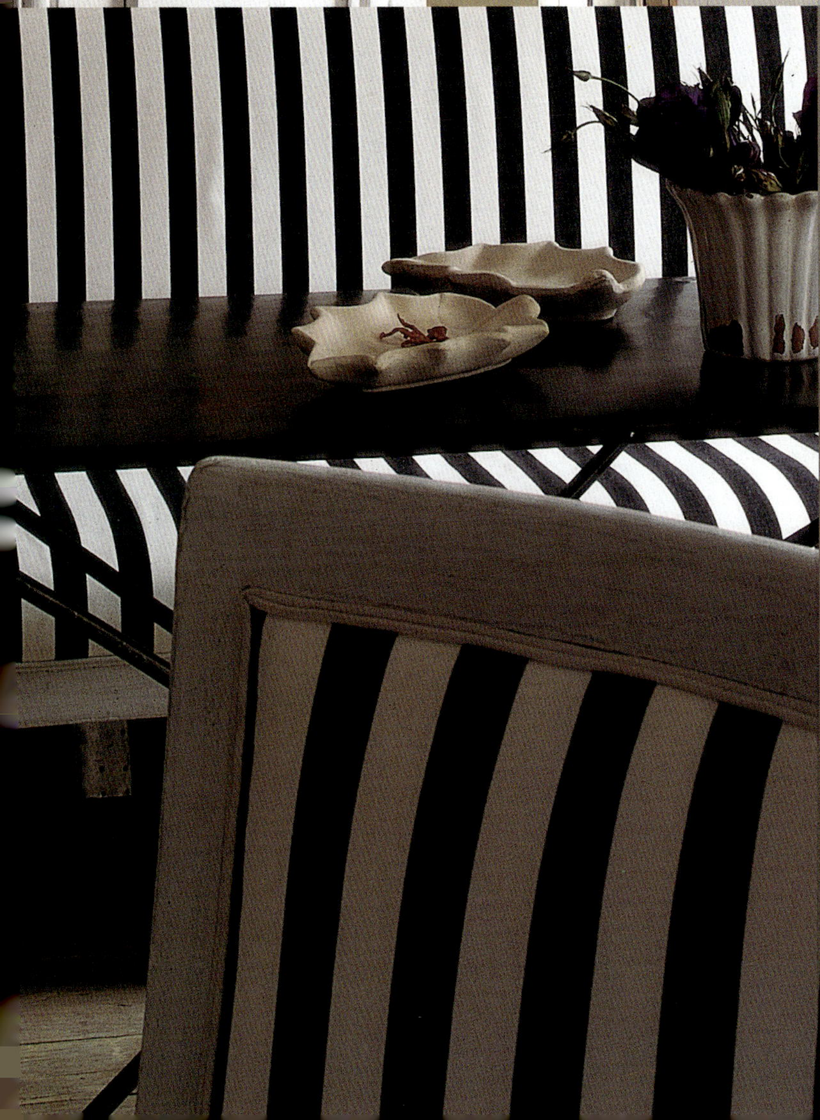
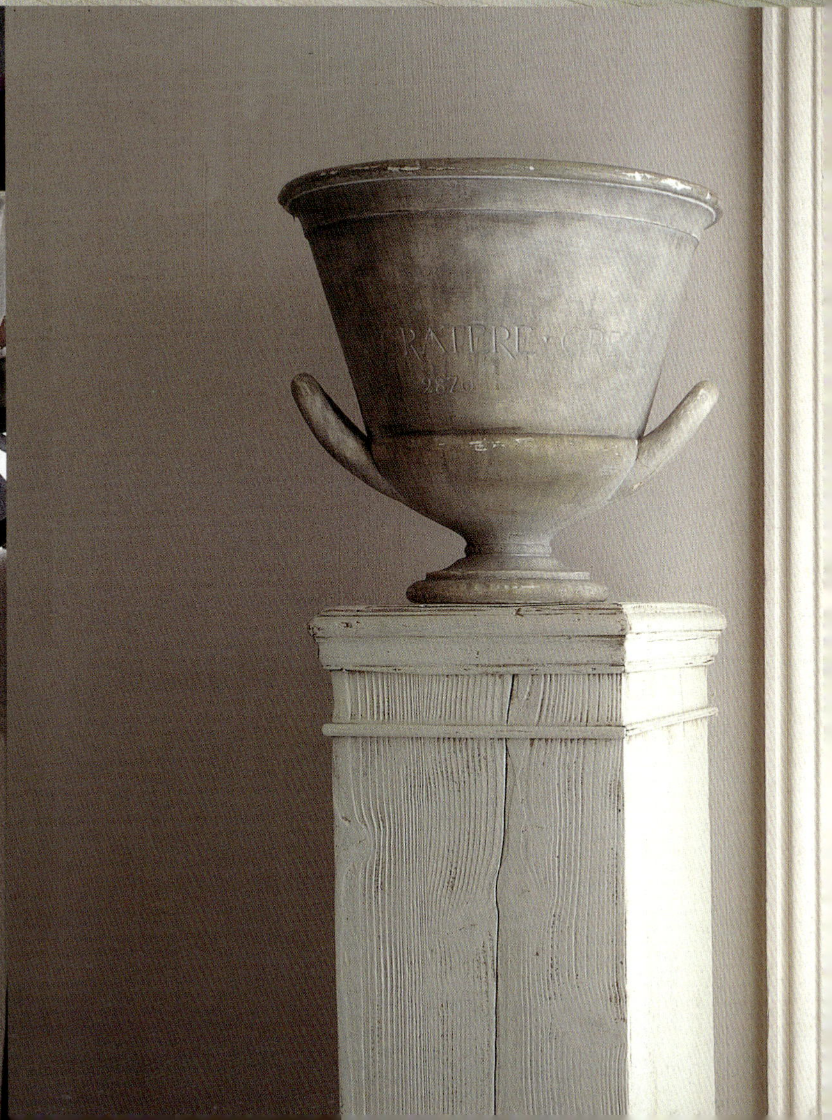

1	2	3	4
5	6	7	8

FOTOS AUF DEN SEITEN 26 UND 27

1

Ein Leier-Lehnstuhl aus der Restaurationszeit, ein spiralförmig gekerbter Holzstab und ein Gemälde von Miro bilden ein Stilleben in Méchiches ehemaliger Wohnung, einem großen, umgebauten Lagerhaus bei der Bastille. Die Komposition ist typisch und zeitlos.

2

Der Überrest einer ägyptischen Totenmaske steht auf dem Louis-XV-Kamin zwischen Méchiches Kunstbuchsammlung. Die Vorliebe für ägyptische Artefakte geht auf die napoleonischen Kriege zurück und hält bis heute an.

3

Eines der typischen Elemente seines Designs ist die Spannung zwischen Ordnung und Unordnung. In einem vorzüglich vertäfelten Interieur mit Kristallleuchtern sind gerahmte Bilder aller Art völlig willkürlich angeordnet.

4

Zwei rosafarbene gepolsterte Louis-XVI-Stühle, die afrikanische Skulptur auf einem metallenen Gartentisch und das Bild von Miro in einem alten Rahmen zeugen von Méchiches großem Talent, was die Kombination schöner Objekte angeht.

5

Méchiche liebt Stühle aus dem 18. Jahrhundert. Hier stehen sie neben einem marokkanischen Teetisch. Er hält nichts von Räumen, die wie Schmuckkästchen mit Kunst vollgestopft sind. Statt dessen erzeugt der Kontrast zwischen Epochen und Stilen eine schöpferische Spannung.

6

Trotz seines unfehlbaren Auges für schöne objets *ist Méchiche imstande, eine Postkarte mit Eselsohren neben ein unbezahlbares Gemälde zu hängen. Diese Liebe zum Unerwarteten, dieser Respekt vor dem bewußten »Fehler« ist sehr pariserisch.*

7

Napoleon liebte gestreifte Stoffe sehr und setzte sie ausgiebig ein, um alle seine Präsentations- und privaten Räume zu schmücken. Auch Méchiche schätzt Streifen so sehr, daß sie fast zu seinem Warenzeichen geworden sind.

8

Eine Terrakotta-Urne auf einem klassisch anmutenden Sockel, der aus einer Holzkiste gemacht wurde. Die Vorliebe für die Antike ist seit drei Jahrhunderten das konstanteste Merkmal der französischen dekorativen Kunst.

RECHTE SEITE

Das Bad in seinem neuen Zweifamilienhaus weicht von seinen meist weißen Interieurs ab. Hier ließ er sich von der Geschichte des Gebäudes inspirieren. Eine Zinkwanne, Louis-XVI-Stühle und eine Zinkzisterne aus der Zeit des Direktoriums heben sich vom gefliesten Boden ab.

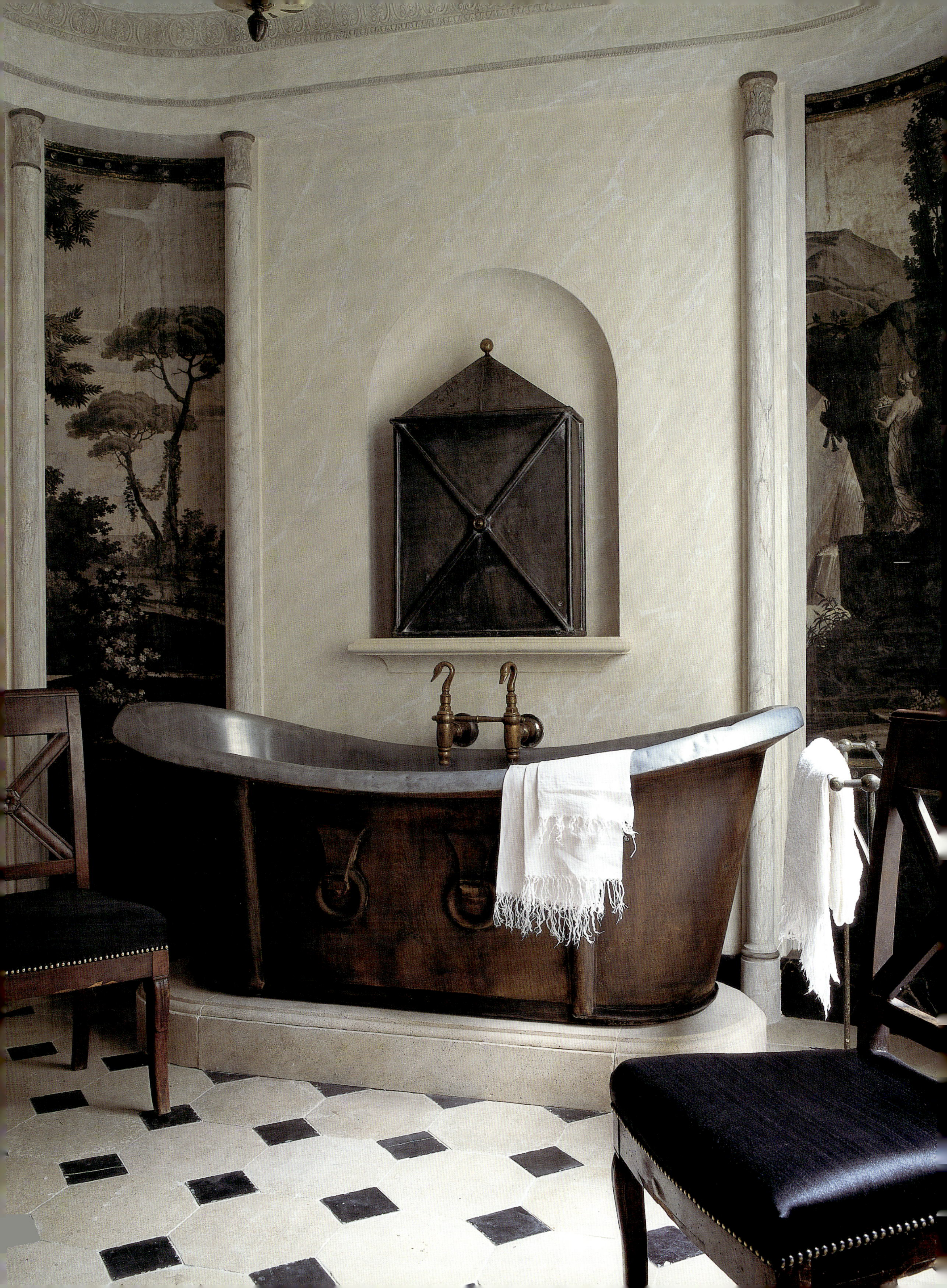

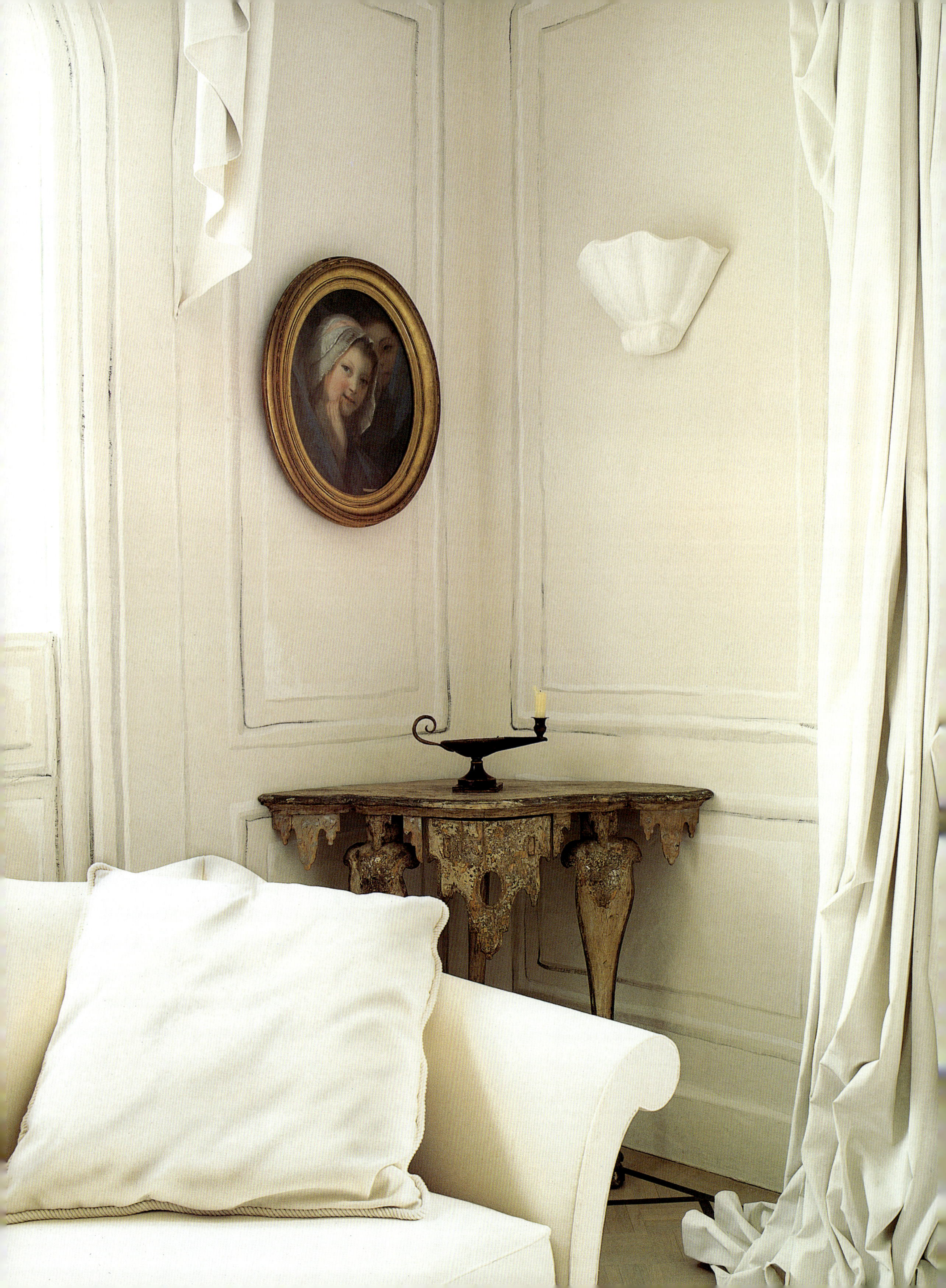

DIE LIEBE ZUM LUXUS

»Hollywood im 18. Jahrhundert«, so beschreibt die Autorin Barbara Stoeltie den Stil des Interieurs, das Frédéric Méchiche für den französischen Schlagerstar Karen Cheryl schuf – eine Wohnung, die den *luxe* und die Erhabenheit des 18. Jahrhunderts mit dem Glanz Hollywoods verbindet.

Erhabenheit, Glanz, Luxus: das ist es, was die Franzosen lieben – die Folge eines unbestreitbar eindrucksvollen historischen Erbes. Der dekadente höfische Pomp der Bourbonen ist natürlich legendär: Der Sonnenkönig und sein Versailles standen historisch gesehen wohl auf dem Gipfel der Prachtentfaltung. Doch die Revolution sollte das alles ändern. Keine Extravaganzen mehr; Gleichheit lautete nun die Losung. Aber nur wenige Jahre später strebte Napoleon auf seine Weise nach Größe. Er liebte Luxus, exquisite Dinge und Möbel, und es ist eine historische Tatsache, daß die berühmte französische Luxusindustrie unter Napoleons Schutz aufblühte. Die allmählich entstehende Mittelschicht sorgte dafür, daß die unübertroffenen französischen Waren, vom Porzellan bis zum Glas, gefragt waren. Namen wie Christofle (gegründet 1830), Puiforcat (1820) und Hermès (1837) zehren von einem Ruf, den sie schon vor über hundert Jahren genossen, und sind für das Material, mit dem sie arbeiten, beinahe zum Gattungsbegriff geworden. Baccarat wird beispielsweise mit Kristall gleichgesetzt, Christofle mit Silberbesteck.

Zur Zeit Napoleons III. war Frankreich führend in der Welt der dekorativen Kunst, und der Besitz schöner Dinge war mehr denn je ein Zeichen von Wohlstand. Es entwickelte sich eine seltsame, ironische und zutiefst französische Vorliebe: Man schätzte handgearbeitete Einzelstücke, selbst wenn es sich dabei um Manufakturware handelte. Dies ist der Grund dafür, daß Design und dekorative Kunst in Frankreich ihre Eigenart bis zum heutigen Tag bewahrt haben: Weder »Studiokunst« noch »Industriedesign« waren jemals so begehrt wie handgemachte *objets* einer Serienproduktion.

Bis zum Ende des 18. Jahrhunderts hatte sich der Kanon entwickelt, was akzeptabel und was »exzessiv« sei, und diese Norm hat sich kaum geändert. Es galt beispielsweise nicht als *de bon ton*, mit vollen Händen Geld auszugeben, wie der Adel es zu tun pflegte, aber »angenehme Wohlhabenheit« war erwünscht und wurde sogar moralisch entschuldigt. Es war anerkannt, daß »ein starkes Familiengefühl in einem warmen, luxuriösen Heim gedeiht«. Natürlich war das nichts weiter als eine geschickte Tarnung – die Franzosen haben ihre Vorliebe für den Luxus nie aufgegeben.

Tarnung ist eine passende Metapher für das, was Méchiche aus einem einst recht banalen Haus aus den 40er Jahren gemacht hat. »Ich liebe die amerikanischen Filme der 40er Jahre«, erklärt er. »Dort sieht man diese Interieurs mit riesigen Sofas und überproportionierten Lampen – Dinge, die zunächst unglaublich *chic* aussehen, sich aber bei näherer Betrachtung als ziemlich nichtssagend entpuppen. Sie bewirken, daß man ständig auf glühenden Kohlen sitzt, denn die Kamera könnte ja zufällig enthüllen, daß es gar keine Decke gibt, sondern alles nur Staffage ist.«

Diese »Spannung« war bei der Gestaltung des Interieurs entscheidend. Außerdem war es ein Segen, daß die Eigentümerin, eine kesse, eigenwillige Popsängerin, die Barbara Stoeltie als »romantische Gestalt aus einem Roman von Colette« bezeichnet, mit leeren Händen kam. Sie besaß gar nichts. Daher konnte Méchiche ganz von vorne anfangen.

Allerdings setzte ihm Cheryl einige strenge Prioritäten. »Mein Privatleben ist mir heilig«, sagte sie, »und wenn ich beschließe, mir einen Traum zu kaufen, möchte ich einen maßgeschneiderten Traum haben.« Méchiche schneiderte nahezu alles, was man sehen konnte: den gebleichten Parkettboden, den kreideweißen Kamin, gefüllt mit weiß besprühten Scheiten, die mit Gips drapierten Nischen und einige weich gerundete, »romantische« Sofas, die Cheryl wie ein Handschuh passen. Doch nicht alles ist *faux*. Zwei Louis-XVI-Medaillon-Stühle, ein paar rätselhafte Ölportraits und ein schweres Ölgemälde über dem Kamin bezeugen, daß kaum ein echtes französisches Interieur vollständig ist, wenn es nicht den Einfluß der *école française dix-huitième* verrät.

VORIGE SEITE (30)
Eine venezianische Konsole aus dem 18. Jahrhundert, die Nachbildung einer römischen Lampe und ein typisch französisches Medaillon-Portrait aus dem 18. Jahrhundert passen hervorragend zur »falschen« (gemalten) Wandvertäfelung im Stil des 18. Jahrhunderts. Die Popsängerin Cheryl bezeichnet ihr ursprünglich fades Haus aus den 40er Jahren als Mischung aus Mae West und der école française dix-huitième*: ein maßgeschneidertes Heim für eine Unterhaltungskünstlerin.*

GEGENÜBERLIEGENDE SEITE
Der Designer und Innenarchitekt Méchiche schuf aus einem »nackten Skelett« das Ambiente, das seine Klientin Karen Cheryl wünschte. Er entwarf die kurvenreichen, an die 40er Jahre erinnernden Möbel und den großen Kamin, die vergipsten Vorhänge an den Fenstern und Spiegeln und die sanfte, sahnefarbene Trompe-l'oeil-Vertäfelung. Die Louis-XVI-Medaillon-Stühle und die Nachbildungen römischer Tische betonen die klassische Note.

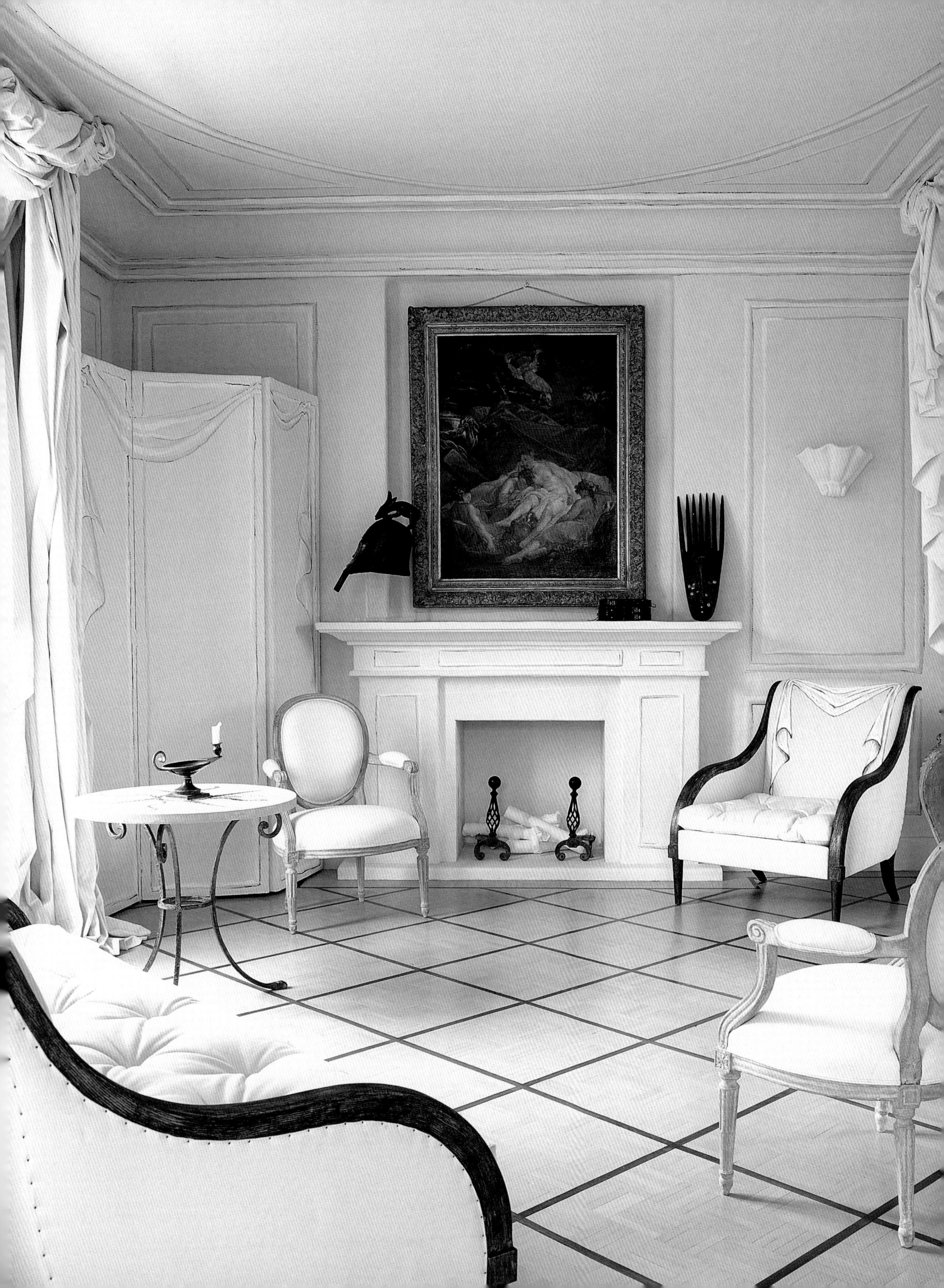

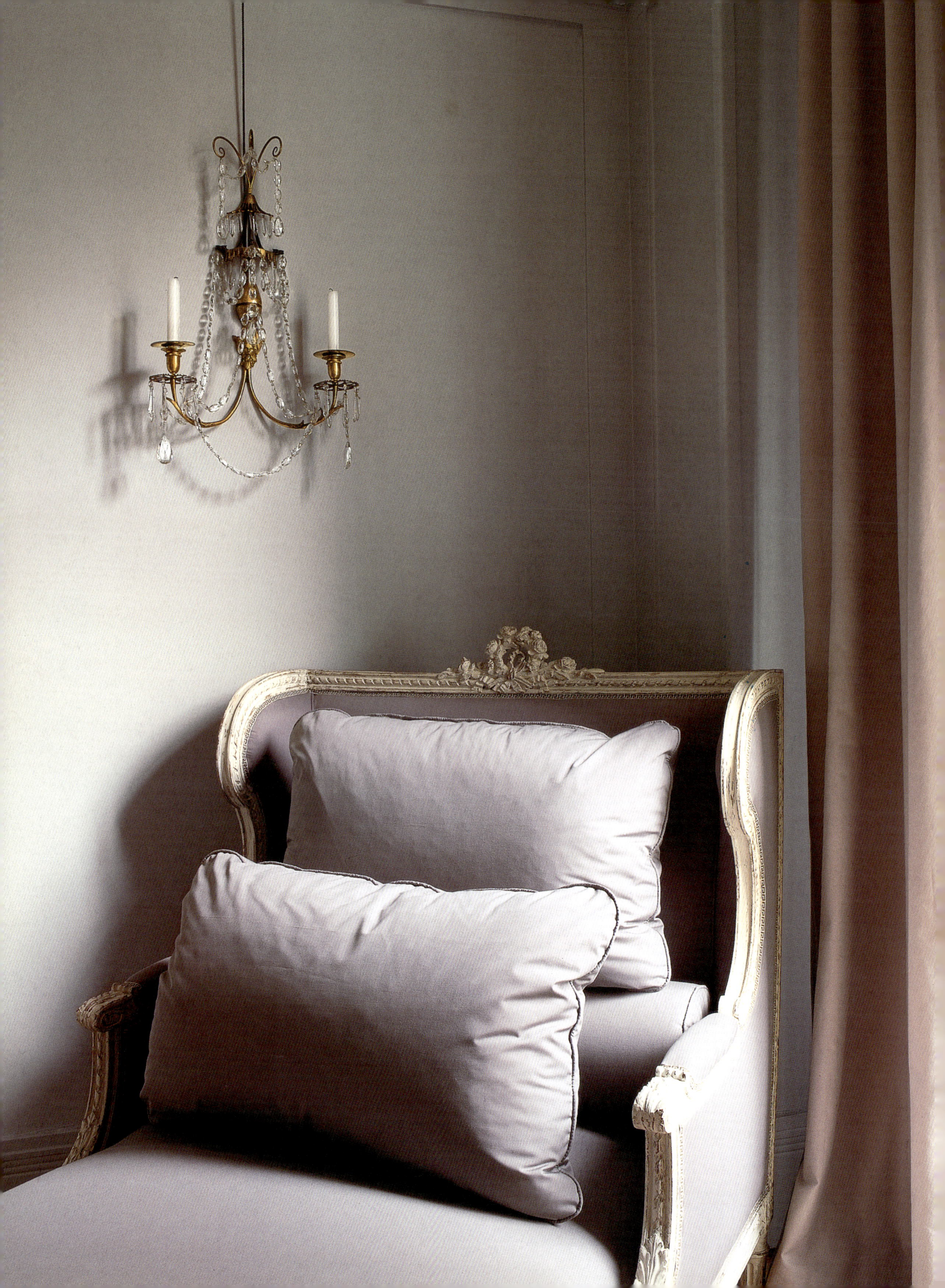

EDLE
ANTIKE

Der Stil jener Periode, die auf die Revolution folgte, wurde *le goût grec* genannt. Das Pendel der Mode, Architektur und Innenarchitektur schlug zur griechischen und römischen Klassik hin aus. In Wahrheit handelte es sich um eine romantisierte Version der Klassik, die mehr von Phantasie als von Genauigkeit geprägt war.

Le goût grec war das Produkt der Beschäftigung mit römischen Bögen, griechischen Vasen und etruskischen Gräbern; er war wohl kaum wissenschaftlich exakt, folgte aber dem Zeitgeist. Den Revolutionären mit ihrer Vorstellung von Gleichheit und ideologischer Reinheit schienen dekorative Motive der römischen Republik angemessen. Der Neoklassizismus mit seinen einfachen und strengen Linien, seinem schlichten Grau und seiner geschickt verhüllten Monotonie stand in krassem Gegensatz zum bisherigen *Rocaille*-Stil, der so sehr an die gestürzte Aristokratie erinnerte.

Es war im Grunde kein Stilbruch (obgleich man es behauptete), sondern eine Fortsetzung der neoklassischen Züge, die während der Regierungszeit Ludwigs XVI. aufgetaucht waren. *Le style à l'antique*, wie man ihn ebenfalls nannte, hatte einen überwältigenden Einfluß auf das nachrevolutionäre Leben in Paris. Die Revolution gestand den Frauen nicht nur das Recht auf Scheidung zu, sie befreite auch ihren Körper. Die Pariserinnen warfen ihre engen, schweren Kleider weg und zogen sehr tiefgeschnittene, hoch taillierte weiße Musselinkleider an, wie man sie auf den Bildern sah, die in den eben erst entdeckten Ruinen von Pompeji und Herkulaneum zum Vorschein gekommen waren. Diese kühnen jungen Dinger, *les Merveilleuses* genannt, und ihre Gefährten, *les Incroyables*, waren Überlebende der unzähligen Putsche, Gegenputsche und blutigen Machtkämpfe nach dem Fall der Bastille 1789. Sie hatten genug Chaos gesehen und hungerten nun nach Vergnügen und Luxus. Zum erstenmal in der französischen Geschichte stand das »gesellschaftliche Leben« auch Nichtadeligen offen. Jeder, der Geld hatte, konnte daran teilnehmen: Bankiers, Händler, Kaufleute und Fabrikanten wurden die neuen Kunden der zahllosen Kunsthandwerker, die bisher für die Aristokratie gearbeitet hatten. Frankreich war damit beschäftigt, eine *république bourgeoise* aufzubauen, und die Bourgeoisie, die neue Elite, fand Gefallen an der Antike.

Urnen, Büsten, Statuetten und Reliefs in Marmor, Bronze, Terrakotta und Biskuit waren als reine *objets d'art* sehr gefragt, und es entwickelte sich ein Geschmack, der sich als Fundament dessen erwies, was wir heute »französisch« nennen. *Le goût grec*

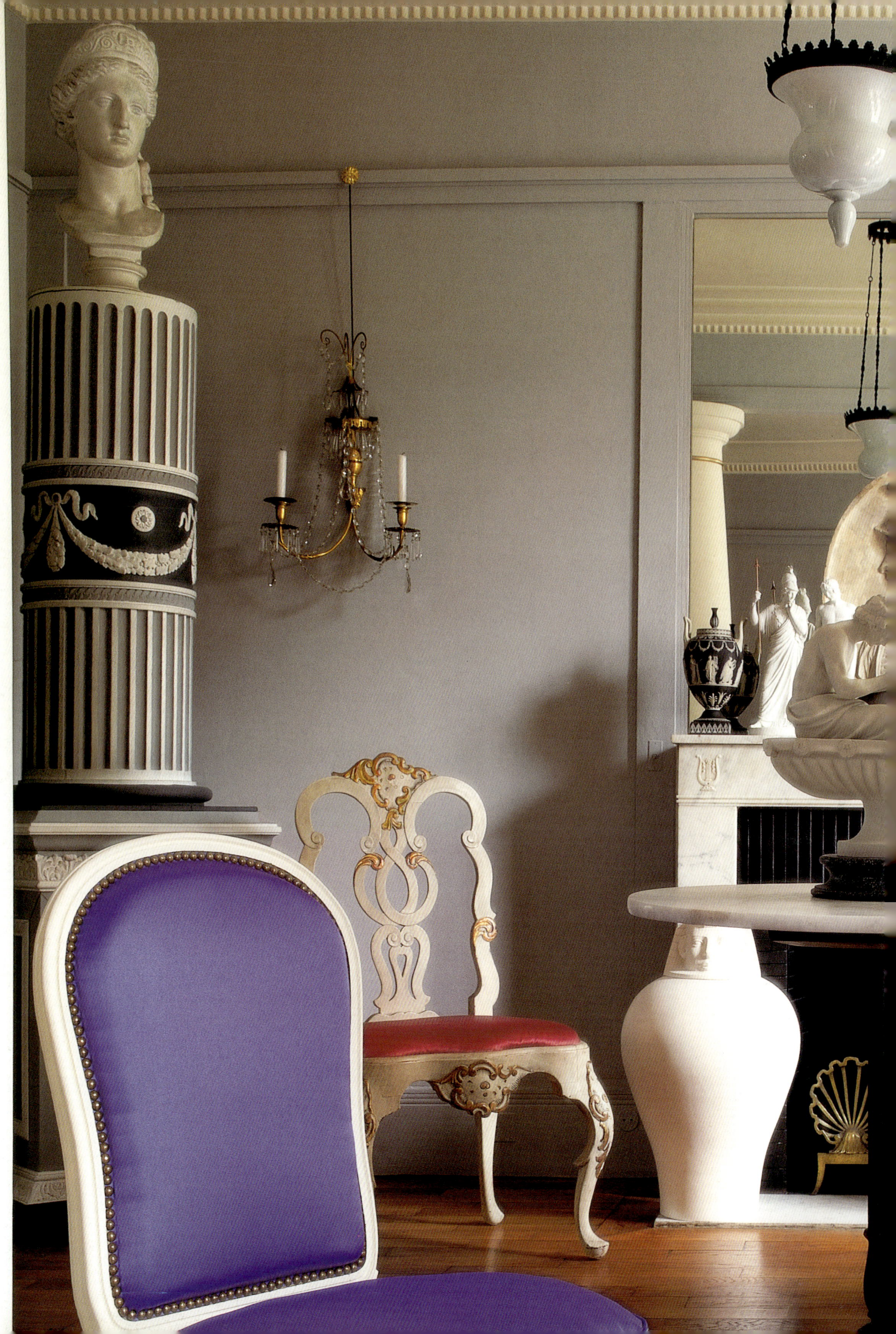

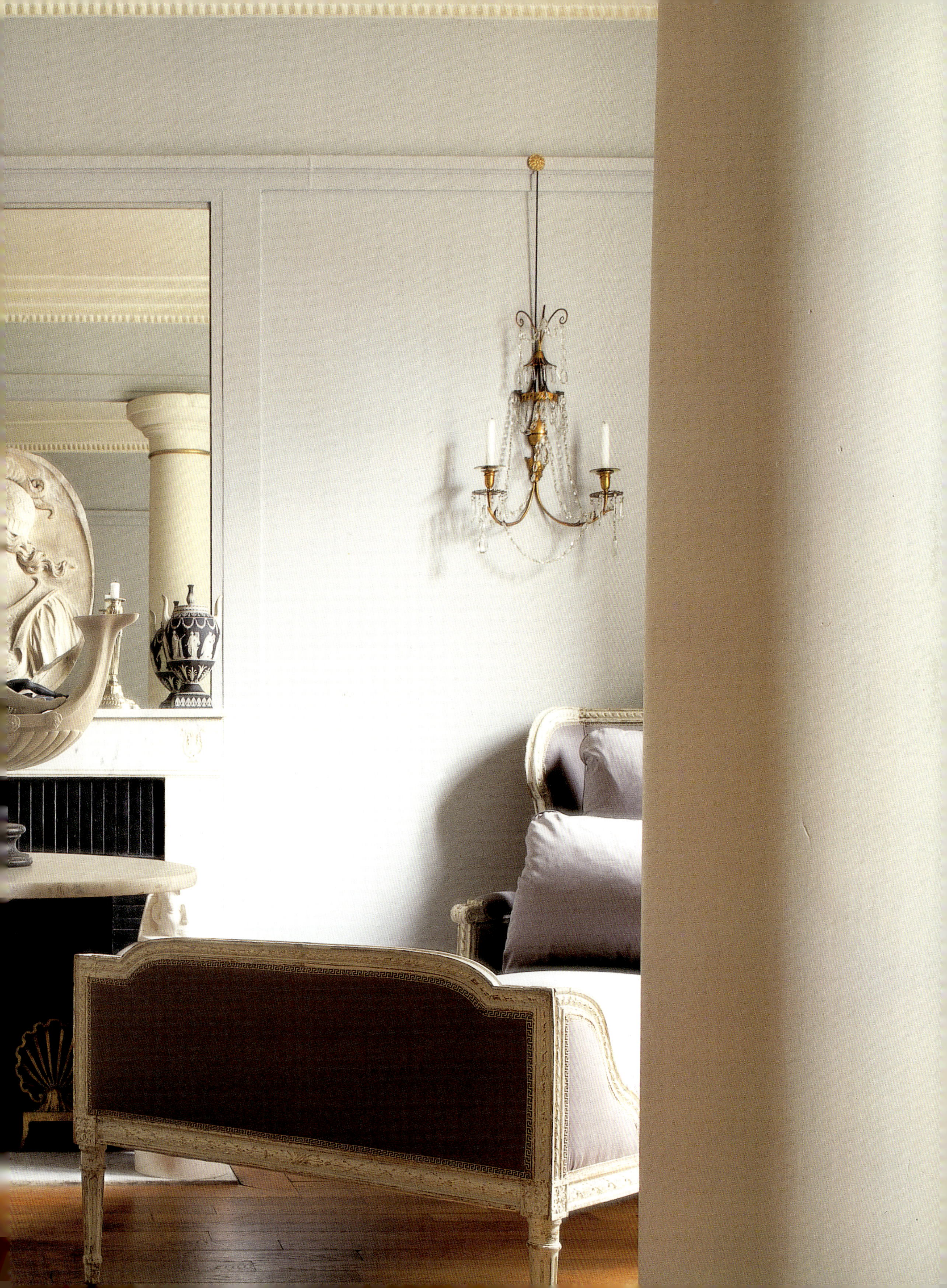

war der erste Stil der ersten Republik und somit der erste Stil des modernen Frankreichs.

Er hat immer noch einen Einfluß, mit dem zu rechnen ist. Die kleine Pariser Wohnung, die Barbara und René Stoeltie gehört, ist ein gutes Beispiel. Ehe die Stoelties – zwei Fotografen, aufgrund ihrer Dokumentation exquisiter Interieurs weltberühmt – in die »Stadt des Lichts« zogen, hatten sie in Brüssel, Amsterdam, London und Prag gelebt. Dank ihres leidenschaftlichen Interesses am Design und an der Dekoration wurden ihre verschiedenen Wohnungen in zahlreichen Veröffentlichungen vorgestellt. Und wenn man diese alten Zeitschriften durchblättert, erkennt man den Einfluß, den die Pariser dekorative Tradition des *goût grec* auf sie ausübt. Anstelle ihrer früheren, ganz in Weiß gehaltenen und sparsam möblierten Wohnungen mit seltsamen abstrakten Gemälden sehen wir in ihrer Pariser Wohnung Büsten von Doryphorus, Wedgwood-Urnen, Gipsreliefs von Minerva, hohe Dreifuß-Lampenständer (Originalen aus Pompeji nachgebildet), und ein eindrucksvolles neoklassisches »Schlangenkopfsofa«. Die Wohnung ist in dezentem, aber subtilen Grau gestrichen – eine Erinnerung an die Farben der frühen neoklassischen Interieurs –, und wann immer es möglich ist, beleuchtet Kerzenlicht den *mouchoir* (Handschuh), wie Barbara ihr Heim nennt.

Obwohl das Appartement nur 40 m^2 groß ist, ließen die Stoelties sich nicht davon abhalten, es mit klassischen und von der Klassik inspirierten Schätzen zu füllen.

Barbara erzählt, ein Makler sei über ihr neues Interieur verblüfft gewesen und habe hartnäckig behauptet, sie hätten die handschuhgroßen Räume in einen Palast verwandelt. *Pas du tout!* Sie hatten sich lediglich der spezifisch pariserischen Vorliebe für die Antike gebeugt.

VORIGE SEITE (34)
Als die Stoelties ihre winzige Wohnung in Paris dekorierten, bemalten sie zunächst die Wände im gleichen violett getönten Perlgrau, das einige der schönsten Porzellangefäße von Sèvres aus dem späten 18. Jahrhundert auszeichnet. Die Monotonie der Vorhänge, Wände und Polster des Louis-XVI-Ruhebettes wird nur von einem Wandleuchter aus den 30er Jahren durchbrochen, der sich mit Erfolg als Original aus dem 18. Jahrhundert ausgibt.

VORIGE SEITEN (36 – 37)
Der kleine Raum hinderte die Stoelties nicht daran, ihren mouchoir *in ein* grand palais *zu verwandeln. Selbstentworfene Kanopen im ägyptischen Stil bewachen die Enden des originalen Empire-Kamins. Schwarzweiße Wedgwood-Urnen flankieren dänische Biskuitfiguren, ein Minerva-Gipsmedaillon aus dem 18. Jahrhundert und einen reich verzierten Stuhl, eines der Rokkoko-Imitate, die Elsa Schiaparelli gehörten.*

GEGENÜBERLIEGENDE SEITE
Im Inneren dieses studio coquette *beschränkt sich das Design auf schöne Proportionen, schöne Objekte und schöne Möbel. »No more Art« ist eine Lithographie des Schweizer Künstlers Ben Vautier; das gerahmte Foto stammt aus einer Serie von René Stoeltie mit dem Titel »Anatomies – Les Dieux«; der schwarz lackierte Stuhl soll von dem legendären Art-Déco-Designer Jules Leleu stammen; und die Biskuitfigur auf dem Sockel ist Albert Privats »Pomona«.*

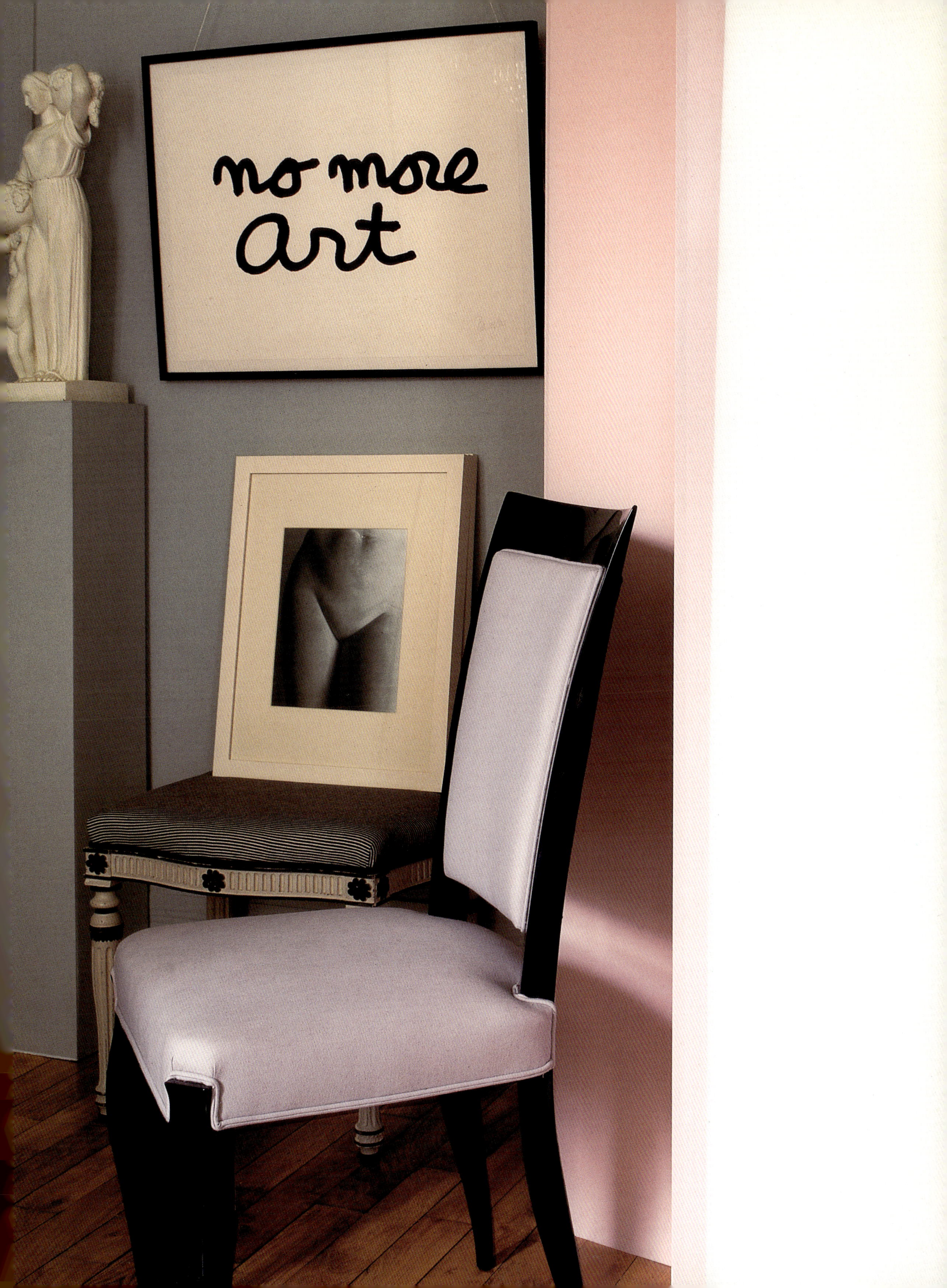
no more
art

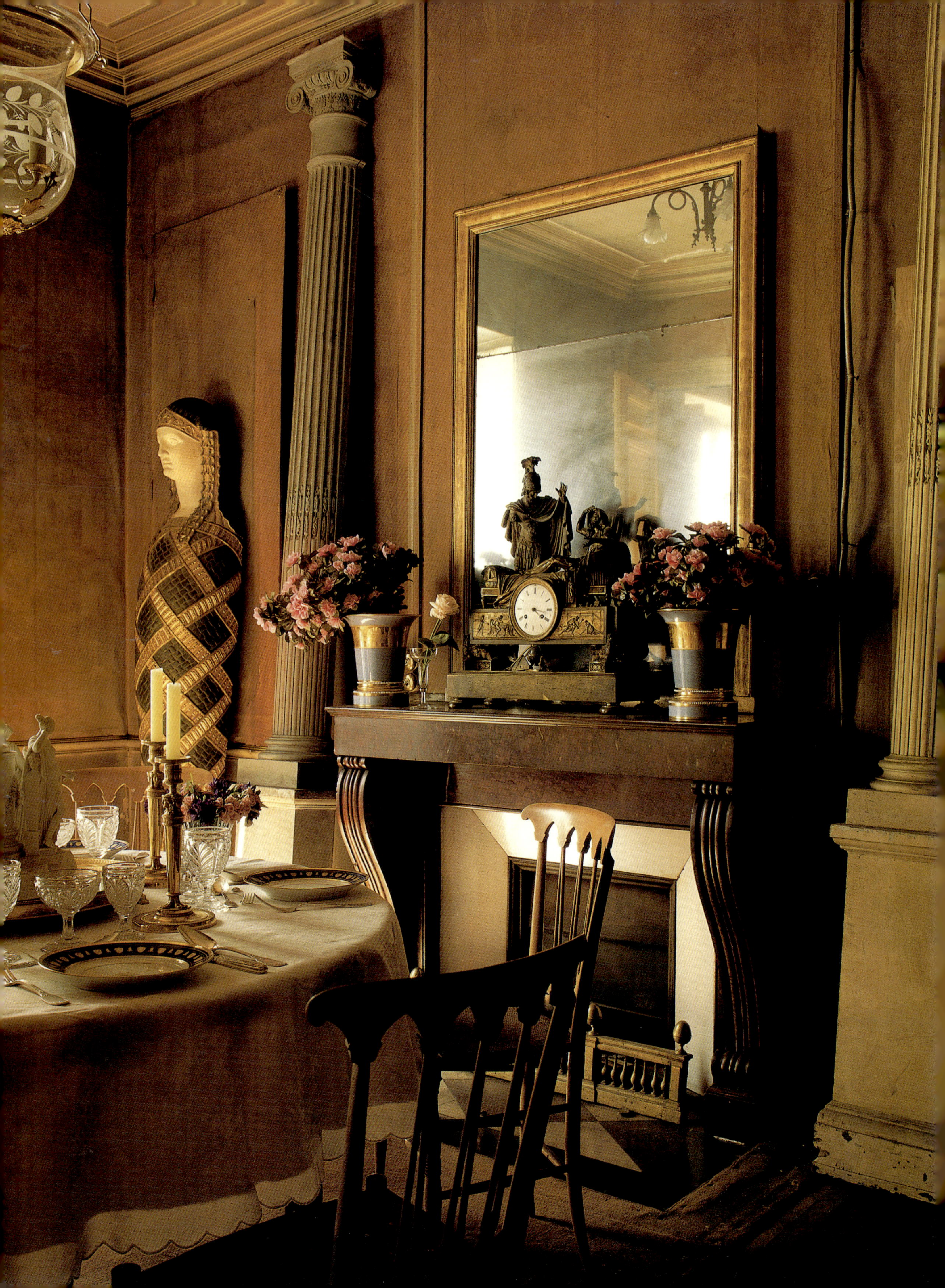

RESPEKT

VOR DEM

AUTHENTISCHEN

Die Revolution hat nicht alle Dynastien zertreten und begraben. Mitten im Chaos gelang es vielen Menschen, die sich unter dem Schutz der Bourbonen einen legendären Ruf erworben hatten, zu überleben. Manche, etwa der angesehene Monsieur Georges Jacob, wandten sich sogar Größerem zu.

Georges Jacob, geboren 1739, wurde 1765 *Maître Menuisier* und baute Möbel für Ludwig XVI., darunter ein berühmtes Paar Stühle für Marie Antoinettes *folie*, die *laiterie* im Château Rambouillet. Obwohl er wie unzählige andere durch die Revolution erhebliche Geldbeträge verlor, ganz abgesehen von der Enthauptung fast aller seiner Kunden, konnte er sich mit neuen Leuten verbünden. Die Architekten Percier und Fontaine, die später Günstlinge Napoleons wurden, gehörten zu seinen Förderern, und mit solchen Verbindungen war Jacobs Erfolg bei der neuen Regierung gesichert. In gewisser Weise setzte die Revolution auch seine Begabung frei. Unter dem *ancien régime* war die Möbelherstellung streng zwischen spezialisierten Zünften aufgeteilt. Georges Jacob war ein überaus talentierter *menuisier* (Tischler) gewesen; doch nun, da die Revolution die Zünfte abgeschafft hatte, durfte er mehr tun als nur schreinern.

Unter dem Mäzenatentum Napoleons wurde Jacob einer der berühmtesten und einflußreichsten Möbelhersteller. In ihrer Blütezeit beschäftigte die Firma Jacob-Desmalter mehr als 330 Leute in 16 Werkstätten. Unter der Führung dieser Generation entwickelte sich die Firma Jacob-Desmalter zu einem der produktivsten Möbellieferanten für Aristokratie und Bourgeoisie.

So gesehen ist es ein Glück, daß Georges Jacob, sein Sohn François-Honoré und dessen Sohn alle ihre Arbeiten signierten; denn diese Stücke erwiesen sich als derart vorzüglich, daß sie fast ein Jahrhundert später den Meistern des Art Déco, wie Ruhlmann, Dunand und Leleu, als Vorbild dienten.

Die Franzosen nehmen die Geschichte ihrer dekorativen Kunst sehr ernst. Das ist nirgendwo deutlicher zu sehen als in der staubigen Welt des Pierre-Hervé Wallbaum, in der die Zeit erstarrt ist. Er ist eine anerkannte Autorität für den Empirestil, ein Dekorateur und Designer höchsten Niveaus. Sowohl die Regierung als auch die High Society verlassen sich auf seine Fachkenntnisse, wenn es um Interieurs von historischer

Bedeutung geht. Und so ist es angemessen, daß dieser Mann nicht nur in einem Haus lebt, das Napoleons Lieblingsarchitekten Percier und Fontaine entworfen haben, sondern daß dieses Gebäude sich seit seiner Errichtung kaum verändert hat.

Wallmann wußte nur wenig über die Wohnung in der *bel étage*, doch er ergriff eine günstige Gelegenheit und zog ein. Er fand ein Interieur aus dem 19. Jahrhundert vor, das von Modernisierungen fast ganz verschont geblieben war. Elektrizität und einige rudimentäre Installationen waren die einzigen Zugeständnisse an das 20. Jahrhundert. Das war besser als ein Museum! Die Patina des Alters hatte die recht große Wohnung überzogen und ihr ein tabakfarbenes Aussehen verliehen, das selbst der geschickteste *faux-finish*-Künstler der Welt nicht hätte nachahmen können. Wallbaum war entschlossen, sie so zu belassen. Für den Kenner mit einer vorzüglichen Sammlung von Empirestücken, darunter ein Tisch von Georges Jacob und ein äußerst seltener Sarkophag im ägyptischen Stil von Jacobs Sohn François-Honoré, ist ein perfekterer Ort kaum vorstellbar. Es war, als hätte jemand einen Elvis-Presley-Fan gefragt, ob er gerne in Gracelands wohnen würde.

Hier, zwischen den gesprungenen Wänden, den zerrissenen, fleckigen Tapeten, den abgenutzten Teppichen, der abblätternden Farbe und den sich schälenden Decken, umgibt Wallbaum sich mit erlesenen Schätzen, die er selbst zusammengetragen hat – ein unermüdlicher Sammler, dessen Wissen und dessen Ehrfucht vor der Authentizität ihm internationale Anerkennung verschafft haben. Er gibt bereitwillig zu, daß er sich oft zusammenreißen muß, um dem Drang nach Renovierung zu widerstehen – schon ein Eimer Seifenwasser und ein Schwamm würden den Zauber der Authentizität brechen.

VORIGE SEITE (40)
Das Eßzimmer wird von der sehr seltenen und wertvollen polychromen »ägyptischen Mumie« von Jacob-Desmalter beherrscht. Napoleons Feldzüge in Ägypten regten die Phantasie der Öffentlichkeit an, und das Studium der ägyptischen Kultur brachte zahlreiche neue Erkenntnisse und inspirierte französische Kunsthandwerker.

GEGENÜBERLIEGENDE SEITE
Risse durchziehen die tapezierten Wände, das Holz ist von Rauch verfärbt, Wasserflecken und freiliegende Stromleitungen verunstalten die Flächen, und die Säulen sind schief. Dennoch strahlt die Wohnung etwas Erlesenes aus, die Patina des Alters veredelt sie. Stimmung und Atmosphäre sind den stolzen Hausbesitzern von Paris am wichtigsten, und dieses hôtel particulier *besitzt beides in Fülle. Licht strömt in das tabakfarbene Eßzimmer und beleuchtet eine Tischszene, die Pierre-Hervés geschultes Auge erkennen läßt. Kristall, Gold, Porzellan und Kerzen liefern genau die richtige Menge Farbe, Licht und* luxe, *um die gewünschte Wirkung zu erzielen.*

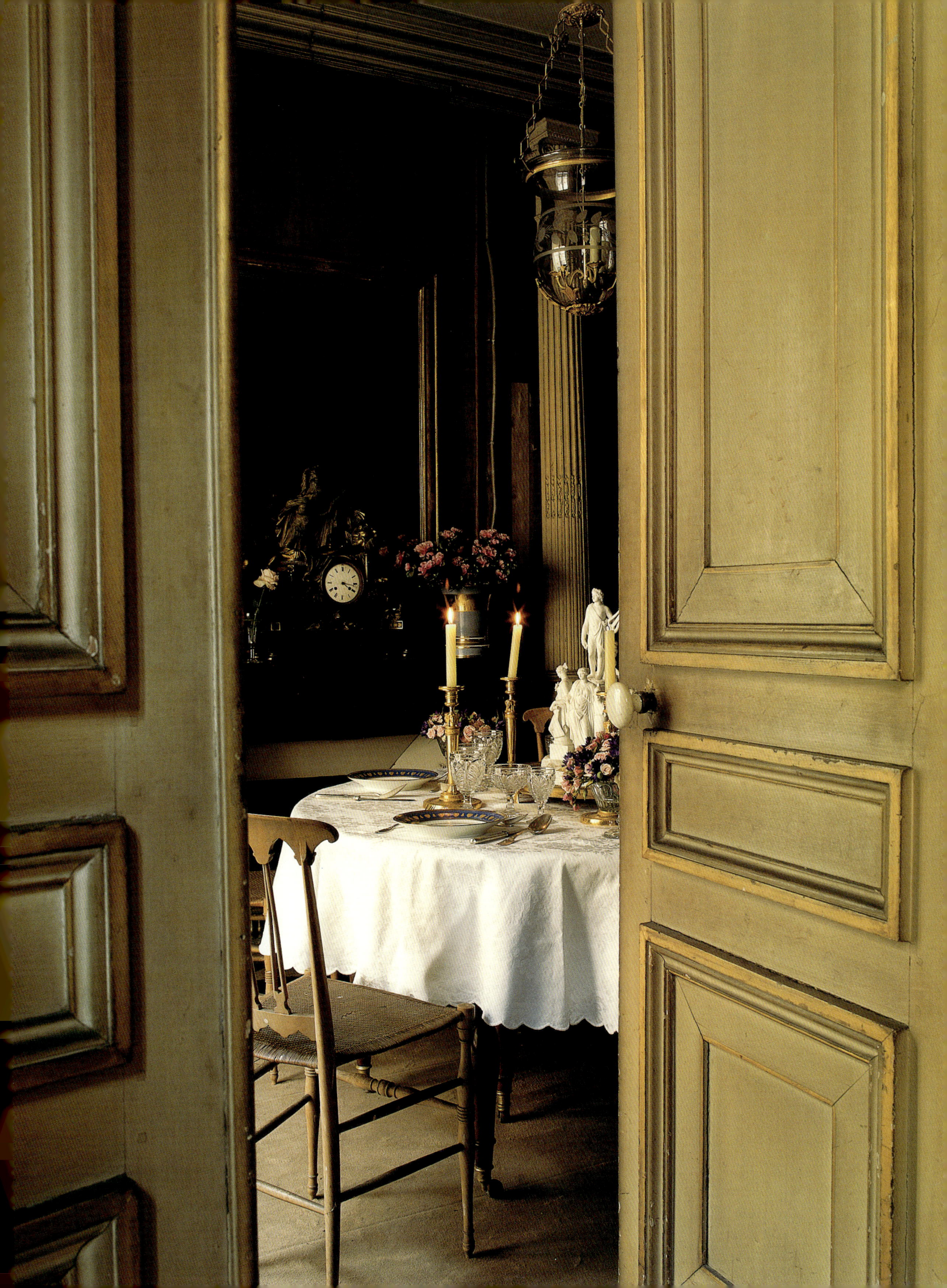

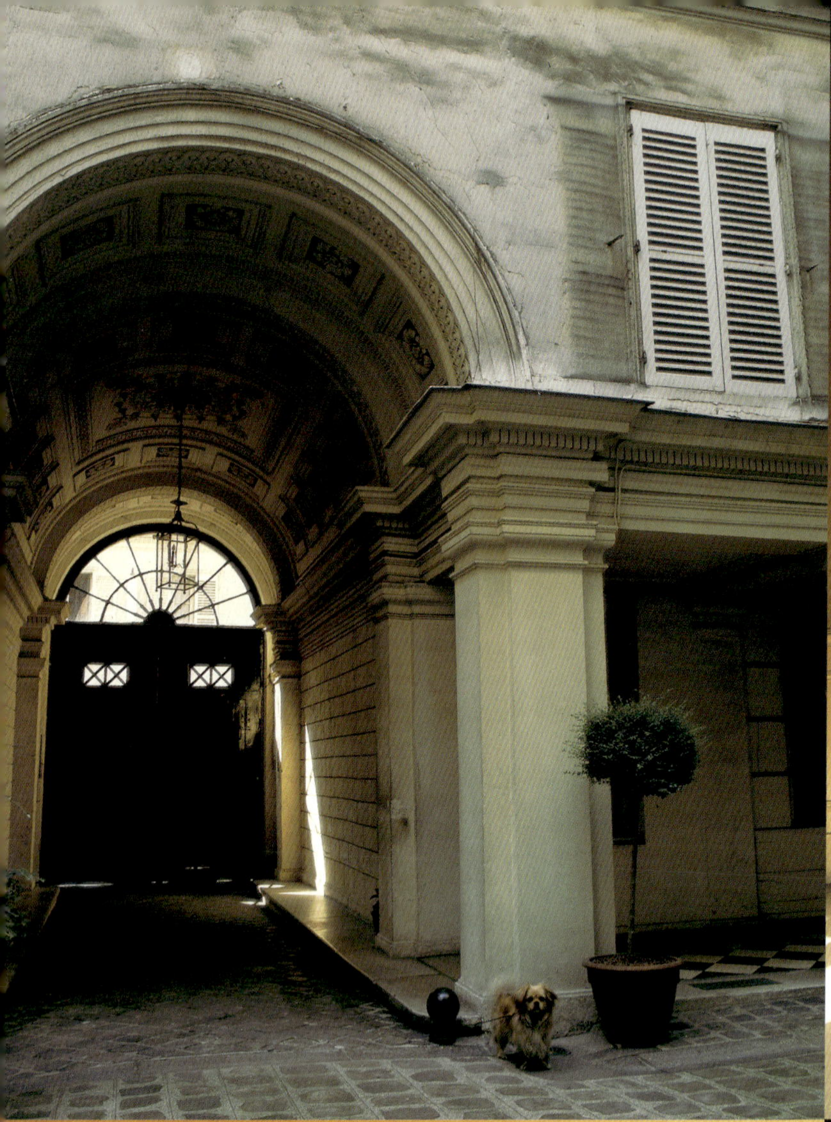
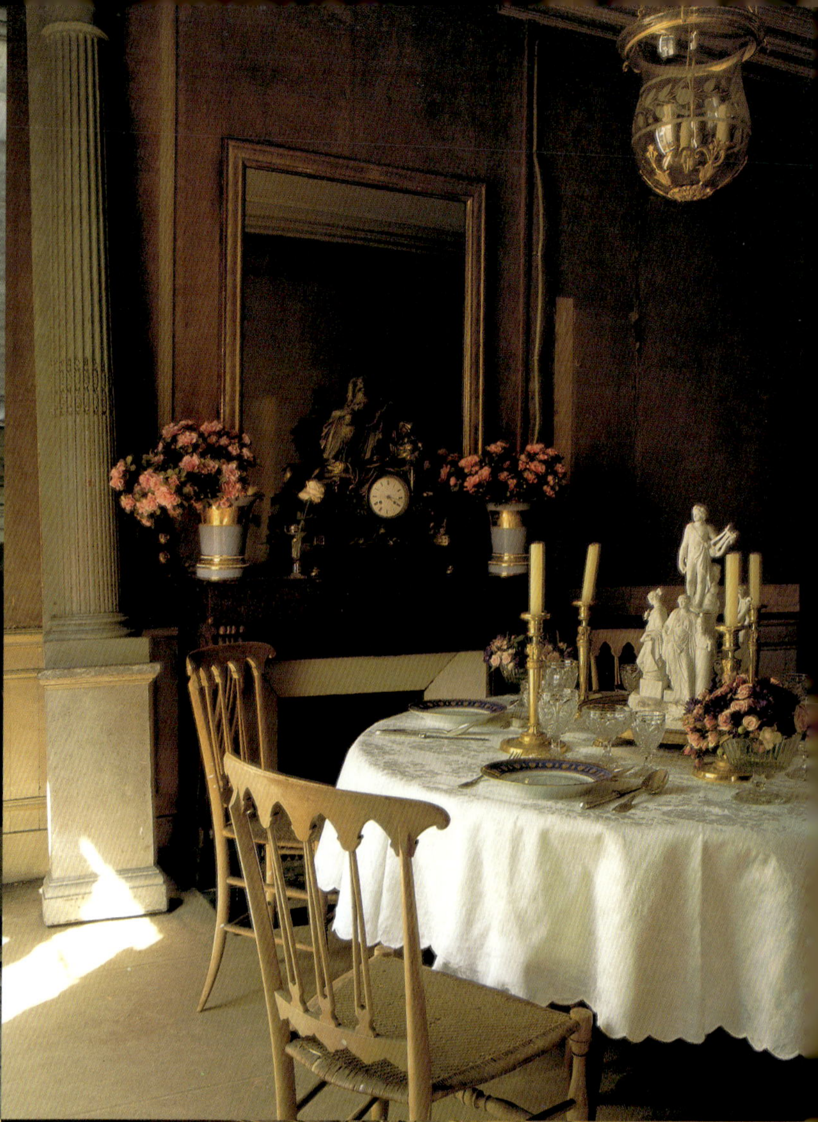
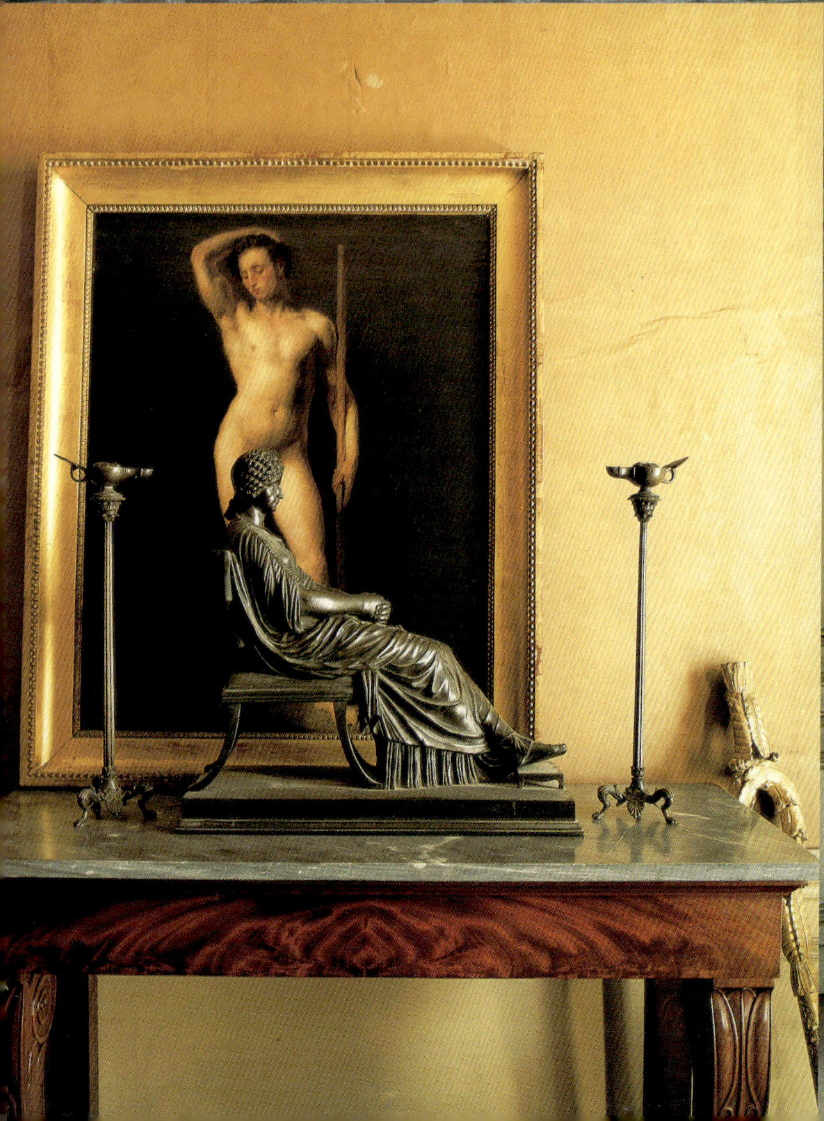
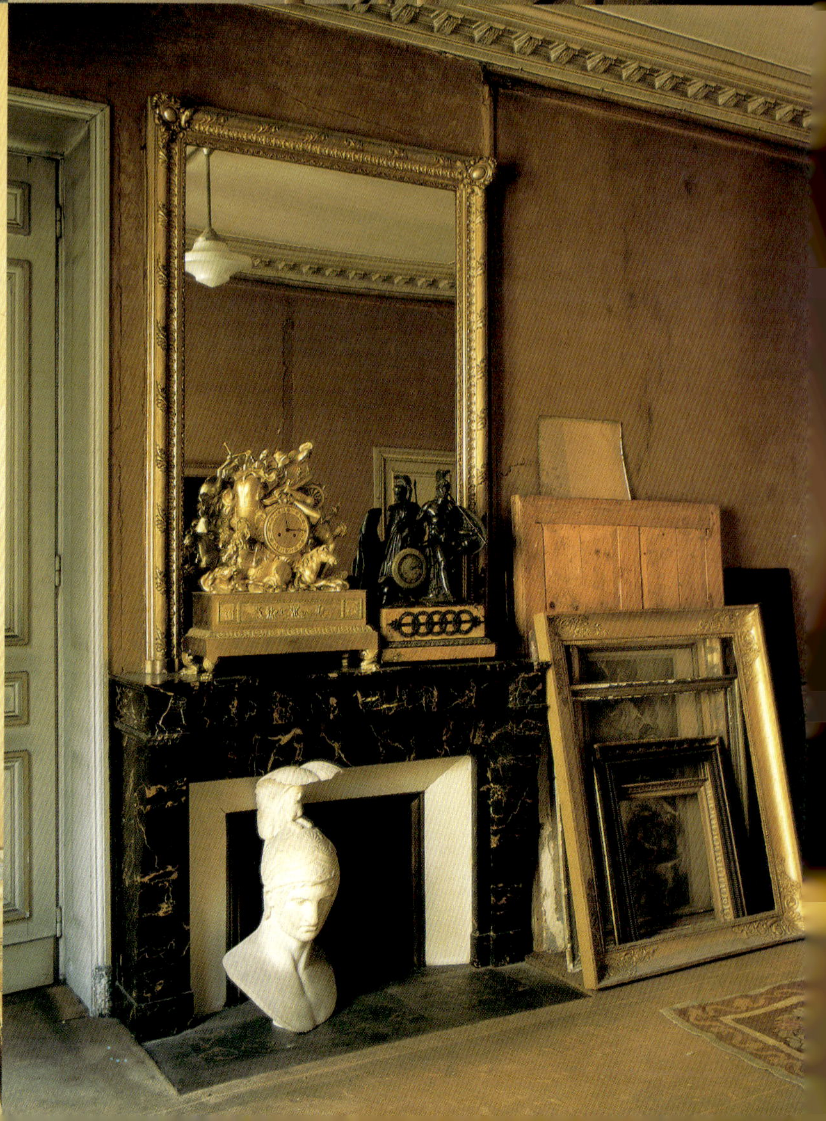

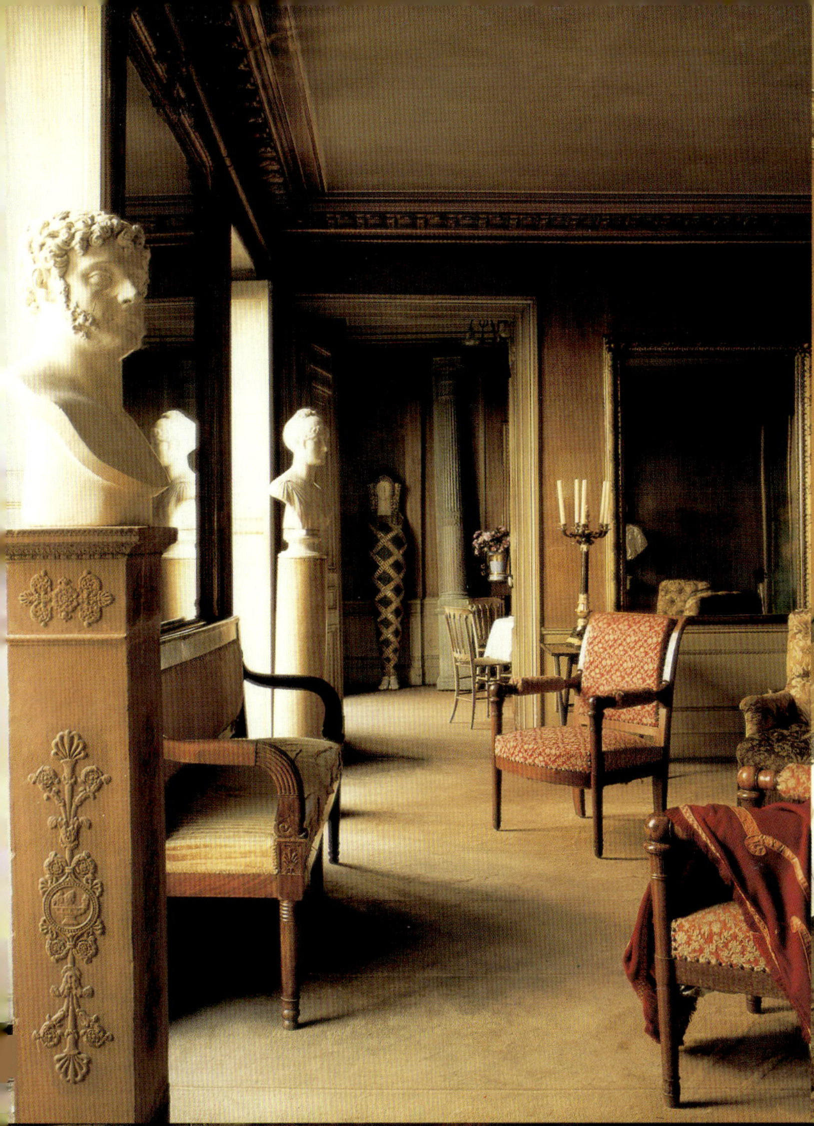
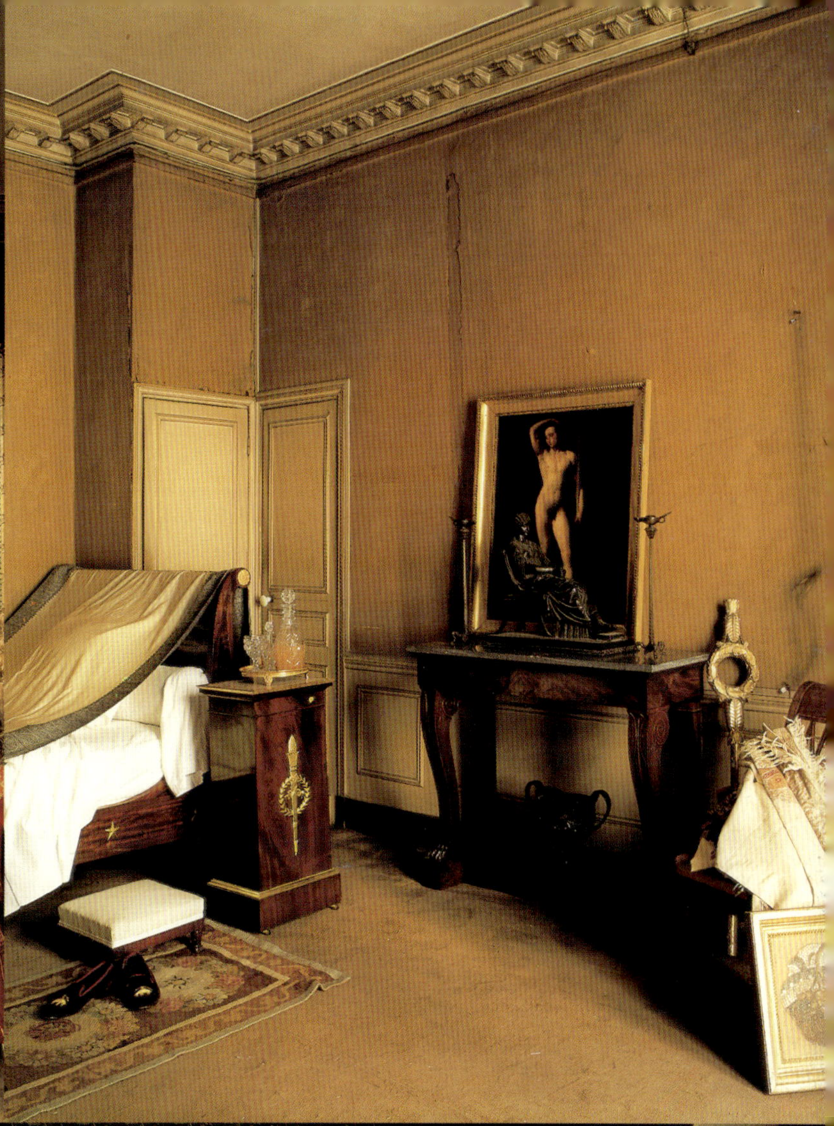
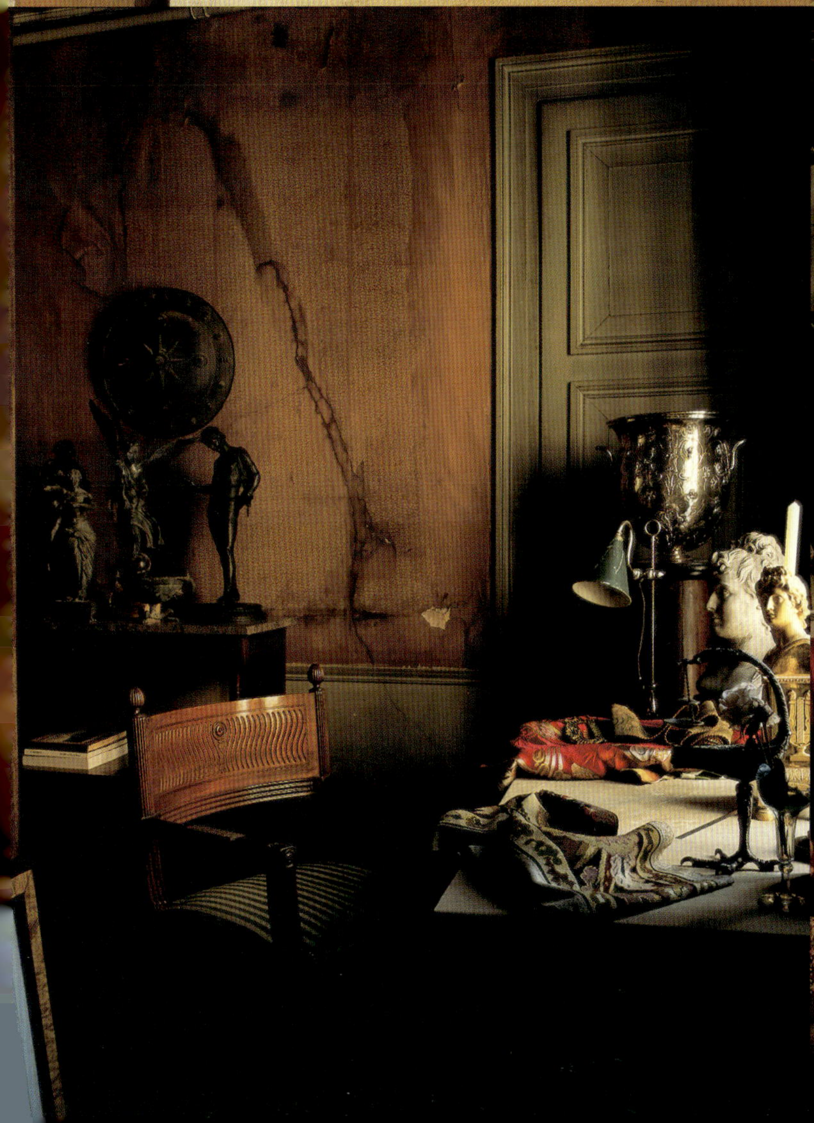
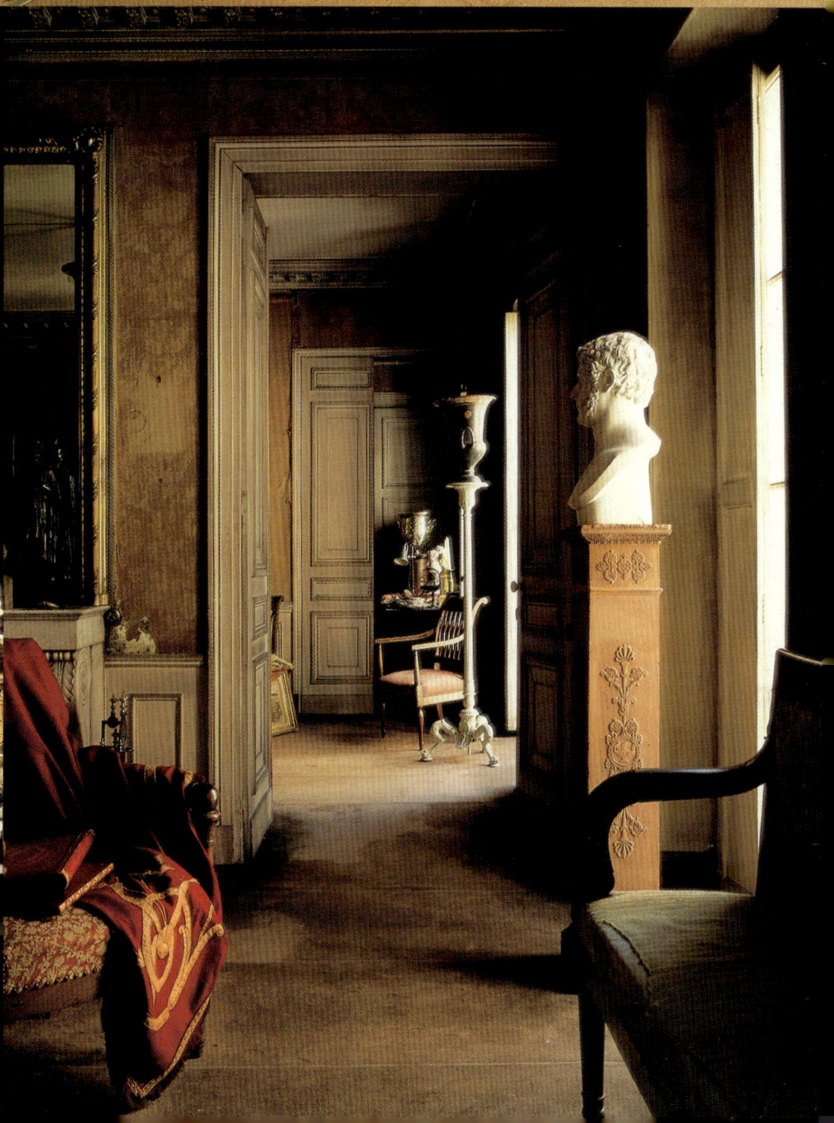

1	2	3	4
5	6	7	8

FOTOS AUF DEN SEITEN 44 UND 45

1

Die große Kassettendecke des Eingangs verrät die Herkunft des Hauses aus dem Empire. Die Designer Charles Percier und Pierre Fontaine schufen auch die berühmte Malmaison für Napoleon und Joséphine.

2

Vieles ist unvollkommen: Risse in den tapezierten Wänden, Wasserflecken und freiliegende Stromleitungen, schräge Säulen im Eßzimmer. Dennoch ist der allgemeine Eindruck bezaubernd.

3

Ein signierter Portraitkopf von Comolli aus dem Jahr 1803 und eine Büste von Napoleons Schwester Elisa fallen ins Auge, wenn man aus dem Salon ins Eßzimmer blickt.

4

Wie in den übrigen Räumen stehen auch im Schlafzimmer einige bedeutende Objekte, die jedoch im Alltag benutzt werden. Trotz Wallbaums Liebe zur Authentizität hat die Bequemlichkeit für ihn Vorrang. Das Bett wird Bellange zugeschrieben, und den Konsoltisch hat François-Honoré Jacob signiert.

5

Pierre-Hervé Wallbaum hat eine Vorliebe für den Neoklassizismus und den Empirestil. Er legt Wert auf Details und auf Authentizität. In einem Interieur, das seit dem vorigen Jahrhundert fast unverändert geblieben ist, hat er sorgfältig seine Sammlung historisch bedeutsamer, exquisiter und außergewöhnlicher Stücke verteilt. Ein Konsoltisch von Jacob-Desmalter trägt eine Bronzefigur, die Agrippina darstellt, zwei Öllampen aus dem 19. Jahrhundert, nach römischen Originalen gefertigt, und die Akademiestudie eines Männeraktes.

6

Eine Hektorbüste vor dem Kamin und eine Sammlung unbenutzter Rahmen lenken die Aufmerksamkeit bewußt von den unbezahlbaren Antiquitäten ab, die Wallbaum zusammengetragen hat, und bewirken, daß man die Atmosphäre dieses Hauses genießt.

7

Über dem Empiretisch in einer Ecke des Arbeitszimmers hängt ein Bronzeschild, der nach einem antiken Original gegossen wurde. Auf dem Tisch stehen klassische Figuren, darunter Bronzen von Silenus und Bacchus (links, 19. Jahrhundert), einige geflügelte und tanzende Figuren, deren Vorbild Originale aus Pompeji waren, und eine Metallplastik von Narziß. Weitere Büsten und Objekte sind im Zimmer verteilt.

8

Die Größe der Wohnung ist typisch für die Arbeit der Lieblingsarchitekten Napoleons, Percier und Fontaine. Die Haupträume, die direkt verbunden sind, bildeten das appartement de parade, *den Teil der Wohnung, mit dem man angeben wollte. Korridore und Küchen waren allein dem Personal vorbehalten.*

RECHTE SEITE

Der Schreibtisch Pierre-Hervé Wallbaums ist überladen mit den Büsten, Kerzenhaltern und Schalen, die typisch für neoklassische objets d'art *der Jahrhundertwende sind.*

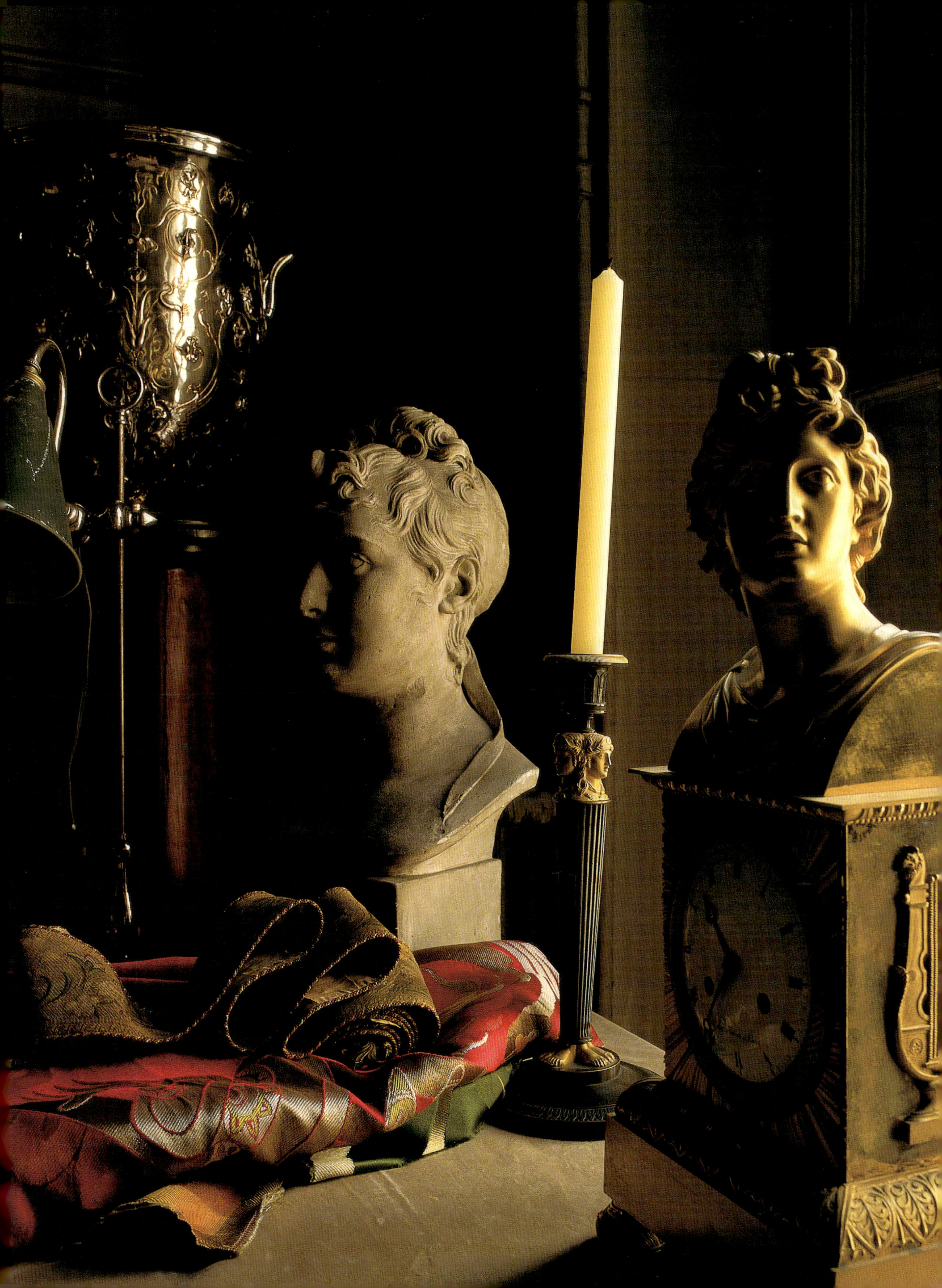

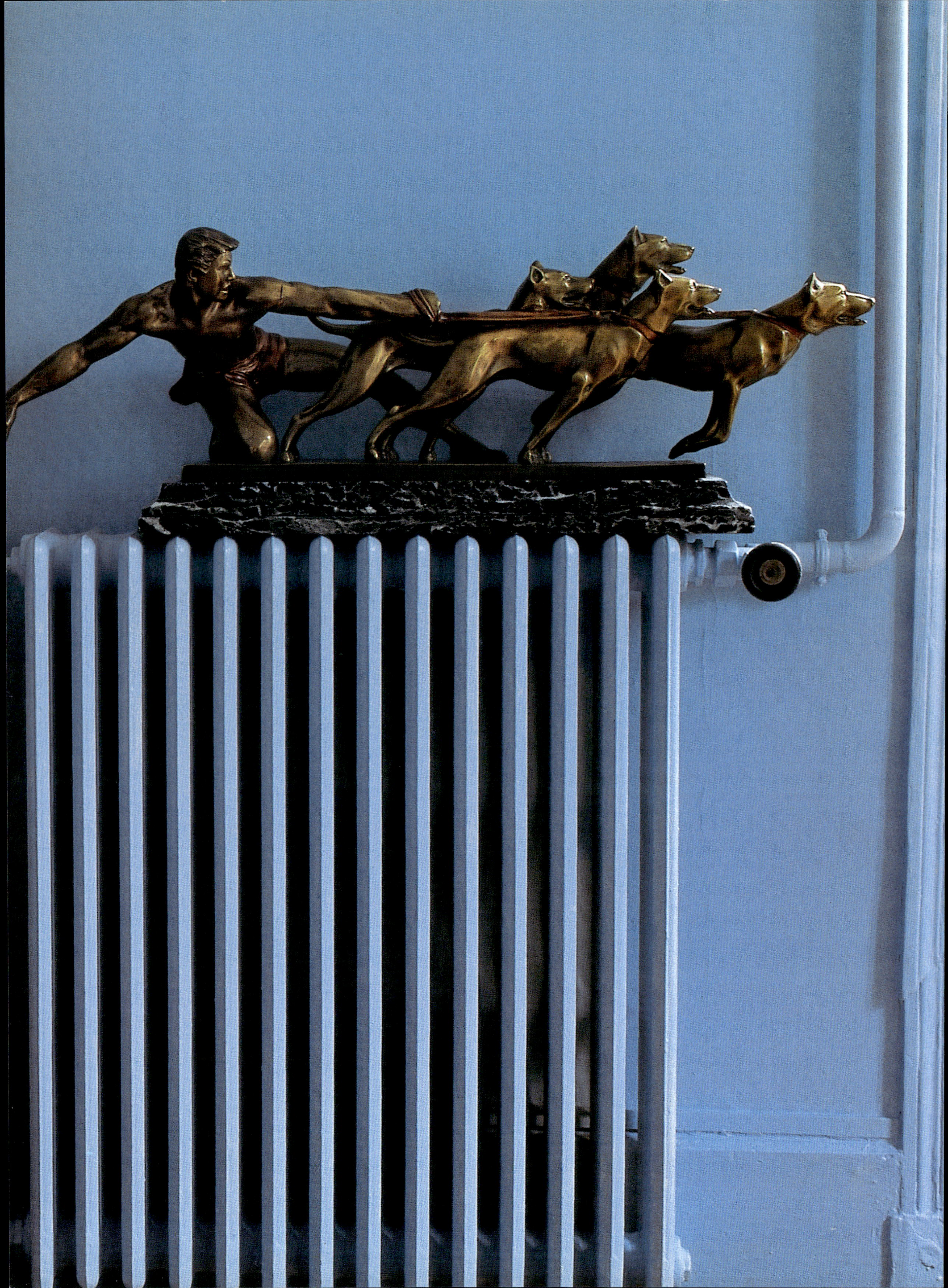

KÜHNE
BLAUE
SINFONIE

Die 60er Jahre waren für Frankreich eine schwierige Zeit. Nicht nur drohte der Aufruhr in Paris sich zu einer modernen Ausgabe der Revolution auszuweiten, darüber hinaus verlor Frankreich zum erstenmal in seiner jüngeren Geschichte seine Vorherrschaft im Design und in der dekorativen Kunst.

Die 60er Jahre waren respektlos. Die Vergangenheit war unwichtig, nur das Neue war interessant. Alle Konventionen wurden umgestürzt oder einfach aus dem Fenster geworfen. Kurvenreiche, organische Formen ersetzten klassische Formen und Proportionen, Plastik verdrängte fast alle anderen Materialien, und Farben waren nur erwünscht, wenn sie entweder grell oder psychedelisch waren. Dafür empfand der geschichtsbewußte Franzose wenig Sympathie.

Bei der Ausstellung *Domus: Formes italiennes* in den Galeries Lafayette (dem ersten Pariser Kaufhaus mit einem Design-Studio) im Jahre 1968 wurde unterstrichen, daß die französische Industrie sich dem internationalen Wettbewerb stellen müsse. Mittelmäßiges Design war gang und gäbe. Gewiß, es gab Ausnahmen wie Olivier Mourgue, dessen futuristische Designs ihm eine Stelle als Produktionsassistent bei Stanley Kubricks *2001 – Odyssee im Weltraum* verschafften, und Pierre Paulin, der einige herrlich schwungvolle Möbel entwarf, die ironischerweise von der niederländischen Design-Firma Artifort produziert wurden und werden. Trotz dieser Einzelgänger gehörte der Stil der 60er jedoch den Italienern. Obwohl es der französischen Luxusindustrie immer noch gutging, übernahmen plötzlich die Guccis, Puccis und Fioruccis die Führung in jenen Bereichen, die Frankreich fast allein beherrscht hatte. Italienische Möbel, italienische Mode, italienische Stoffe und italienisches Industriedesign waren zum erstenmal seit der Renaissance maßgebend in der Welt. Das hielt die Franzosen jedoch nicht davon ab, den Stil dieses Jahrzehnts schließlich in ihr dekoratives Repertoire aufzunehmen, und es gelang Frankreich, selbst diese – was seinen Beitrag angeht – enttäuschende Dekade in den kollektiven »Geschmack« zu integrieren. Dreißig Jahre später schätzen die Franzosen die vorausschauende Frische, Innovation und positive Haltung der 60er Jahre. Stücke aus dieser Zeit werden auf den St.-Ouen-Flohmärkten wohl häufiger gekauft und verkauft als in jeder anderen Hauptstadt (vielleicht mit Ausnahme von Mailand) – das ist der wahre Beweis der Anerkennung.

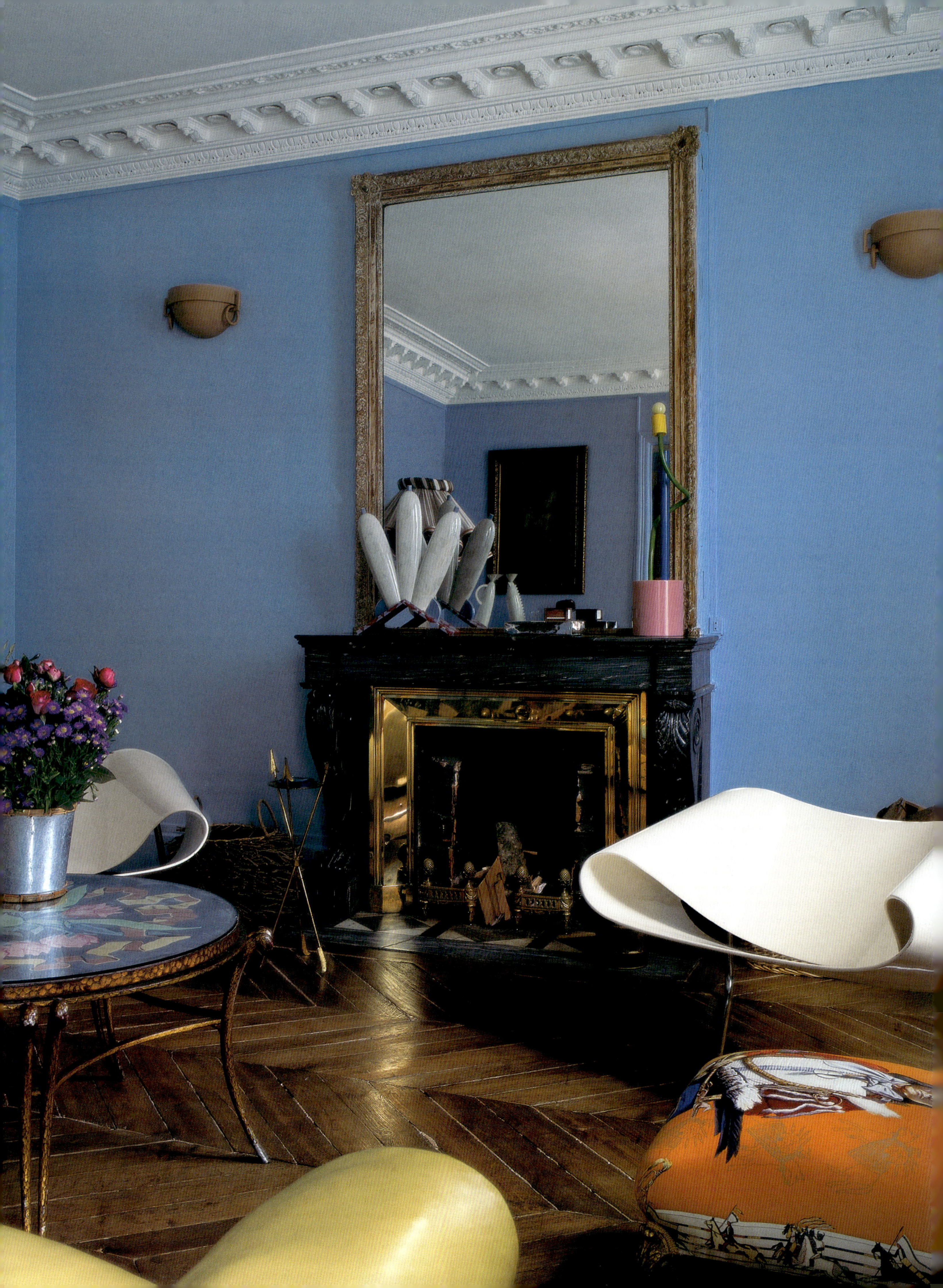

»Ich fände es

furchtbar,

von Dingen

umgeben zu sein,

die alle zueinander passen.«

Dominique Vellay

Didier Ludots Wohnung ist ein gutes Beispiel. Im Wohnzimmer des Appartements an der Rue de Miromesnil sind das Plastik und die Stahlröhren des CL9-Stuhls, entworfen von den italienischen Designern Cesare Leonardi und Franca Stagi, nicht fehl am Platze. Und doch handelt es sich keineswegs um eine Wohnung im Stil der 60er.

Die Farbe der Wände ähnelt dem *bleu de porcelaine*, das Anfang des 19. Jahrhunderts beliebt war; das Interieur ist ein sonderbares Gemisch aus Objekten, darunter bronzene *Art-Déco*-Heldenbüsten, einige Memphis-Stücke und eine *pouffe*, die mit erlesenem Seidentuch von Hermès bezogen ist. Dieses verrät ein wenig über Ludots Laufbahn.

Ludot hat einen der originellsten Berufe in Paris. Er ist eine Autorität auf dem Gebiet der berühmten *haute couture* und handelt auch damit – ein *antiquaire de la couture*, vielleicht einer der ersten Antiquitätenhändler der Welt, der exquisite Mode verkauft. Er spürt Schöpfungen von Dior, Balenciaga, Mainbocher, Schiaparelli und Chanel auf, um nur einige zu nennen, und bietet sie in seiner Galerie im Palais Royal zum Verkauf an. Eine elitäre Kundschaft freut sich natürlich über die Chance, eine Kreation eines der großen verstorbenen Couturiers zu erwerben.

In seiner Wohnung könnte Ludot sogar eine Renaissance der 80er Jahre ermöglichen. Memphis, die von Ettore Sottass gegründete Anti-Design-Bewegung, die ironischerweise Anfang der 80er für kurze Zeit der einflußreichste Ansatz im Bereich des Designs war, ehe sie zu Beginn der 90er Jahre nahezu völlig verschwand, geht hier eine gelungene Verbindung mit Möbeln der 60er und Bronzen der 20er Jahre ein.

VORIGE SEITE (48)
Eine Art-Déco-Bronze schmückt einen typischen Pariser Heizkörper. Art Déco kam dem französischen Geschmack entgegen; sie rief die geliebte Tradition der Herstellung edler Möbel wieder ins Leben genauso wie schöne Designs in anderen Disziplinen. Die Liebe zu edlen Materialien und Formen und das Feingefühl im Umgang mit dem Material meldete sich zum erstenmal seit dem 19. Jahrhundert zurück.

VORIGE SEITE (50)
Ein Pariser hat keinen Respekt vor Dingen, die zueinander passen. Er liebt Wagemut und gelegentliche Fehler. In seinem Heim will er versammeln, was ihm gefällt, und darum ist nichts wirklich verpönt. Gefundene, aufgespürte oder geerbte Möbel, Gemälde, Skulpturen, Schalen, Vasen und Stoffe bilden das einzig akzeptable Fundament für Stil und Eleganz. Ludot kombiniert in seiner Wohnung Art-Déco-Heldenskulpturen mit Memphislampen und -möbeln aus den 80er Jahren, einem Schemel, der mit »indianischem Tuch« von Hermès bezogen ist und klassischen Bandstühlen aus den 60ern: Endlosbändern aus Glasfasern auf Stahlröhrensockeln, entworfen von Cesare Leonardi und Franca Stagi.

GEGENÜBERLIEGENDE SEITE
Die Stimme der Tradition hallt durch die Geschichte der französischen dekorativen Kunst. Art-Déco-Möbel verleugnen ihren Ursprung im Kunsthandwerk und in den Proportionen des 18. Jahrhunderts nicht. Die radikale Mode des Couturiers Poiret war von den Merveilleuses *des* Empire *inspiriert, und die Beliebtheit der Art-Déco-Heldenbronzen setzte eine Vorliebe für klassische Büsten und Statuen fort, die im 18. Jahrhundert und in der Ära der* grand tour *begann. Zwei identische Bronzebüsten blicken theatralisch und wirkungsvoll in die gleiche Richtung.*

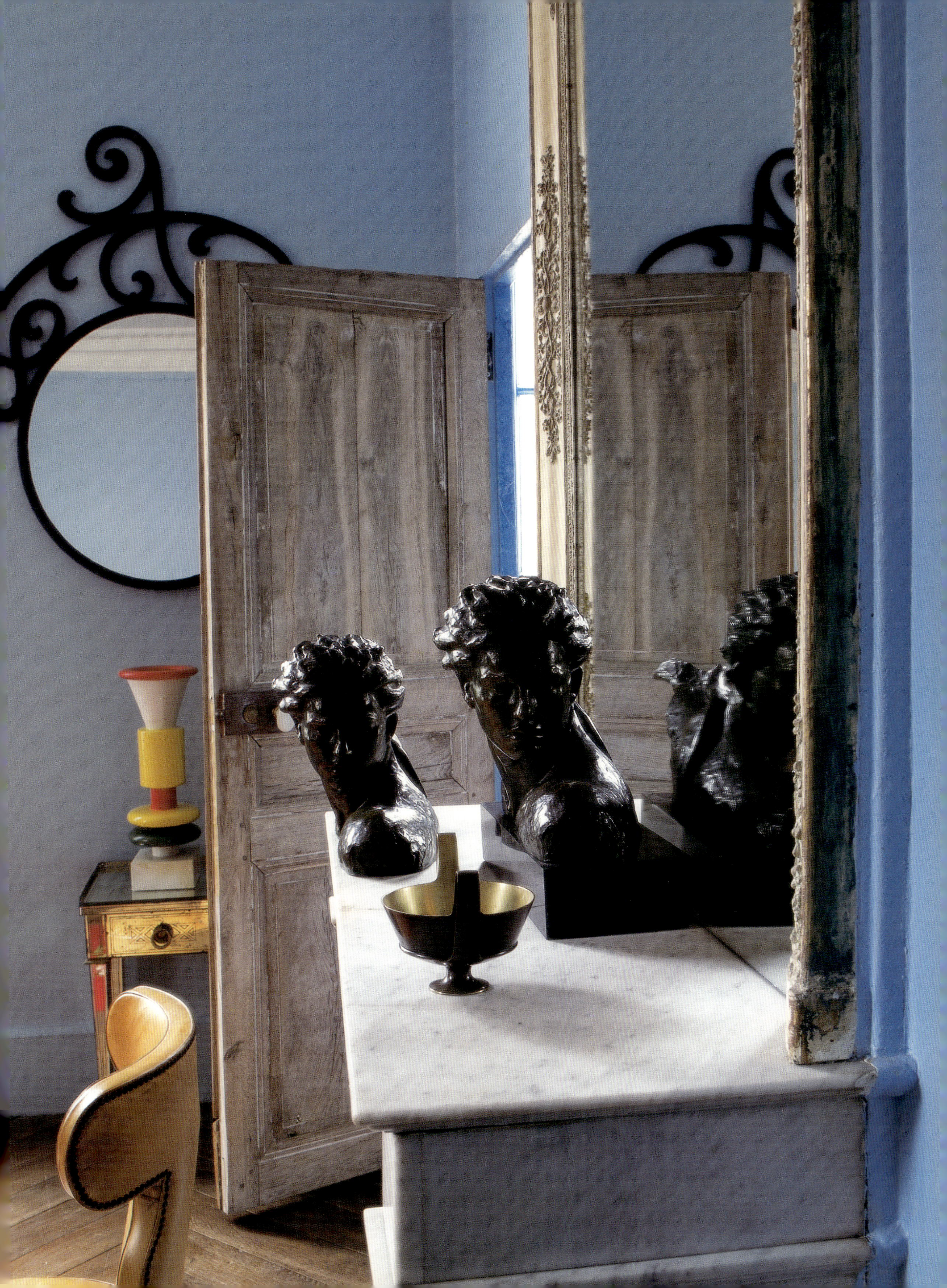

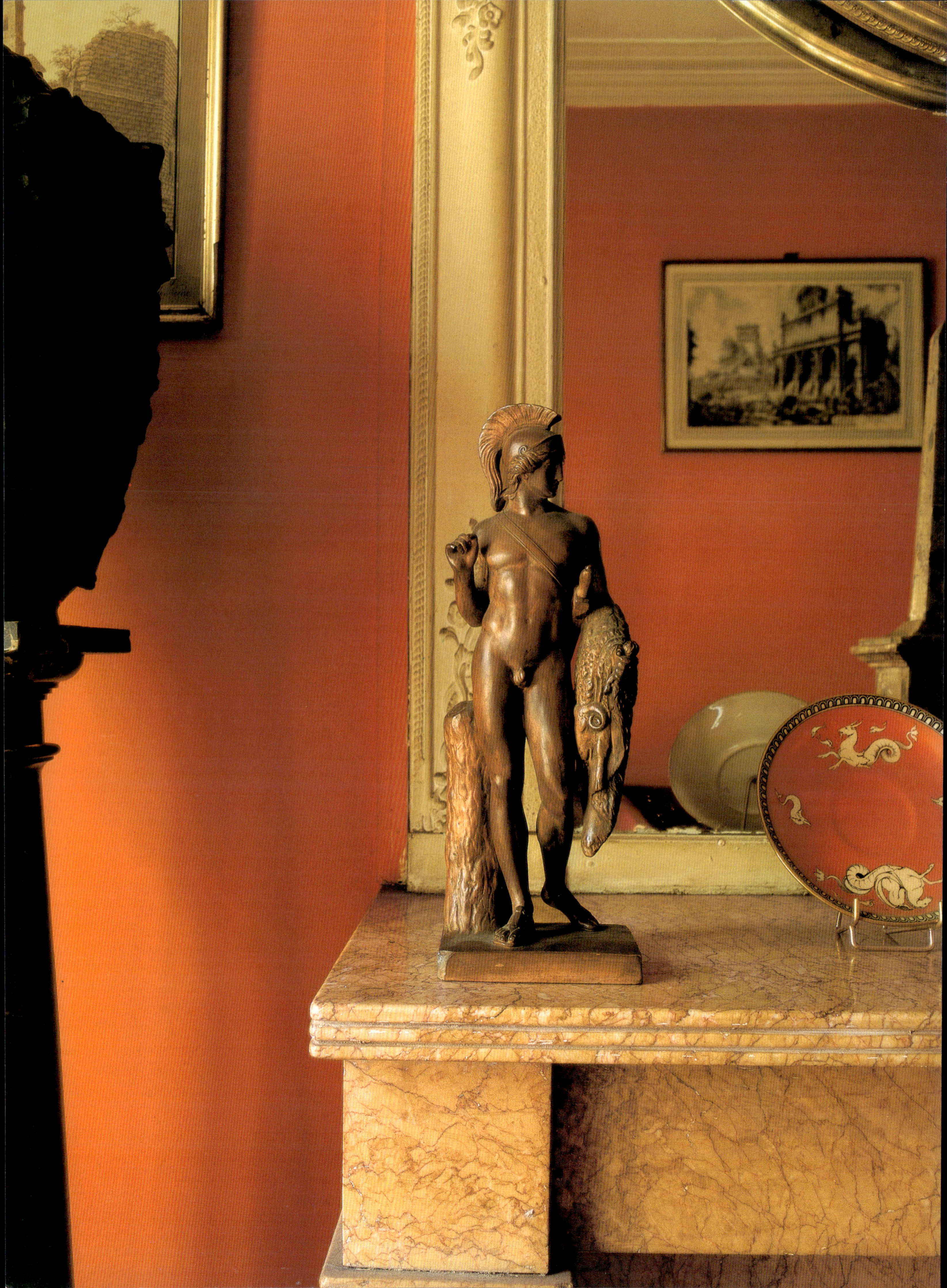

TON

IN

TON

Zu den Künsten, mit denen die Franzosen sich im Laufe ihrer Geschichte besonders befaßt haben, gehören die Unterhaltung und die *gastronomie.* Aus Unternehmen, die mit dem Speisetisch zu tun haben, ging eine ganze Legion von Kunsthandwerkern hervor.

Selbst als der blutige Terror der Revolution seinen Höhepunkt erreicht hatte, ließen verurteilte Aristokraten, auf die Dr. Guillotins Erfindung wartete, von den besten *traiteurs* der Stadt die erlesensten Speisen zubereiten. Nach der Revolution wurde die Gastronomie demokratischer, und um die Wende zum 19. Jahrhundert trat in dieser Kunst eine wesentliche Veränderung ein: Der *service à la française* (alle Gänge wurden gleichzeitig aufgetragen) wich dem *service à la russe*, bei dem die Gerichte der Reihe nach auf heißen Platten gebracht wurden. Dem Auge vielleicht weniger gefällig, öffnete dieser der feineren Küche den Weg, und das Essen war wenigstens heiß. Plötzlich waren die Tische nicht mehr mit Speisen überladen. Man füllte den Raum mit ornamentalen Skulpturen, Tafelaufsätzen, Blumenvasen, und natürlich mit Kerzenständern.

Die kunstvolle Zeremonie des Speisens und Schmückens hatte somit großen Einfluß auf die dekorative Kunst im allgemeinen, und diese »Unterhaltungskunst« trug wohl dazu bei, daß *objets d'art* mit der Zeit nicht nur den Tisch, sondern das ganze Haus schmückten.

Vielleicht ist dies der Grund dafür, daß die Franzosen ihr Porzellan so schätzen. Als Napoleon nach St. Helena verbannt wurde, nahm er die übriggebliebenen 72 Dessertteller seines *service de quartiers généraux* von Sèvres mit. Aus Angst, sie zu zerbrechen, benutzte er sie nicht; er holte sie nur von den Wänden, um sie zu bewundern.

Die technische und künstlerische Vollkommenheit des Sèvres-Porzellans war damals einzigartig in Europa. Wie begehrt es war, zeigt der Brauch, vornehmen Staatsoberhäuptern ganze Sèvres-Service zu schenken.

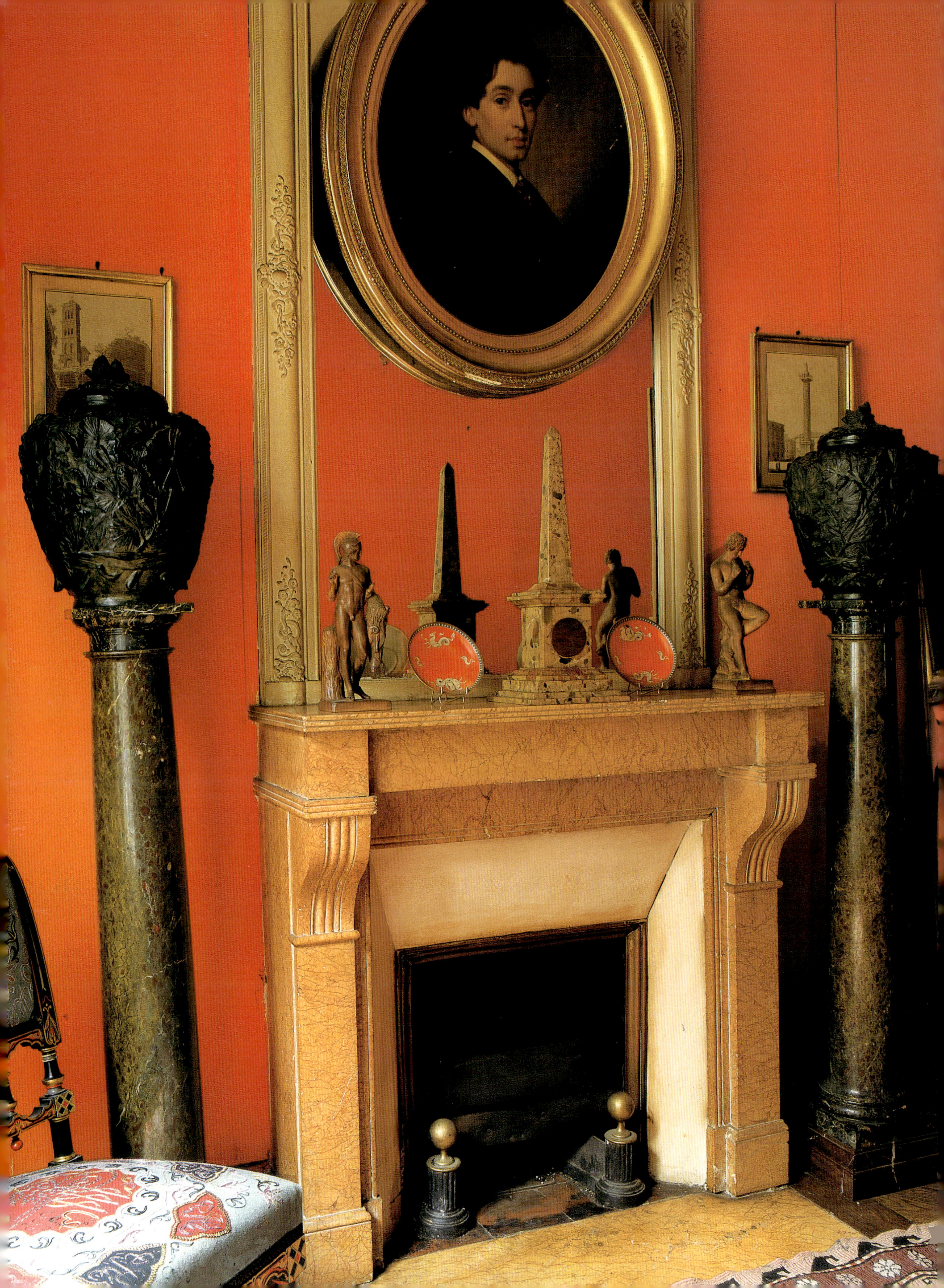

»Alle schönen Dinge gehören derselben Epoche an.«

Oscar Wilde

Porzellan hatte einen solchen Prestigewert, daß es in vielen bürgerlichen Häusern das Silber und Gold verdrängte. Die Porzellanmalerei wurde sehr wichtig, und die meisten Stücke waren vollständig bemalt, so daß kein weißes Porzellan mehr zu sehen war. Portraits, Ansichten bedeutender Städte und geschickte Imitationen antiker Kameen waren beliebte Motive. Viele Familien ließen sich Schränke oder kunstvolle Wandkonsolen anfertigen, um ihre Sammlung in all ihrer Pracht zur Schau stellen zu können, und oft standen die besten Stücke auf dem Kamin. In größeren Speisezimmern arrangierte man häufig das gesamte Service an den Wänden und benutzte es nur bei Festessen. Diese *objets d'art* aus Porzellan nahmen in der Wohnung einen so hohen Rang ein, daß es üblich war, die Farben des ganzen Interieurs auf die Farbe des Porzellans abzustimmen.

Serge Hubert, eine legendäre Gestalt in der Welt der Pariser Antiquitäten, wohnt in einem Appartement, das im edelsten Orange gestrichen ist – keine Farbe, die man auf Farbmustern findet. Es ist ein kräftiger, exotischer Farbton, der jene Atmosphäre erzeugt, über die Proust zu schreiben pflegte. Und auf dem Kamin stehen die Teller, denen der Raum seine Farbe verdankt.

Hubert ist in Paris eine Institution. Er ist ein leidenschaftlicher Sammler, der für sein außergewöhnliches »Auge« berühmt ist und sich nicht auf bestimmte Epochen oder Stile versteift. Sein kühner, eigenwilliger Geschmack verlangt einzig und allein nach dem Schönen. Er stammt aus derselben Ära wie die große Madame Castaing und genießt wie sie den Vorteil, verschiedene Stile und Epochen erlebt zu haben. Und als Achtzigjähriger ist er immer noch aktiv.

Seine Wohnung in Paris ist der Beweis dafür, daß selbst der »modernste« Franzose, ein Mann, der Picasso und Cocteau gekannt hat, nicht bereit ist, die edlen Traditionen der französischen dekorativen Kunst aufzugeben, trotz oder gerade wegen seiner lebenslangen Verbindung mit der »Avantgarde«.

VORIGE SEITE (54)
Porzellan, Uhren und Kerzenständer waren im Frankreich des 18. Jahrhunderts teurer Luxus. Teller waren oft reiner Schmuck, und diese sorgfältig gefertigten und bemalten Stücke bestimmten oft das Gepräge des ganzen Hauses. Man achtete darauf, daß die Farbe der Wände und der Stoff der Polster zur Farbe des Porzellans paßte. Die Wände in der Pariser Wohnung des Antiquitätenhändlers Serge Hubert haben denselben Farbton wie die Teller auf dem Kamin.

VORIGE SEITE (56)
Diese Kaminumrandung zeigt die typisch pariserische Vorliebe für das Antike. Die Marmor-Medaillons, Büsten, Torsi und Statuen aus dem alten Rom und Griechenland spielen in Pariser Interieurs immer noch eine große Rolle. Zwei Porzellanteller im Chinoiserie-Stil flankieren eine Statuette.

GEGENÜBERLIEGENDE SEITE
Eine Grünspan-Kerzenlampe, ein Stuhl aus der Zeit des Direktoriums und ein Portrait eines Incroyable *aus dem 19. Jahrhundert zeigen, wie sehr Hubert edle Texturen und Formen verehrt – Merkmale, die die Geschichte im Design von heute lebendig halten.*

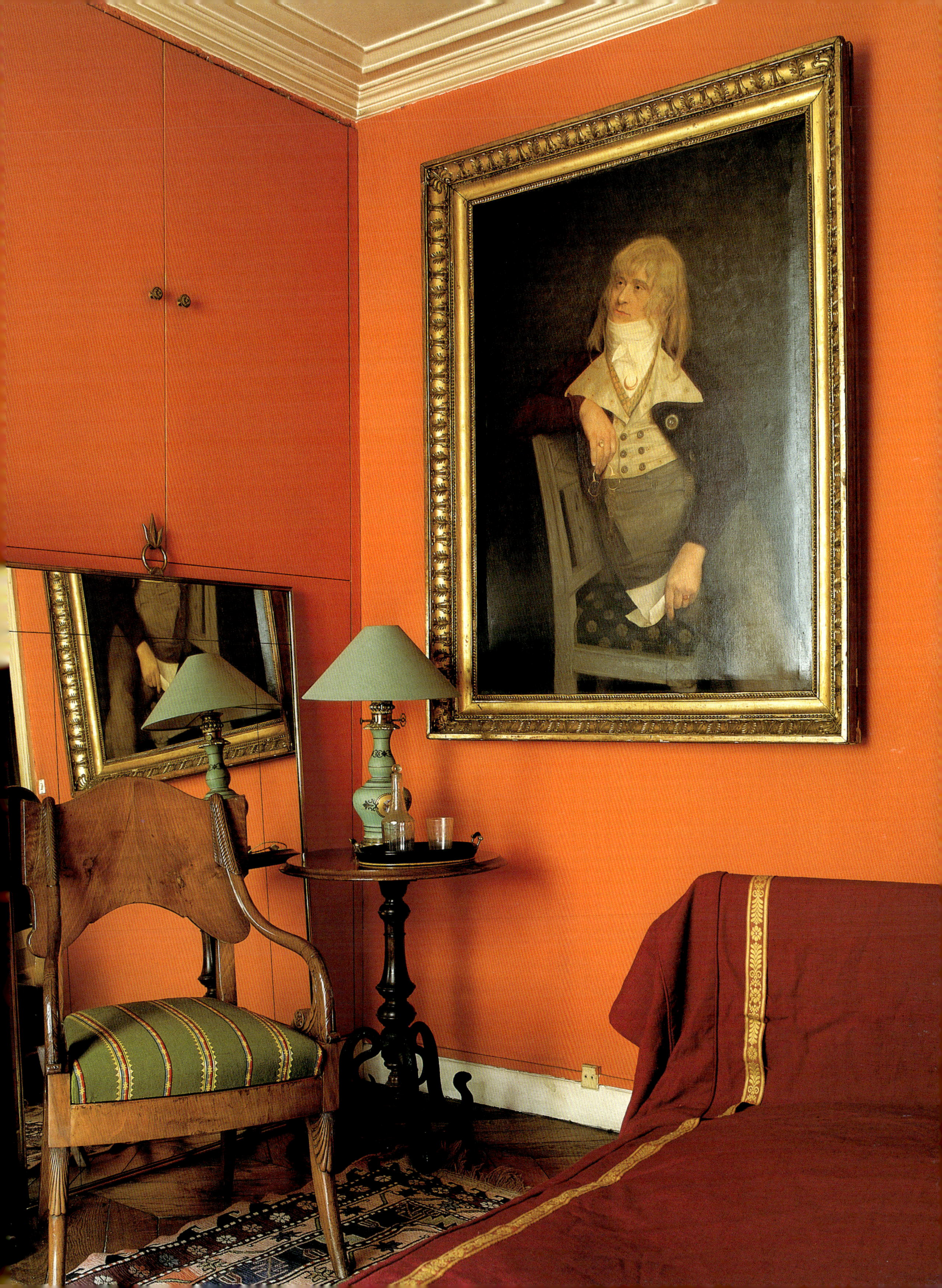

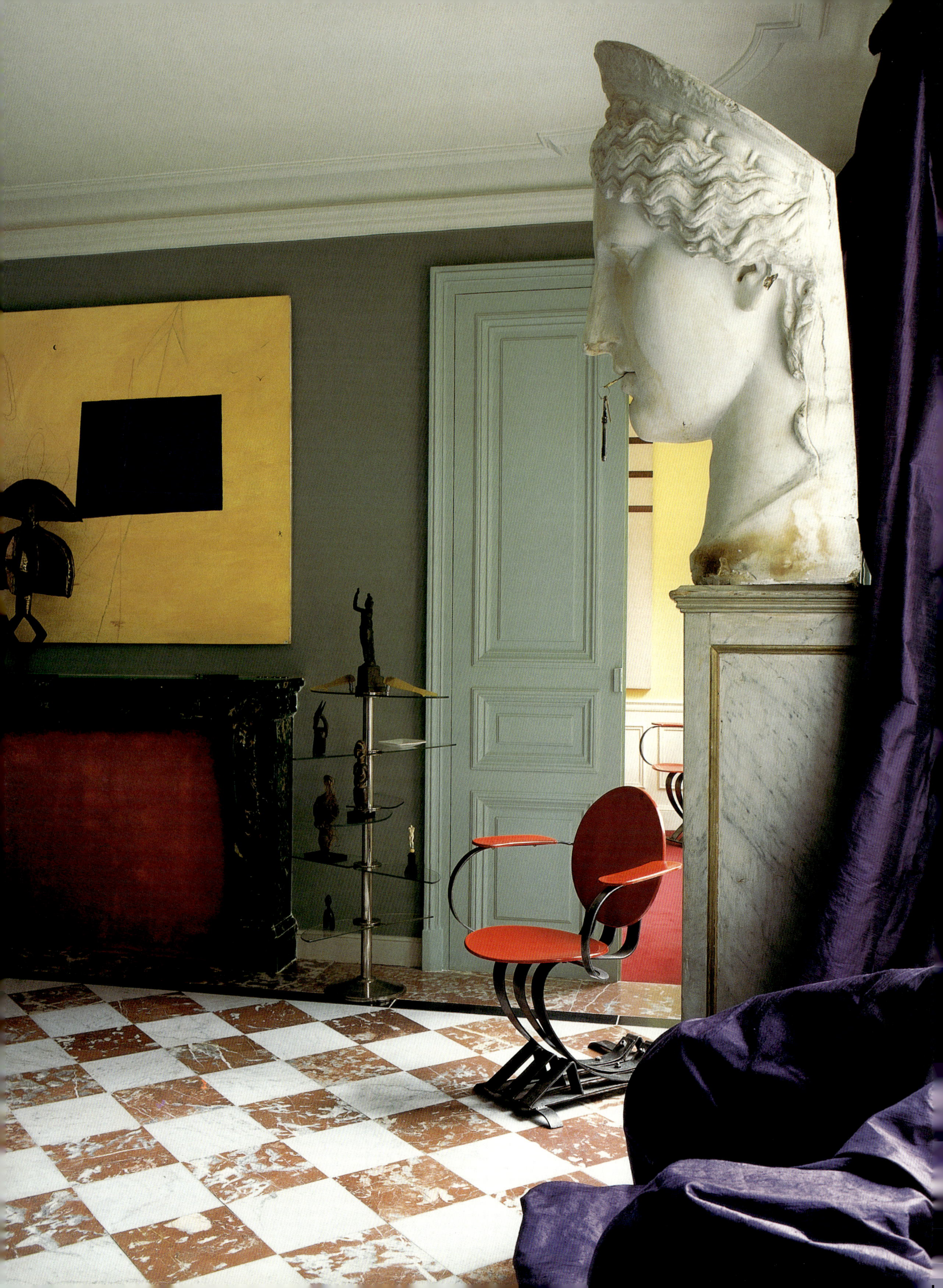

MUTIGE

MISCHUNG

Objets aus verschiedenen Epochen, Stilen und Ursprüngen zu mischen, ist für die Franzosen nichts Neues – sie tun es seit beinahe dreihundert Jahren.

Madame de Pompadour besaß um 1740 die geistige Unabhängigkeit, ihre Vorliebe für die Klassik in einer Zeit zu bekunden, in der die *rocaille* (das französische Barock) *de rigueur* war. Auf der Suche nach Antiquitäten schickte sie ihren Bruder sogar in die Ruinen des alten Rom, um Zeichnungen, Gemälde und Souvenirs mitzubringen, die sie dann zwischen ihren Louis-XV-Möbeln und Rokokoschnörkeln verteilte. Marie Antoinette schätzte den Neoklassizismus ebenfalls und übte großen Einfluß auf den Stil Ludwigs XVI. aus. Für ihre *laiterie* in den Gärten des Château Rambouillet ließ sie bei dem berühmten Kunsthandwerker Georges Jacob Stühle anfertigen, die nach Stücken modelliert waren, welche man in den Ruinen Herkulaneums gefunden hatte.

Der französische Hof war bereits daran gewöhnt, sich von der Antike inspirieren zu lassen. Jean-Baptiste Colbert, ein Minister Ludwigs XIV., führte ein beispielhaftes Bildungssystem ein, gründete die Académie de France in Rom und rief den Grand Prix de Rome ins Leben, einen Wettbewerb, der einen außergewöhnlichen Einfluß auf die französische Kunst hatte. Der tonangebende Comte d'Artois, der spätere Karl X., gab 1777 den Anstoß zu einer neuen Mode, *le goût turc* genannt, die sich mit ihrer *faux*-orientalischen Pracht besonders für Boudoirs eignete.

Selbst zur Zeit Napoleons mit ihrer uniformen Strenge des kaiserlichen Stils löste Baron Denons äußerst erfolgreiches Buch *Voyage dans la Basse et la Haute Egypte* eine noch nicht dagewesene Nachfrage nach ägyptischen Obelisken, Pyramiden und Sphingen aus – sie wurden auf Schreibtische, Teller und alles andere gestellt, modelliert oder gemalt.

Ende des 19. Jahrhunderts war Eklektizismus die Regel. Gotik, Renaissance, Louis XIV, XV und XVI, Directoire, Empire, Chinoiserie und Japonismus sind nur einige der dekorativen Stile, die man ausbeuten konnte, um ein Interieur zu schaffen, und wer sie alle auf einmal nutzte, folgte dem *goût Rothschild.* Das 20. Jahrhundert fügte der Liste noch mehr Stile hinzu: Art Déco, die Vorliebe für afrikanische *objets d'art,* die minimalistische, kantige »moderne Bewegung« und schließlich die bunte Hemmungslosigkeit der 60er Jahre.

Selbst in Frankreich, wo *le mix* populär ist, muß man sehr behutsam vorgehen, wenn man aus all diesen Stilen auswählt. Nicht, daß es unmöglich wäre. Oscar Wilde schrieb mit Recht: »Alle schönen Dinge gehören derselben Epoche an.«

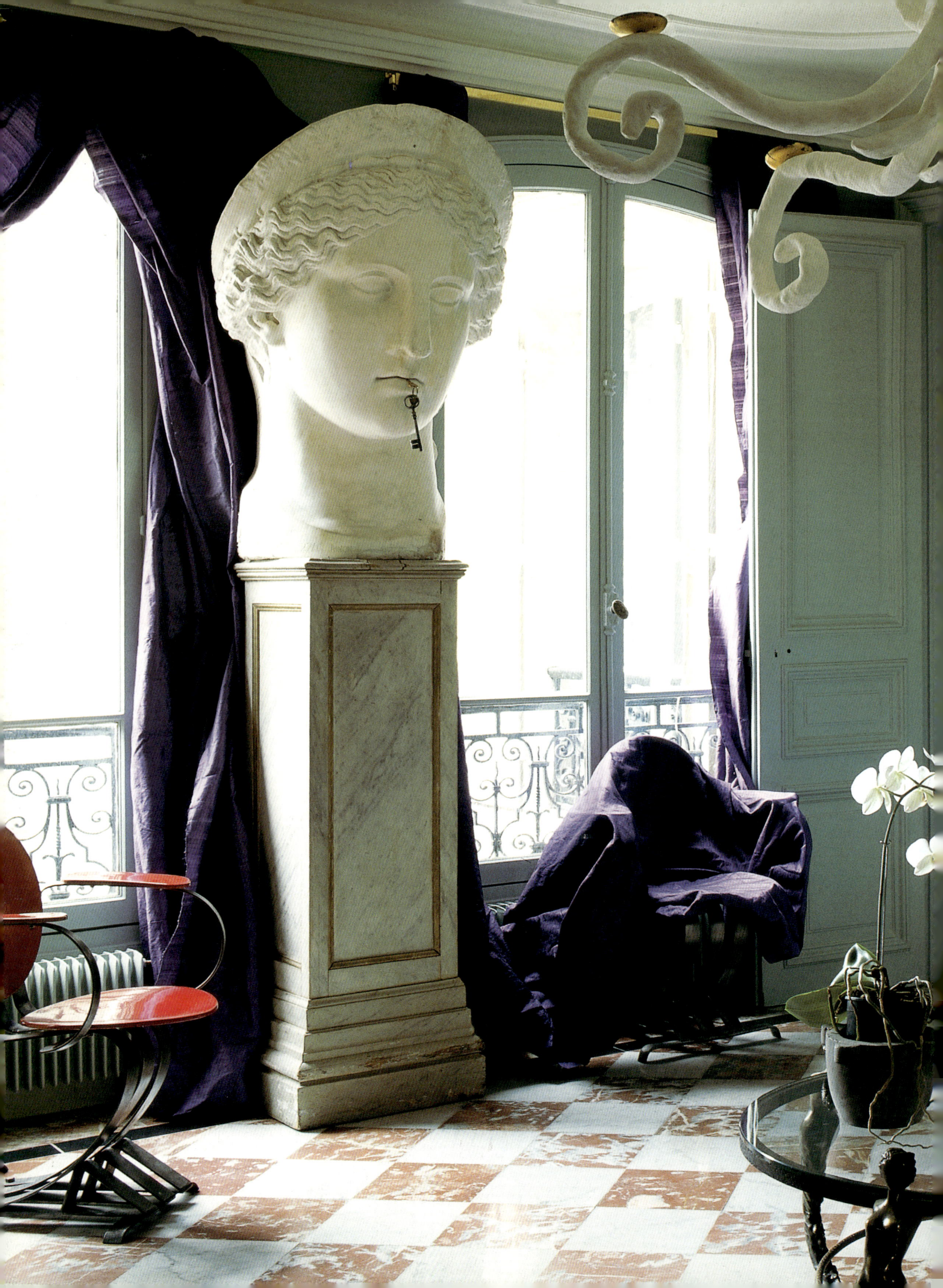

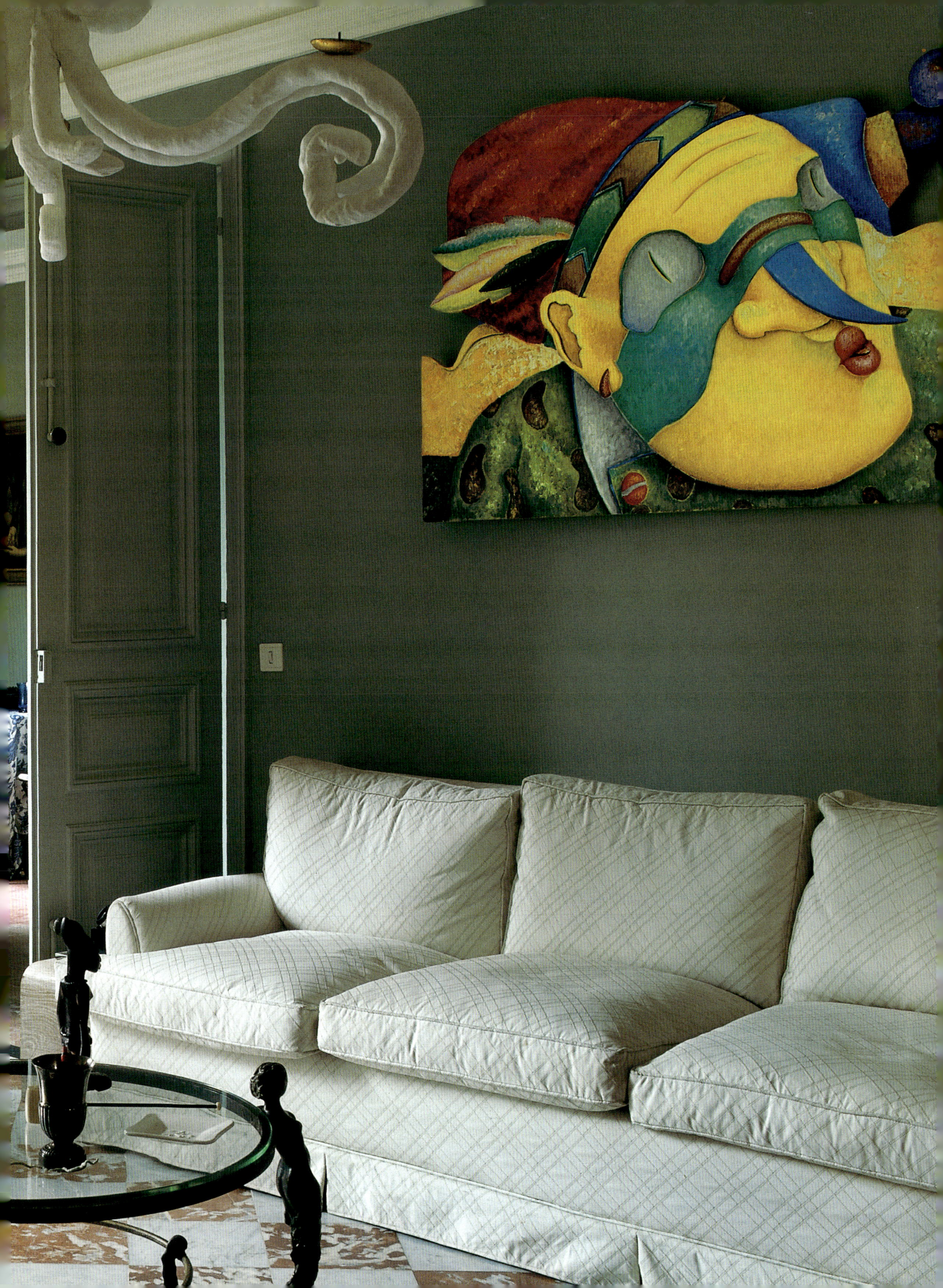

Mit viel Wagemut, Gespür und Humor ist es Rémy le Fur gelungen, in einem typischen großen Pariser Appartement Möbel, Kunst und *objets* aus fast jeder Epoche der dekorativen Kunst zu vereinen: Afrikanische Masken, Möbel aus den 50er Jahren, klassische Büsten, Art-Déco-Reliefs, moderne Kunst, Teppiche aus den 60er Jahren, neoklassische Tische, eine Kommode aus den 30er Jahren, Louis-XV-Kamine, Fliesen im Empirestil, Pop Art, Directoire-Stühle – eine umfassende historische *mise en scène* vor dem Hintergrund hoher Decken, langer, schlanker Fenster und vertäfelter Zimmer in einer Wohnung aus dem 19. Jahrhundert.

Trotz der außergewöhnlichen Vielfalt und geschichtlichen Spannweite ihres Inhalts strahlt die Wohnung weder die stickige »Rühr-mich-nicht-an-Atmosphäre« eines Museums aus, noch leidet sie unter der kumulativen Wirkung aller Stile und Epochen. Man fühlt sich in einer Schale, die alle Stücke, über die der Besitzer in seinem Leben gestolpert ist, planlos zusammenhält. Dieses Interieur ohne den leisesten Hauch von Pomp oder Prahlerei ist eine dekorative *tour de force*.

Gewiß, Rémy le Fur hat eine Menge Erfahrung. Als einer der angesehensten Auktionare Frankreichs (Poulain & Le Fur) benutzt er sein hochtrainiertes Auge fast während seiner ganzen Arbeitszeit. Er erkennt klassische Autos ebenso wie kostbare Antiquitäten und moderne Kunst und verdient damit sein Geld, und er nutzte seine Kenntnisse, um dieses außergewöhnliche eklektische Interieur zu schaffen und dadurch zu beweisen, daß Oscar Wilde in der Tat ein weiser Mann war.

VORIGE SEITE (60)
»Eine innovative Mischung, die für eine einfache, und doch anspruchsvolle Atmosphäre sorgt.« Diese Worte beschreiben treffend Rémy le Furs Wohnung. »Wie französisch!« trifft ebenfalls zu. Alle Kennzeichen sind vorhanden: Liebe zur Antike, moderne Möbel, ein paar afrikanische Stücke und seriöse moderne Kunst. Eine überdimensionale Büste der Juno – die gleiche wie in Goethes Haus in Weimar (das Original steht in Rom) – bewacht einen in eau de Nil *bemalten Raum. Der Stuhl vorne wurde aus einem Verkehrsschild gemacht.*

VORIGE SEITEN (62 – 63)
Le Fur glaubt, daß Stilmischungen aufregend sein können, und dieser Raum gibt ihm recht. An der Grenze des guten Geschmacks (ein großes Kompliment im kosmopolitischen Paris) kombiniert er einen Schachbrettboden aus Marmorfliesen – typisch für frühe Empire-Interieurs – mit einem neoklassischen Kaffeetisch, einem modernen Gemälde in lebhaftem Gelb und mit violetter Seide.

GEGENÜBERLIEGENDE SEITE
In einem Zimmer, in dem ein von Le Fur entworfener Teppich dominiert, finden wir einen Louis-XV-Kamin neben afrikanischer Kunst und einem Gipsrelief aus den 20er Jahren.

FOLGENDE SEITEN (66 – 67)
Le Fur läßt sich von vielen Quellen inspirieren. Ein indianischer Kopfschmuck paßt ebensogut in seine Wohnung wie ein klassischer Fries. Ein modellierter Sperrholz-Sessel von Charles Eames steht neben einer Kommode, die Jantzen für die Herzogin von Windsor machte. Die Menschen der Renaissance interessierten sich sehr für verschiedene Kulturen. Le Furs gewagte Mischung setzt also eine edle Tradition fort.

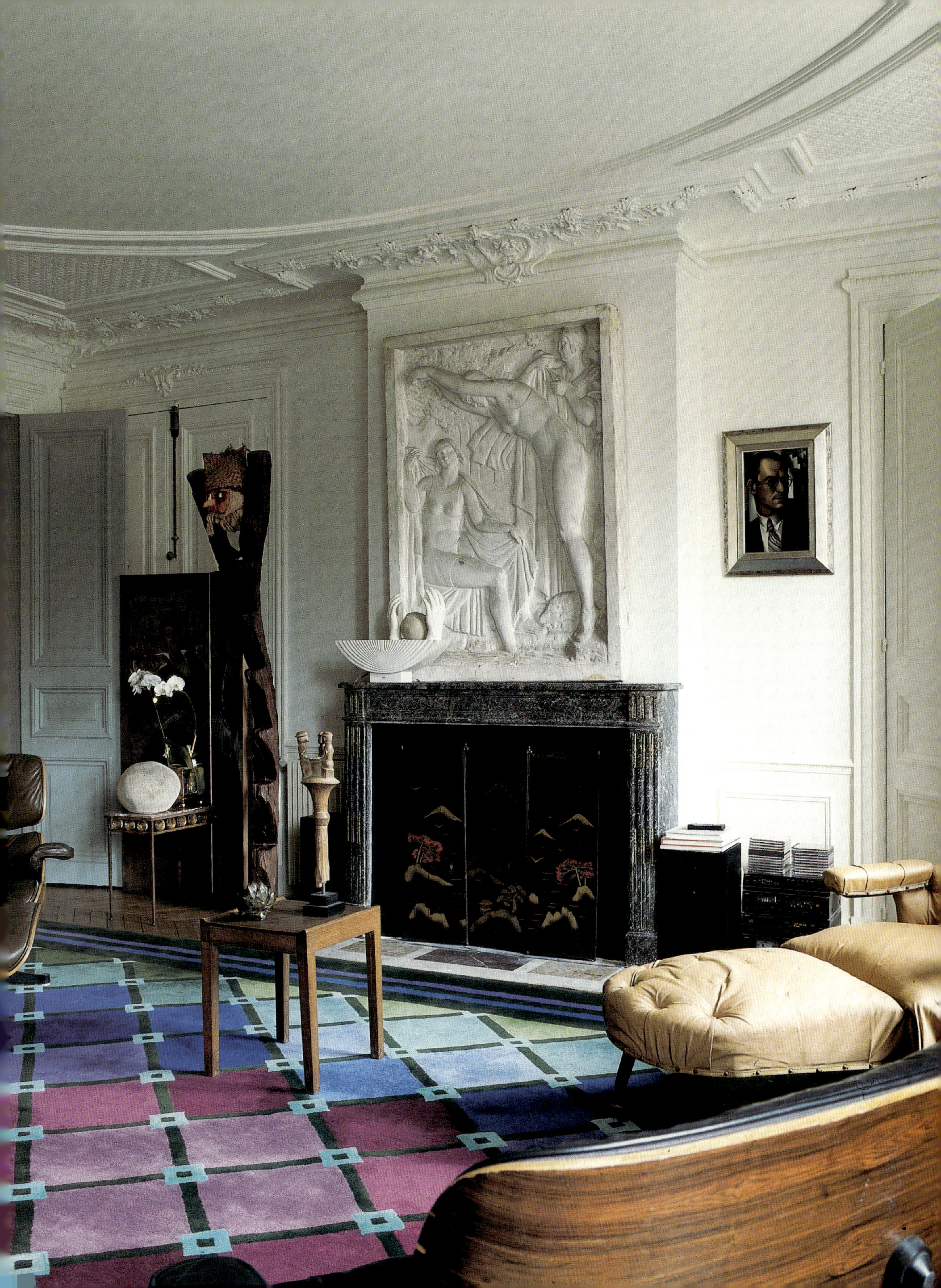

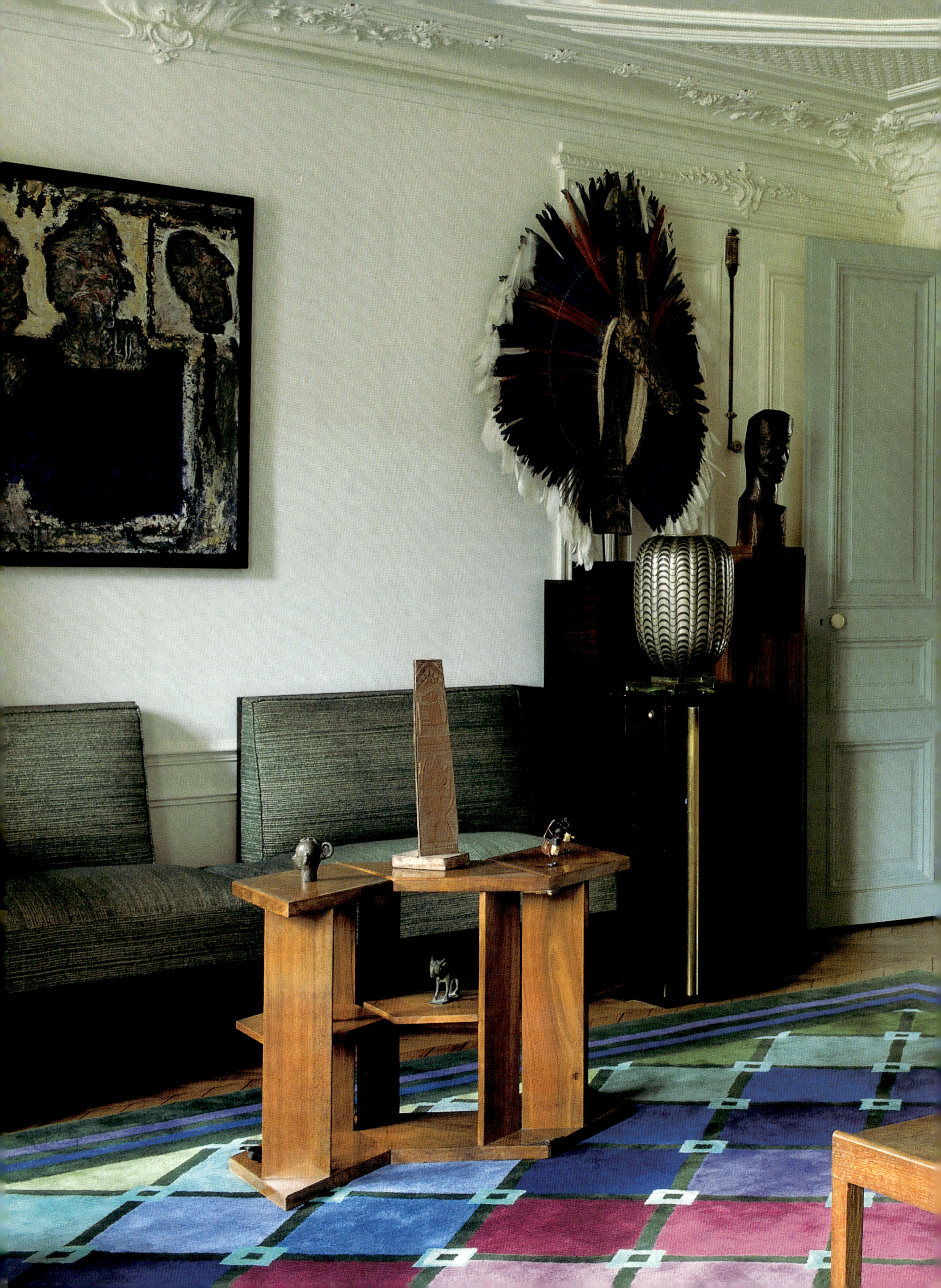

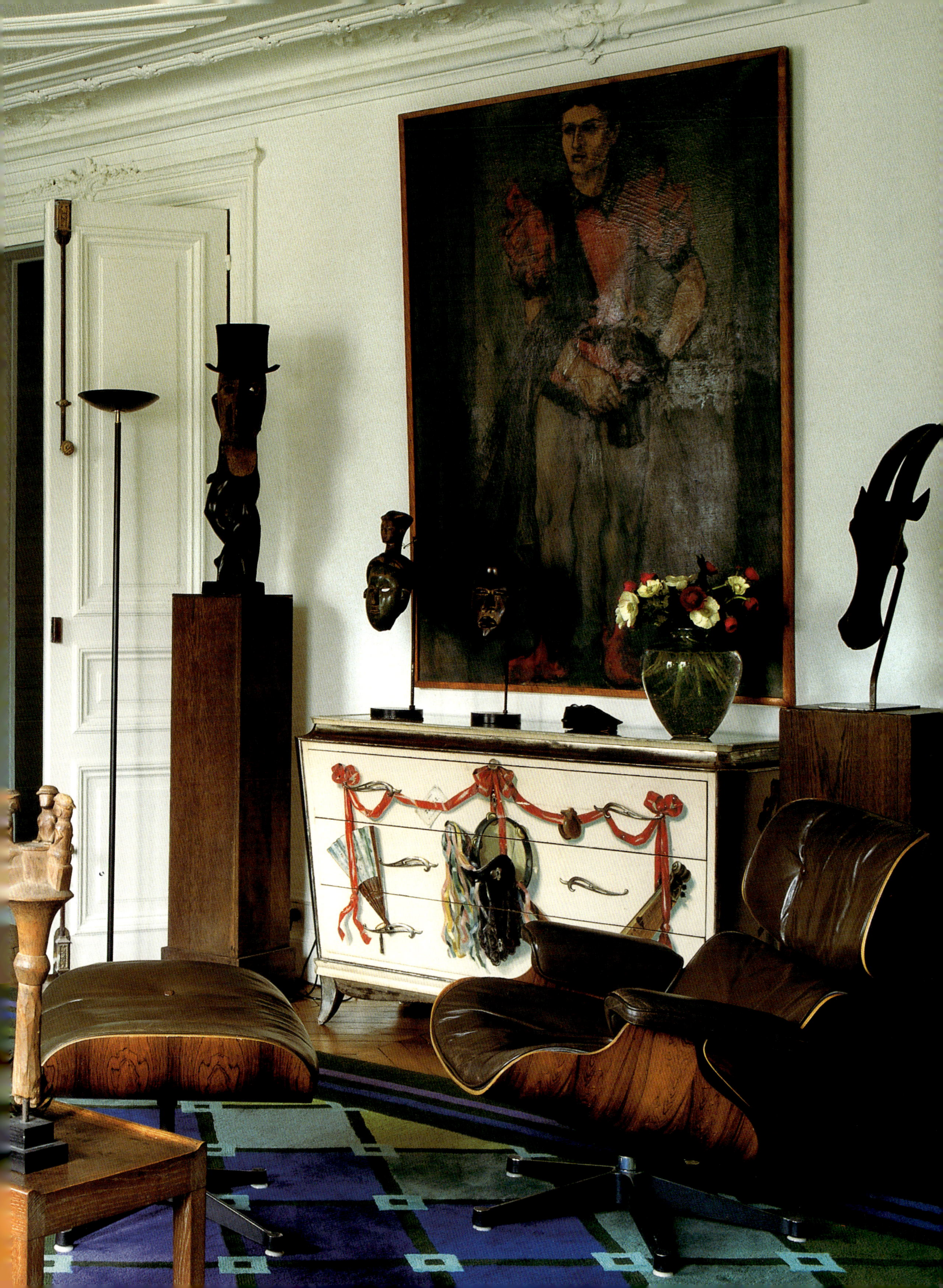

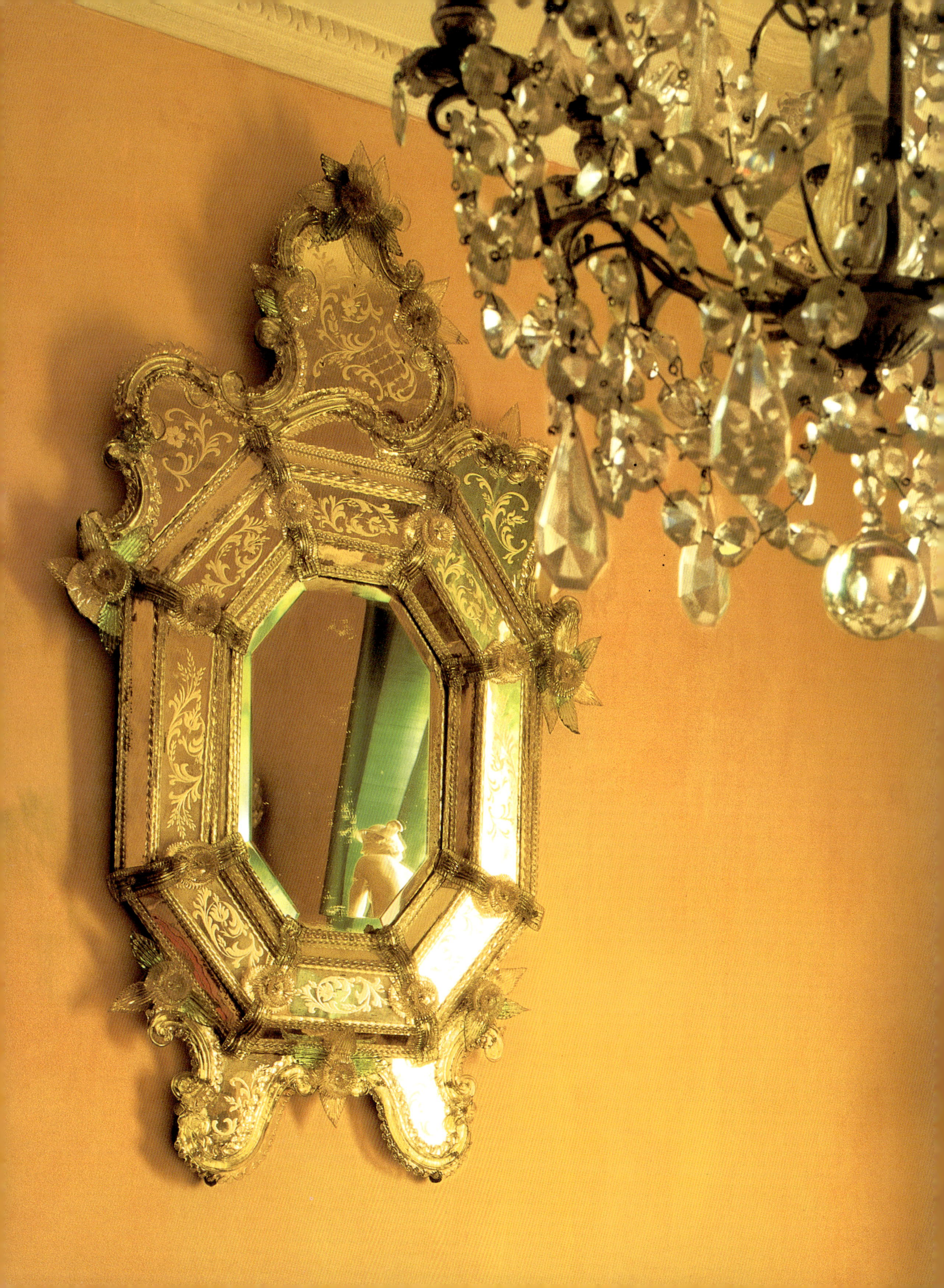

UNERREICHTES

EMPIRE

Das Empire war ein Stil, der im wesentlichen von der Persönlichkeit eines Mannes geprägt war: Napoleon Bonaparte. Als dieses wagemutige, erfolgreiche militärische Wunder, der Stern der Pariser Akademie und der jüngste General, den das Land je hatte, sich kühn zum Kaiser erklärte, übernahm er die Führung über ein Land, das nur noch ein Schatten seiner selbst war.

Frankreich war vom Bürgerkrieg zerrissen, die Aristokratie war vernichtet, und die Handwerkszünfte, einst recht *solidaire,* hatten sich aufgelöst. Napoleon stellte sich die gewaltige Aufgabe, den Staat und die Wirtschaft wieder aufzubauen.

Während seiner kurzen Regierungszeit (zehn Jahre) erlebten Kunst und Kunsthandwerk in Frankreich eine ungewöhnliche Blüte. Er verstand es nicht nur, sich mit den besten Militärberatern zu umgeben, sondern verpflichtete auch die besten Künstler Europas. Napoleon erkannte die wirtschaftliche Bedeutung der dekorativen Kunst für Frankreich. Der Staat unterstützte Werkstätten tatkräftig, förderte technische Innovationen, subventionierte die Ausbildung und war einer der besten Kunden der Kunsthändler. Napoleon reorganisierte die kränkelnde Porzellanfabrik von Sèvres und machte daraus eine *manufacture impériale.* Er förderte die Seidenweber von Lyon und ließ wichtige Häuser, die die Revolution zerstört hatte, in großem Stil renovieren, was Frankreichs begabten Möbelmachern reichlich Arbeit verschaffte. Man könnte sagen, daß er in seinem Eifer die Luxusfirmen gründete, von denen viele heute noch bestehen, zum Beispiel Puiforcat, Christofle, Baccarat und Hermès.

Le Style Empire war also ein Stil, der dem Verlangen der entstehenden Mittelschicht nach Luxus entgegenkam, einem neuen Markt, den die Hersteller von Luxusgütern besonders gut ausbeuten konnten. Das freute Napoleon, weil es die Bourgeoisie ermutigte, dem Kaiser (und seinem Stil) nachzueifern. Der alte Stratege hatte eine Gesellschaft geschaffen, in der es patriotisch war, stilvoll zu sein.

Es war eine erstaunliche Zeit, heroisch und tragisch zugleich. Der Zusammenbruch des Kaiserreichs 1815 beendete ein Kapitel in der Geschichte des Landes. Doch der kaiserliche Stil, seine Proportionen, seine Ordnung und Harmonie, sein Sinn fürs Detail und für Schliff, blieben unvergessen. Sein Einfluß auf das französische Design ist heute noch sichtbar.

Roberto Bergeros Pariser Wohnung ist ein hervorragendes Beispiel dafür. Sie ist ganz in einer neoklassischen Farbe gestrichen, die man »Neapelgelb« nennt (auch Napoleon schätzte sie), und mit Ausnahme eines venezianischen Spiegels im Empirestil möbliert. Seine Vorliebe für das Empire scheint unmittelbar mit seinem Leben in Paris zusammenzuhängen, ähnlich wie bei den Stoelties (Seite 34 – 39). Die Traditionen und die reiche Geschichte der dekorativen Kunst dieser provozierenden Stadt haben wie eine Kultreligion wieder einmal jemanden bekehrt. Bergero übte in vielen Städten viele Berufe aus. Er ist Stilist, Dekorateur, Designer … und Künstler. Bergero, in Argentinien geboren, kam aus Schweden, wo er für Ikea gearbeitet hatte, nach Paris. Auf Fotos seiner vorigen Wohnung – sie wurden häufig veröffentlicht – sind die Spuren seiner Erfahrungen in Schweden noch erkennbar: in den seltsamen, wenngleich stark maskierten Wohnzimmertischen von Ikea.

In seinem neuen Appartement ist er jedoch Napoleons Stil verfallen. Während man seine frühere Wohnung bestenfalls als »farbenprächtig und eklektisch« bezeichnen kann, ist sein neues Zuhause streng neoklassizistisch. Es gibt keine »unruhigen«, mit vielen Farben und Mustern bemalten Stücke mehr; statt dessen finden wir die Disziplin, Harmonie und Ordnung des Neoklassizismus – den Marmor, das Mahagoni, das vergoldete Holz, die Bronzen und die Seide, die prächtigen Betten, die Elemente des Empirestils sind.

»In Frankreich lassen sich die schönen Künste nicht von der Lebenskunst trennen.«

David McFadden

VORIGE SEITE (68)
Ein venezianischer Spiegel zeigt Apollo im Giebelfenster von Roberto Bergeros Wohnung. Sie ist ganz in Neapelgelb gestrichen, das Ende des 18. Jahrhunderts nach der Entdeckung der Ruinen von Pompeji und Herkulaneum recht beliebt war.

GEGENÜBERLIEGENDE SEITE
Unter einem venezianischen Spiegel betonen Directoire- und Louis-XVI-Medaillon-Stühle und ein Empire-Ruhebett Bergeros vornehmes, neoklassisches Interieur. Die Möbel sind so angeordnet, wie es Ende des 18. und Anfang des 19. Jahrhunderts üblich war: Die meisten Stücke standen an der Wand, und die Stühle wurden nach Bedarf umgestellt.

FOLGENDE SEITE (72)
Ein weiteres Empire-Ruhebett, diesmal aus Mahagoni, dominiert eine Seite des großen Salons, flankiert von zwei maßgefertigten Bücher-etagères, *zwei napoleonischen Stühlen und einem Paar schwarzen »Biskuit«-Urnen, die Bergero entworfen hat. Obwohl der Empirestil im wesentlichen Napoleons Geschmack widerspiegelte, war der Trend zum Mahagoni auf die Beliebtheit der englischen Chippendale-Stücke zurückzuführen. Das hätte dem Kaiser gewiß nicht gefallen, der dafür bekannt war, äußerst stolz auf die führende Rolle der französischen Möbelmacher zu sein.*

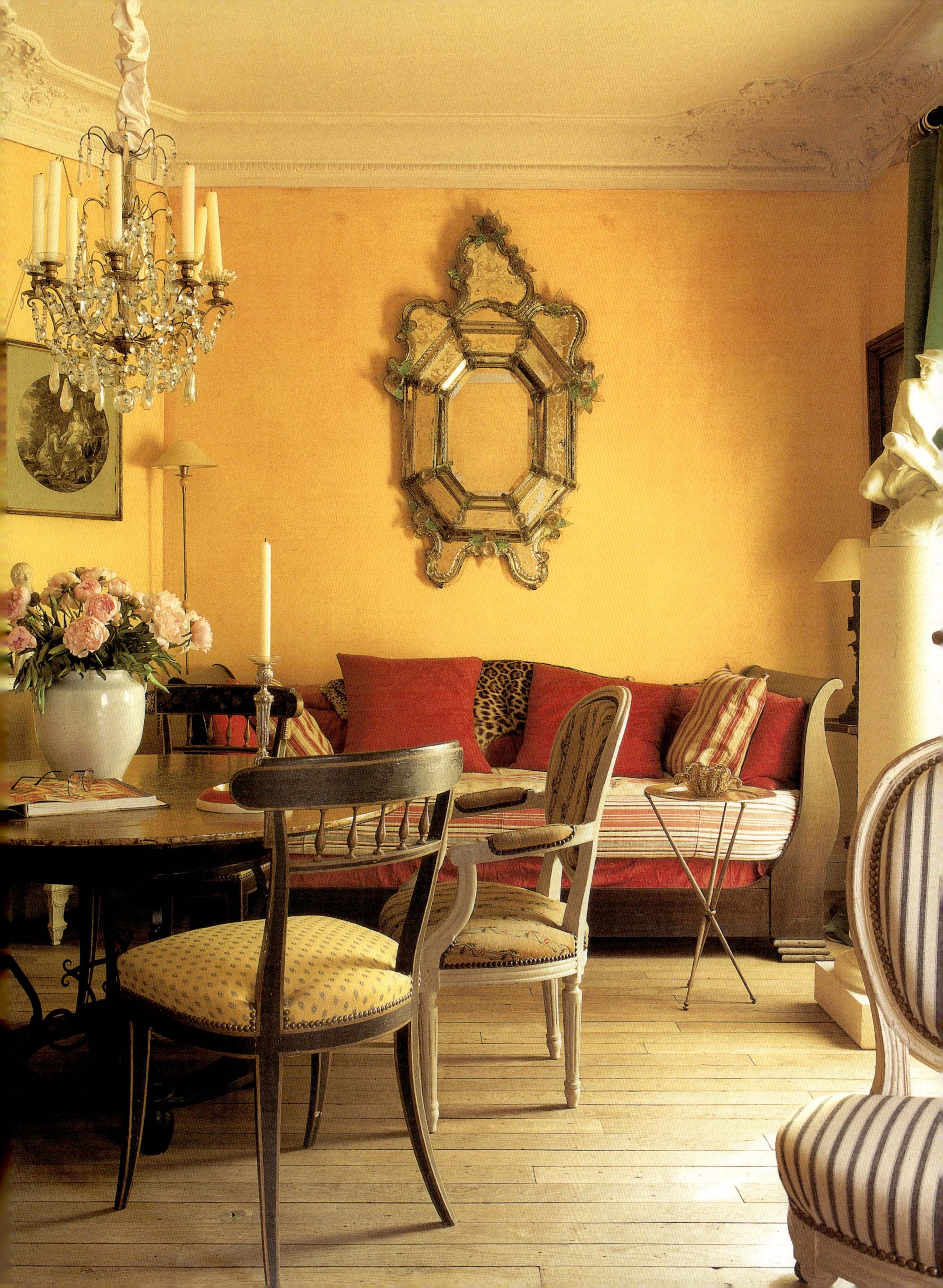

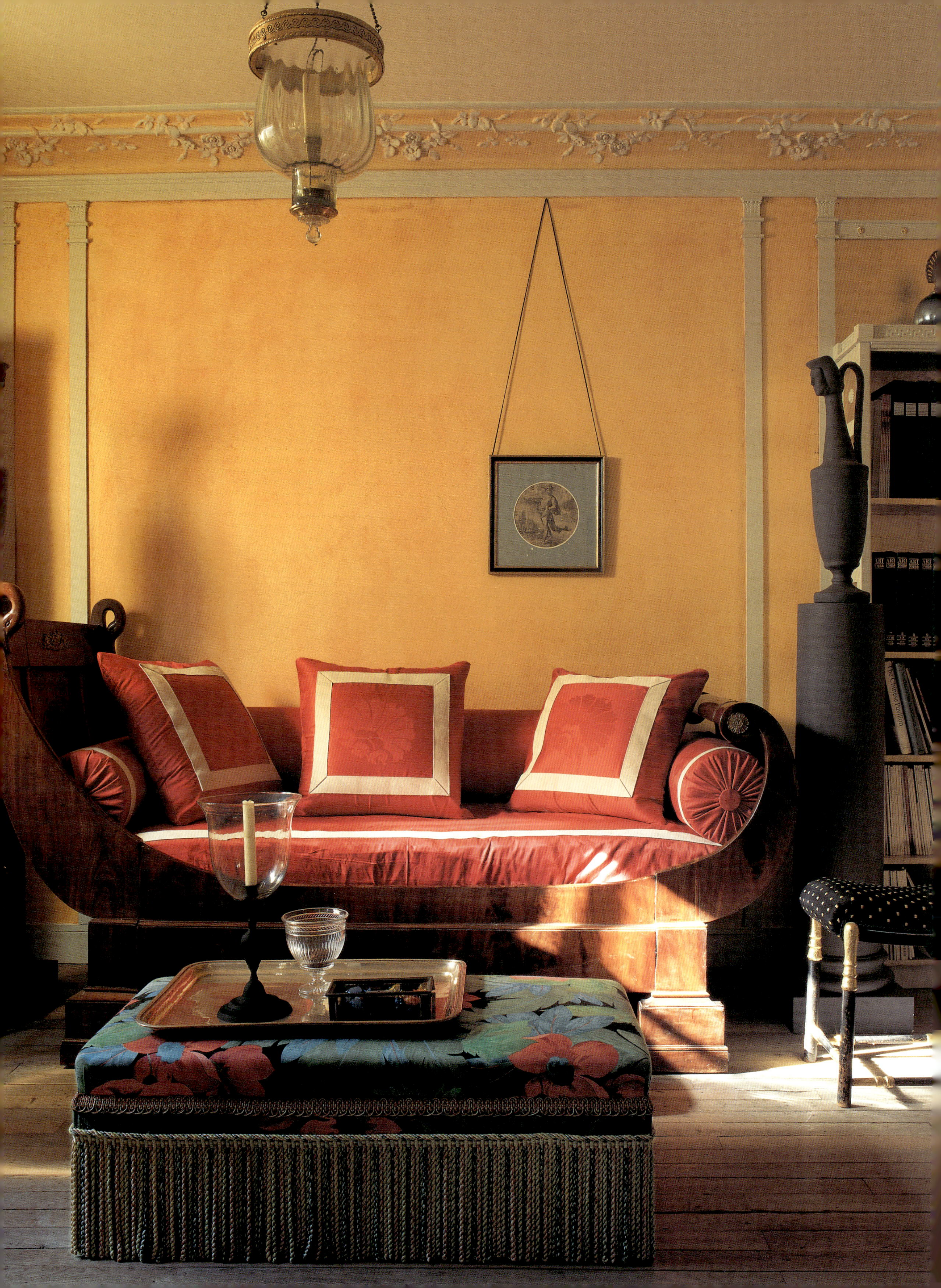

»Der Reiz des Klassischen beruht darauf, daß sein Fundament die Architektur ist. Es vermittelt den Eindruck der Ordnung, und Ordnung ist das, was in den meisten Bereichen des modernen Lebens am dringendsten vonnöten ist.«

Melanie Fleischmann

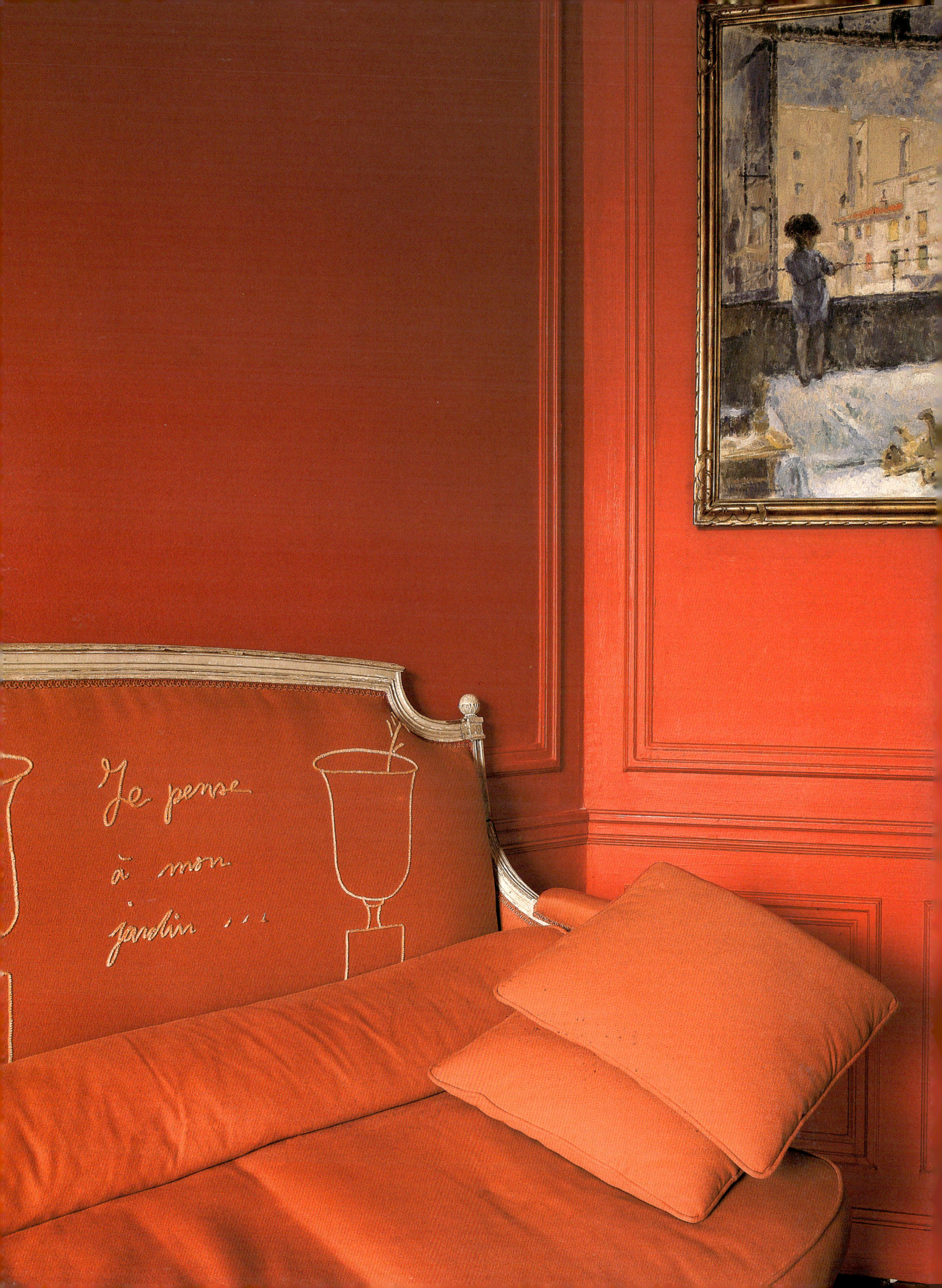
Je pense
à mon
jardin ...

ART

PAUVRE

Wäre doch Ludwig XVI. darauf gekommen! Der Gedanke an *art pauvre* hätte vielleicht mehr als seine Krone gerettet. Damals war es jedoch undenkbar, daß jemand Lust verspüren könnte, etwas zu besitzen, was nicht großartig und *luxe* war – nur schöne, von hochbegabten Künstlern hergestellte *objets* waren begehrt. Erst als Anfang des 20. Jahrhunderts der amerikanische Künstler Man Ray mit seiner (zumindest damals) sonderbaren Vorstellung von Schönheit kam, konnten die Franzosen sich mit der Idee befreunden, daß nicht nur kostbares »Kunsthandwerk« einen ästhetischen oder anderen Wert besitzt.

Man Ray hatte allerdings eines mit den Franzosen gemein: Er war ein »unermüdlicher Stöberer«. Doch damit endet die Ähnlichkeit. Er war glücklich mit einer alten Matratzenfeder, einer leeren Zündholzschachtel oder einer weggeworfenen Schuhsohle. War er ein Gammler oder ein Penner? Wohl kaum. Er war vielmehr ein so begnadeter Künstler, daß er – in seinen Worten – »die Schönheit in alltäglichen Dingen« sah. Er glaubte fest daran, daß die »technischen Fertigkeiten« oft die wahre Schönheit verdeckten – die Menschen ließen sich vom »Brutzeln« blenden, nicht vom »Fleisch«. Gewiß, es war lächerlich, einen Künstler nach seinem »technischen Können« zu beurteilen; aber diese Einstellung beherrschte immer noch die französische dekorative Kunst. Schließlich baute eine ganze Industrie auf dem französischen Kunsthandwerk auf, und darauf wollte niemand kampflos verzichten.

Die Sorge war unbegründet. Man Ray wollte mit seiner Bewunderung für alltägliche *objets trouvés* keine Revolution auslösen, sondern lediglich die Aufmerksamkeit auf die Tatsache lenken, daß Schönheit mehr ist als teures Material und handwerkliches Geschick. Diesen Geist, diese Erkenntnis, daß »arme« Objekte durchaus neben unbezahlbaren stehen können, haben die Franzosen sich zu Herzen genommen und – typisch für sie – einverleibt.

Und in diesem Geist brachte »Lieux«, die Firma Patrick Gruffaz', ihre Kollektion *art pauvre* heraus. Jedes der von Gruffaz und seinem ehemaligen Partner Philippe Renaud entworfenen Stücke strahlt die gleiche schlichte und raffinierte Ironie und den gleichen Esprit aus, die Man Rays *objets* auszeichneten – vor allem die Lampen, aus einfachsten Bestandteilen gemacht: einem umgestülpten Kelch, einem geraden, dünnen Stahlstab, einem winzigen, gegossenen Bronzehasen, einem willkürlich ver-

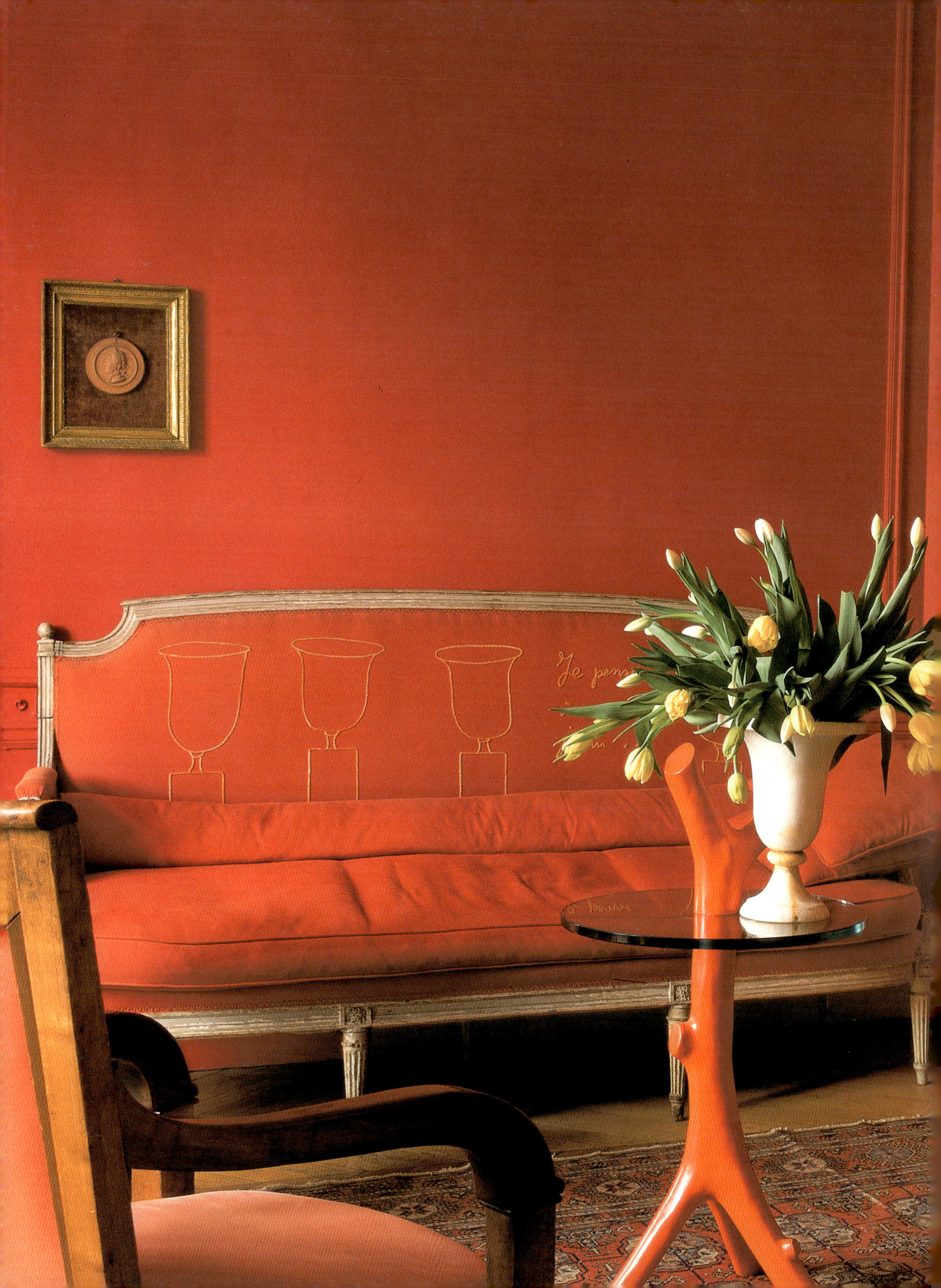

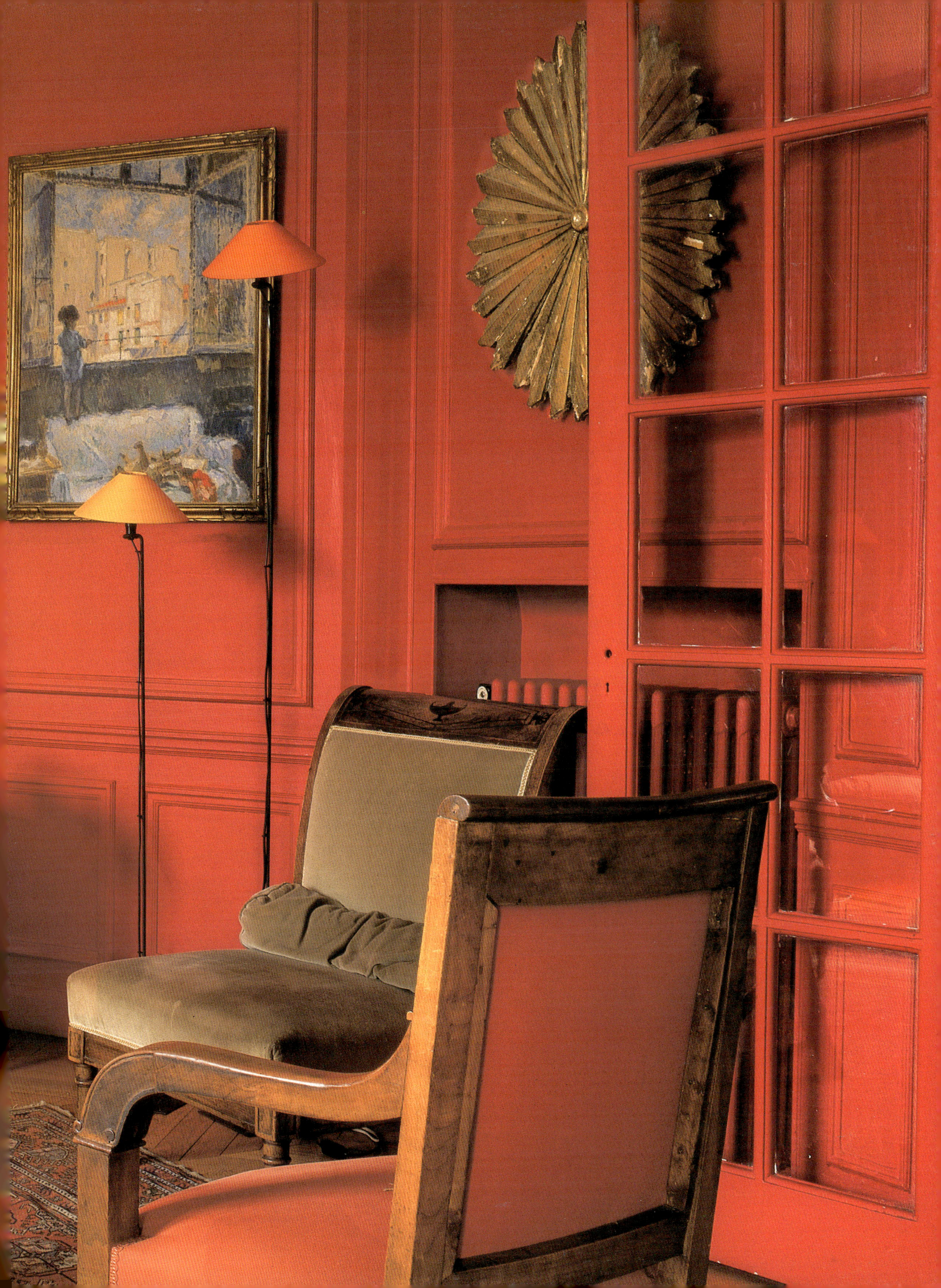

drehten Glühdraht... Wenn man diese Lampen zerlegt, bedeuten sie nichts mehr; aber zusammengesetzt sind sie sichtbare Poesie. Diese Dekoration beruht auf »Ideen und Intellekt«, nicht auf »Schwelgerei«.

Patrick Gruffaz' Pariser Wohnung ist das ideale Schaufenster für die Kollektion von Lieux. Sie ist ganz in einem atemberaubenden roten Farbton gestrichen, und überall stehen die verdrehten, zierlichen Lieux-Lampen mit ihren kleinen Schirmen in hellen Farben und mit *faux* Mustern. Sie sind in gewissem Sinne die Kerzen des 20. Jahrhunderts, das moderne Äquivalent der Kerzenhalter, geschmeidig und bescheiden. In ihnen spiegelt sich ein Trend wider, der heute in Paris ziemlich augenfällig ist und weg von großen Lampen und Schirmen führt. Dank ihrer Unauffälligkeit sind diese Lampen – wie Diego Giacomettis dünne Gipssäulen – in einer Wohnung vielseitiger verwendbar. Man kann sie problemlos auf einen Bücherstapel oder auf einen Stuhl stellen. Förmlichkeit ist out, Flexibilität ist in.

Interessant ist, daß in den meisten für dieses Buch fotografierten Wohnungen Lampen aus dem *art-pauvre*-Programm von Lieux stehen. Vielleicht wird sich ein geschäftstüchtiger Antiquitätenhändler in ein paar Jahrzehnten einen Namen machen, indem er sie »wiederentdeckt«.

VORIGE SEITE (74)
Rot wurde aus zwei Gründen zu einer der »französischsten« Farben: Erstens enthüllte die Entdeckung von Pompeji und Herkulaneum die Liebe der Griechen und Römer zur Farbe. Durch die grand tour *wurde ein Farbton bekannt, der die Phantasie des* Paris mondaine *fesselte. Dieses pompejische oder etruskische Rot wurde zum Synonym für den* goût grec. *Zweitens wurde Chinoiserie durch den Handel mit China und dem Fernen Osten zum letzten Schrei. Für die Chinesen war Rot die Farbe der Zufriedenheit. Beide Faktoren hatten einen starken und nachhaltigen Einfluß auf den französischen Geschmack. Rot war auch die Farbe, die Patrick Gruffaz für sein Pariser Appartement auswählte.*

VORIGE SEITEN (76 – 77)
Gruffaz' schlicht möblierte Wohnung ist ein dezentes Schaufenster für die Designs seiner Firma. Den Tisch aus Korallen und Glas entwarfen Garouste und Bonnetti für Lieux; die Lampen mit ihren kleinen Schirmen und ihrer verspielt-einfachen Konstruktion stammen aus einer Serie namens art pauvre *(»arme Kunst«), die Philippe Renaud entworfen hat. Zur Zeit besteht in Paris ein ausgeprägter Trend zu kleinen, zierlichen Lampen – zweifellos auch dies eine Folge der Begeisterung für das französische 18. Jahrhundert. Kerzenhalter hatten damals immer Schirme, denn das Make-up bestand ganz aus Wachs, und kein Mitglied der* beau monde *hätte das Dahinschmelzen seiner Schminke riskiert.*

GEGENÜBERLIEGENDE SEITE
Eine Tischlandschaft in Gruffaz' Wohnung enthält eines der beliebtesten Designs von Renaud: den »Rosenzweig in einer Amphore«. Diese Lampe ist fast eine Metapher für alle Vorzüge und Merkmale des französischen Geschmacks. Hier hat die Klassik Gestalt angenommen (was könnte klassischer sein als eine Amphore und ein dorniger Rosenzweig?) und huldigt der allgegenwärtigen Liebe zur Antike. Die Eleganz in der Form und im Material spiegelt die französische Freude an edlen Texturen und Formen wider. Außerdem ist die Lampe kühn und geistreich ... klassisch und raffiniert – die höchste Auszeichnung in Paris.

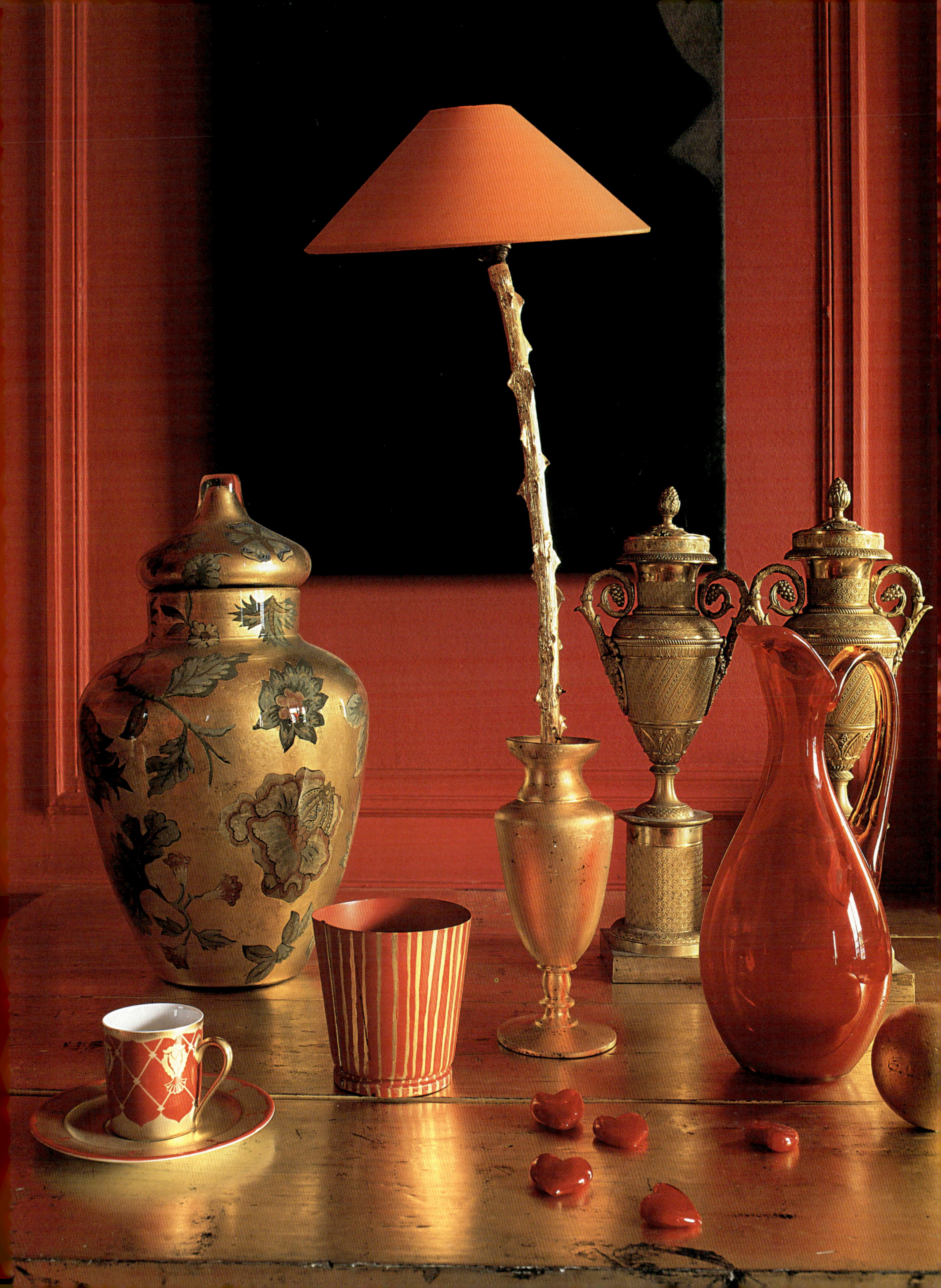

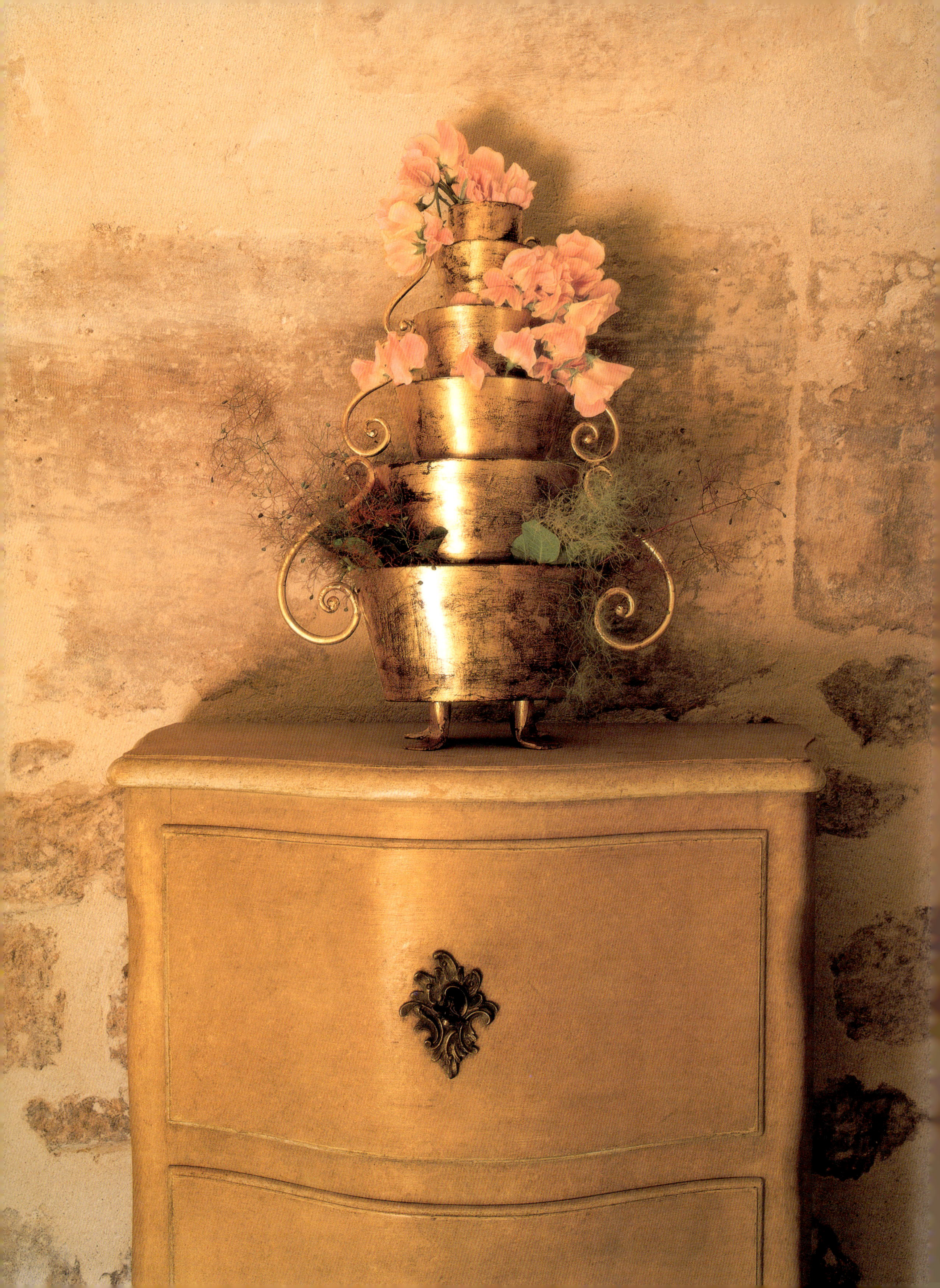

OFFEN

FÜR

ALLES

Die französische Kunst verdankt ihr jahrhundertealtes Ansehen nicht allein der Herstellung schöner Dinge. Wichtiger als alles andere ist wohl die Spannung (ein unerläßlicher Bestandteil der Kunst) zwischen dem Respekt für die Tradition und einer ständigen Neugier auf Innovatives. Das gilt heute noch.

Denise Orsoni, derzeit ein Star in Paris wegen ihres ungewöhnlichen »Stils«, ist ein gutes Beispiel dafür, wie »Geschmack« entsteht. Als einflußreiche Händlerin und Designerin hat sie sich mit ihren Entdeckungen aus den 40er Jahren einen Namen gemacht. Die dekorative Kunst dieses Jahrzehnts ist nie sonderlich beachtet worden, vielleicht weil ein furchtbarer Krieg die halbe Dekade aufgezehrt hat.

Obwohl Frankreich zu den Siegern gehörte, war das Land 1945 vom Krieg ruiniert. Eine Hoffnung war wie immer die führende Rolle des französischen Kunsthandwerks. Es überrascht nicht, daß das Nachkriegs-Design in den 40er Jahren wohltuend kurvenreich, warm, sanft und einfach war. Die »Freiheit der Form« führte zu einem Stil, der im wesentlichen eine Reaktion auf das bewußt Kantige der 30er Jahre war. Eine Vorliebe für organische Formen und natürliche Materialien gab dem Stil den sinnlichen Charakter, der Denise Orsonis Interesse weckte und bald populär wurde.

Orsoni spezialisierte sich zu Beginn ihrer Karriere als Antiquitätenhändlerin auf französische Fayence und erwarb sich mit dem Verkauf von legendären Kreationen von Dieulefit, Bonnefoy und St.-Jean-du-Désert einen guten Ruf als »die« Quelle für exotische Suppenterrinen und monumentale Kuchenteller. Eines Tages, aus heiterem Himmel, hatte sie genug davon – kein Zusammenstellen von Teeservicen, keine Marmeladengläser mehr! Ihre neue Liebe gehörte dem Stil der 40er Jahre: Jean-Michel Franks Weidenkörben, Diego Giacomettis eleganten Gipsabdrücken, den Dekors von André Arbus und den exquisiten Kreationen der venezianischen Legende Mario Fortuny.

Orsoni eröffnete einen neuen Laden in der Nähe des Geschäftes, das sie gerade geschlossen hatte. Alles war neu und frisch, und sie wurde bald zum Liebling der Ästheten. Azzedine Alaïa, Jacques Grange und all die anderen »Koryphäen« des Geschmacks in Paris rühmten ihre Phantasie und kauften ihre »fabelhaften Funde«: Gips, Vergoldungen und Gußeisen, bisher als »schlechter Geschmack« verpönt, waren plötzlich wieder begehrt.

Dann, ohne Vorwarnung, demonstrierte Denise erneut, wie sehr sie Selbstzufriedenheit verachtet. Sie befestigte an der Tür ihres Geschäfts ein Schild mit der Aufschrift *Fermé pour cause de travaux* (Wegen Arbeit geschlossen) – ein hübscher Einfall! Auf dem Höhepunkt ihres Erfolges ging sie in den »Untergrund« … buchstäblich. Sie verlagerte ihr Leben, ihr Heim, ihren Ausstellungsraum und ihr Büro in die großen Katakomben eines fensterlosen Kellers aus dem 17. Jahrhundert neben dem Palais Royal. Wo einst Ratten durch die Küchen eines Restaurants gehuscht waren, befand sich nun die Kollektion einer Frau, die zu den cleversten Trendsettern von Paris gehörte. Ungeachtet der Zweifel selbst ihrer treusten Anhänger setzte sie den Umbau der Katakombe fort. Durch ein Rohr leitete man »frische« Pariser Luft ins Innere; Kerzen ersetzten das Tageslicht; Nischen wurden in gemütliche Schlafgemächer umgewandelt; üppiger Samt verhüllte die Röhren, die an den meisten Kellerdecken entlangliefen. Bei Raubzügen auf Flohmärkten am frühen Morgen entdeckte sie *toile de Jouy* aus dem 19. Jahrhundert, Samt von Fortuny, um 1900 gefertigte Hutständer, aus denen man Lampen gemacht hatte, Möbel mit einfachen, kraftvollen Linien, entworfen vom Art-Déco-Architekten Francis Jourdain, und einen Tisch aus dem Jahre 1900 mit der Imitation eines syrischen Mosaiks aus dem 3. Jahrhundert. Und mit typisch pariserischer Neugier ließ sie von einem jungen Deutschen namens Toby Schumann Schränke anfertigen.

Mit ihren geschickten Händen schuf Denise Orsoni aus all diesen phantastischen Funden eine »Wunder-Unterwelt«. Der zutiefst französischen Auffassung von »Spannung« und dem Bestreben, sich ständig auf der Grenze zwischen Experiment und Modefimmel zu bewegen, verdankt diese Stadt ihr einzigartiges Stilgefühl.

VORIGE SEITE (80)
Dieses Arrangement von sechs Meßgefäßen aus dem 19. Jahrhundert ist typisch für die individuelle Note, die Orsoni in das Pariser Design eingebracht hat. Dabei stützt sie sich auf die plastische Einfachheit der Gipsabdrücke Giacomettis und das strukturelle Talent Jean-Michel Franks. Ebenso einzigartig ist das Kellergewölbe, das ihr als Ausstellungsraum und Wohnung dient. Es liegt in der Nähe des Palais Royal im Zentrum von Paris und war einst die Küche eines In-Restaurants.

GEGENÜBERLIEGENDE SEITE
Gäste werden in einem zeltartigen Speiseraum bewirtet. Die Stoffe aus den 40er Jahren fand Orsoni auf dem Flohmarkt. Die Stühle sind mit Fortuny-Stoffen (um 1940) bezogen, in den Tisch ist die Nachbildung eines Mosaiks eingelegt, dessen Original sich in einer syrischen Villa aus dem 3. Jahrhundert befand. Auf der italienischen Kredenz aus dem 19. Jahrhundert stehen eine Terrine von Dieulefit und Kerzenhalter, die einst Hutständer waren. Zeltähnliche Eßzimmer wurden Mode, als Napoleon in Ägypten und Italien kämpfte. Die Menschen waren ergriffen von der romantischen Vorstellung, daß ihr heldenhafter General Krieg führte und in einem Zelt lebte, und bald war kein wichtiges Haus in Paris ohne »Zelt«.

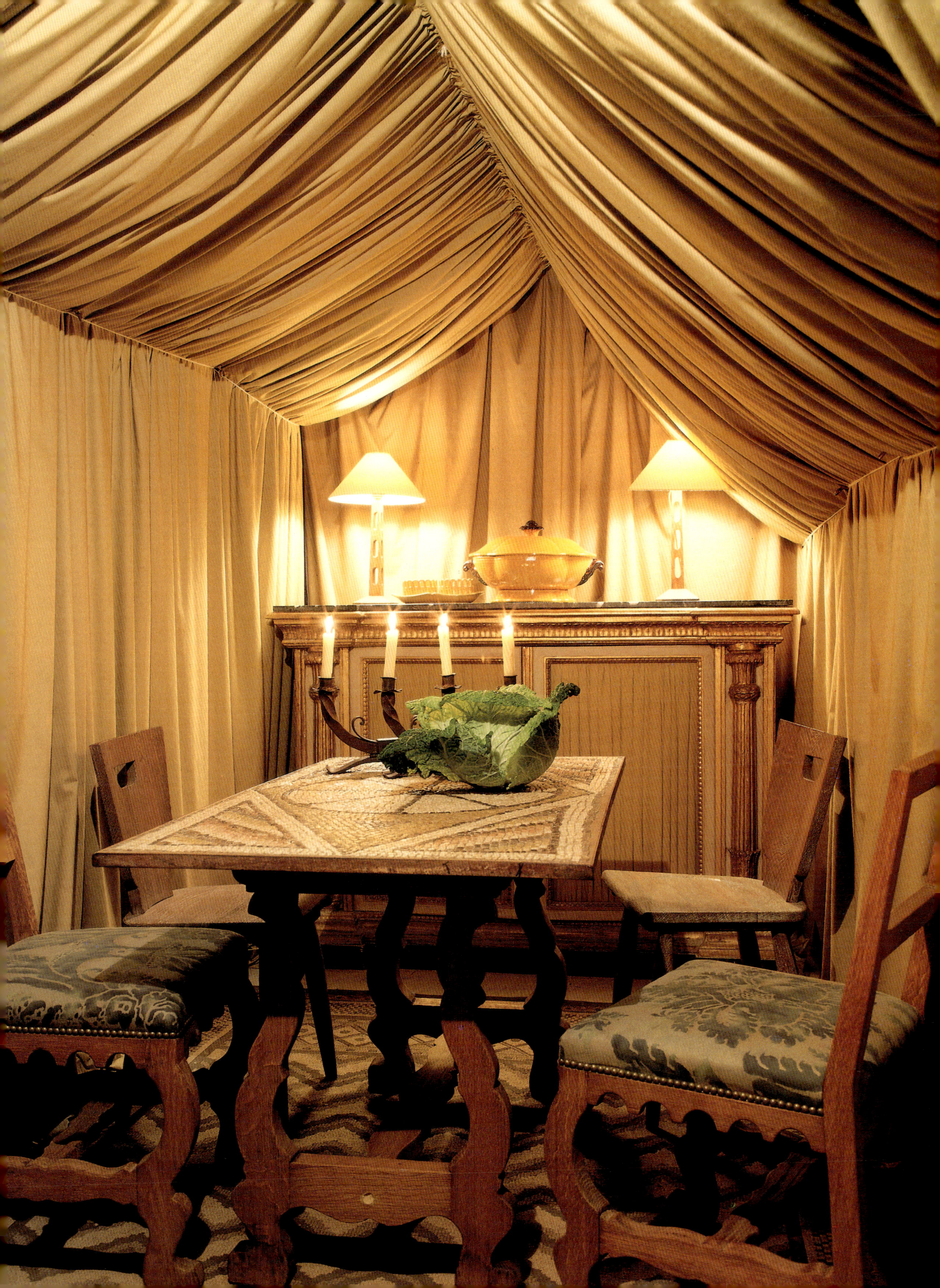

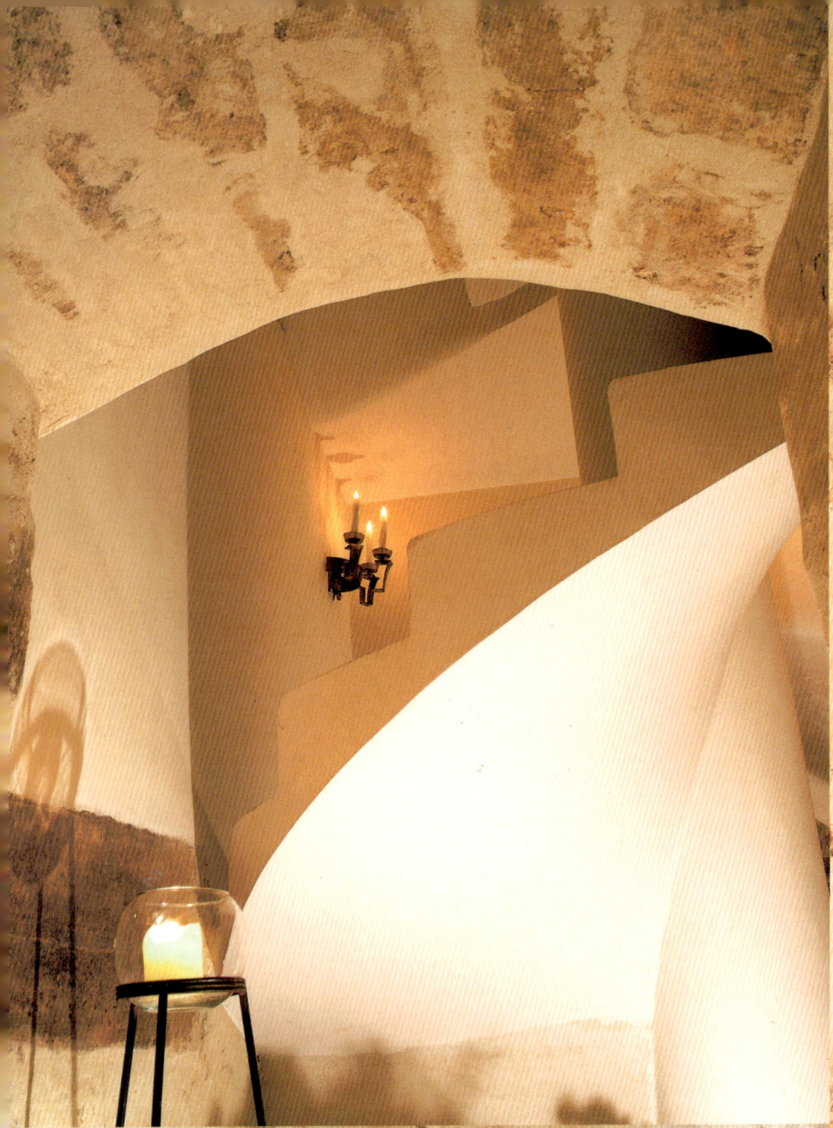
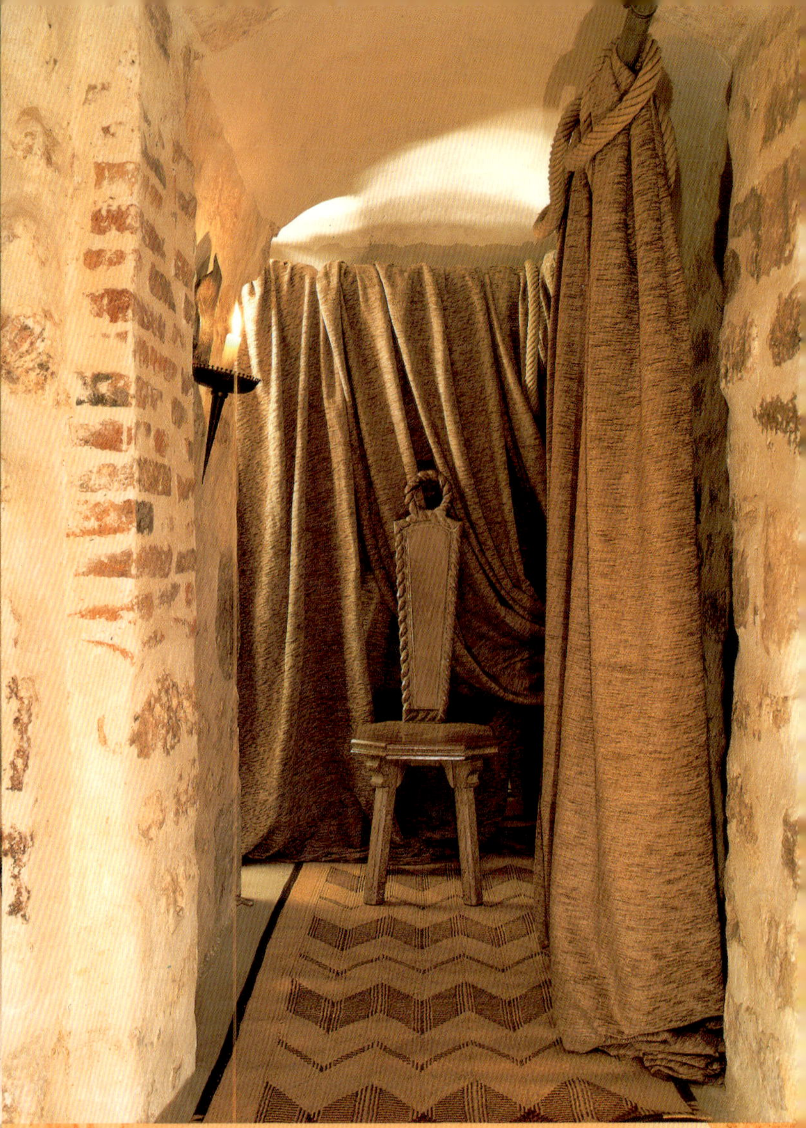
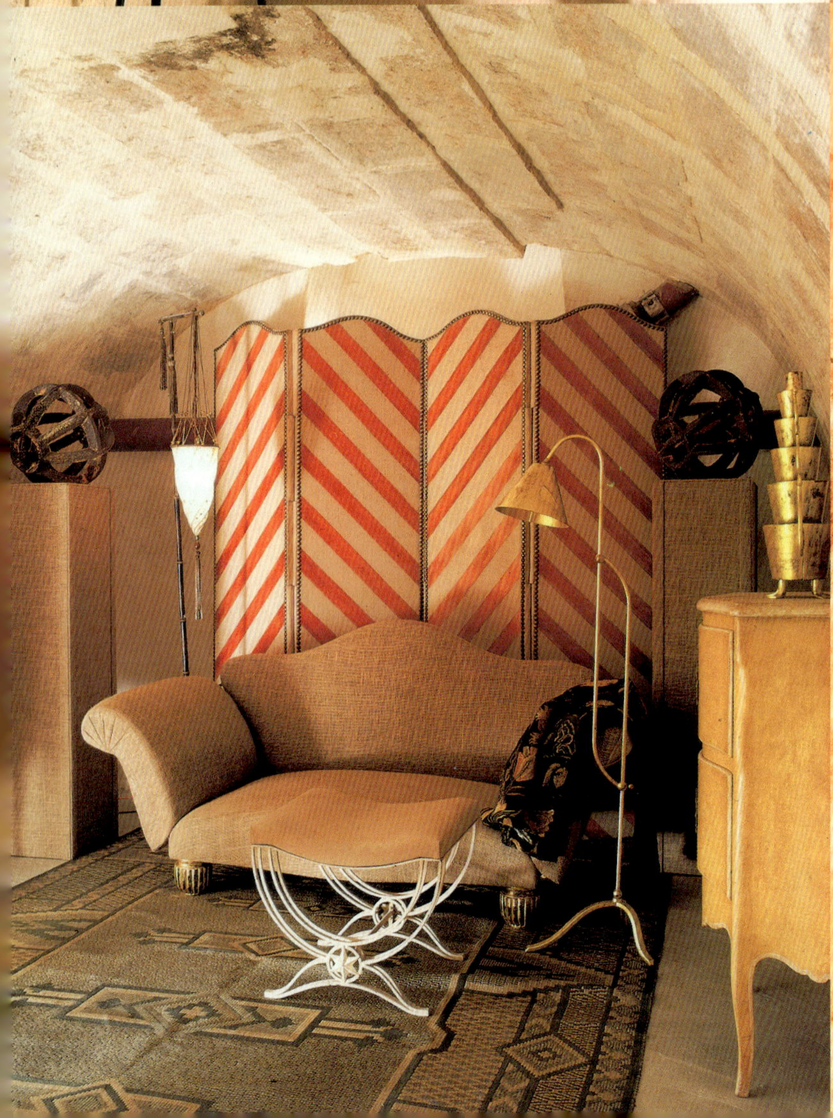
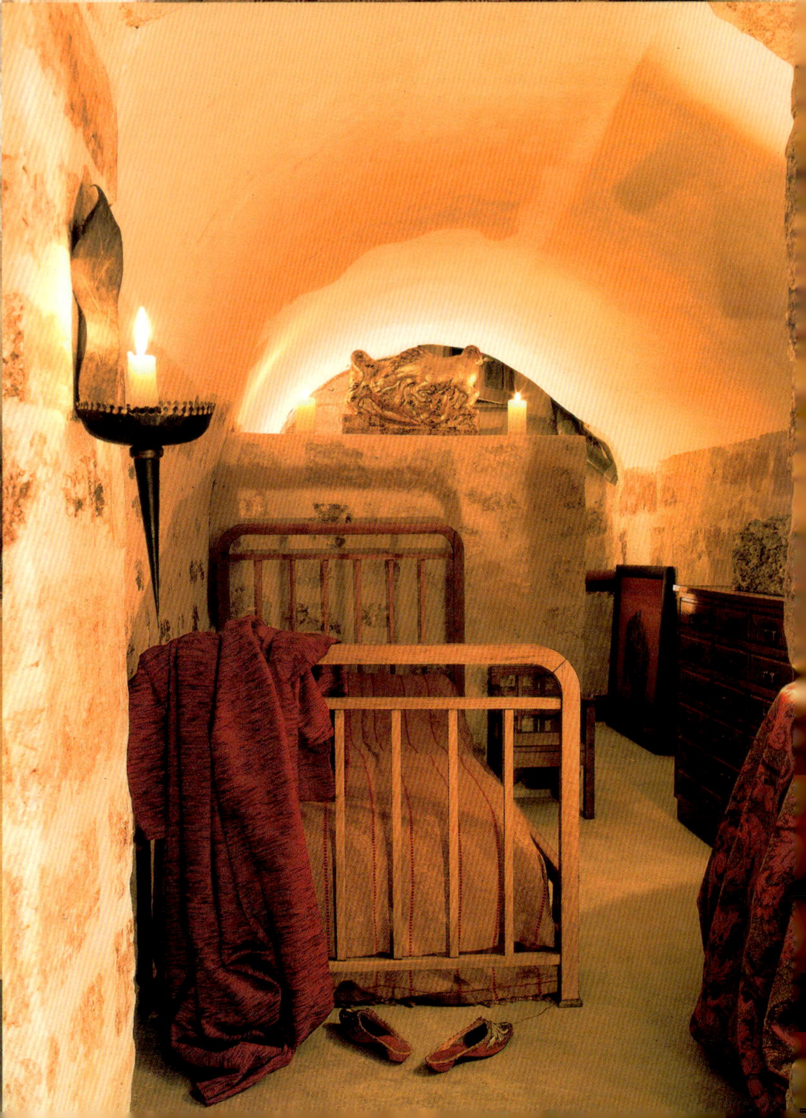

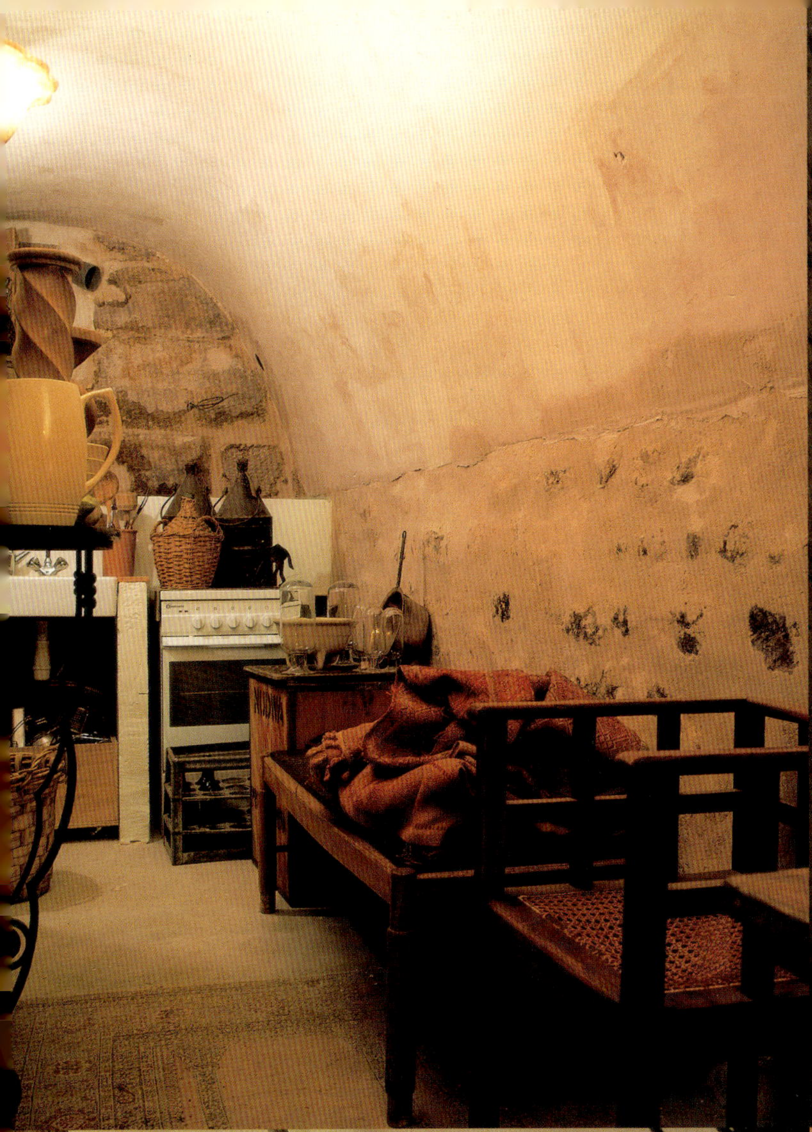
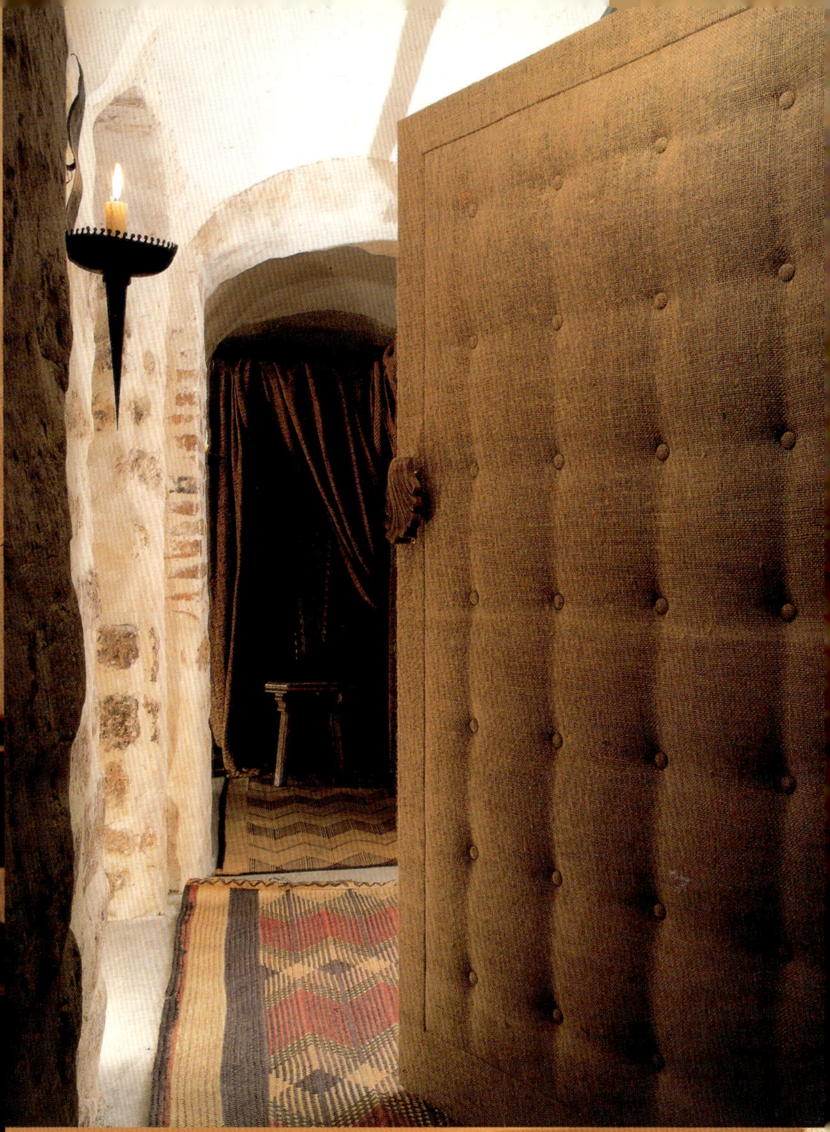
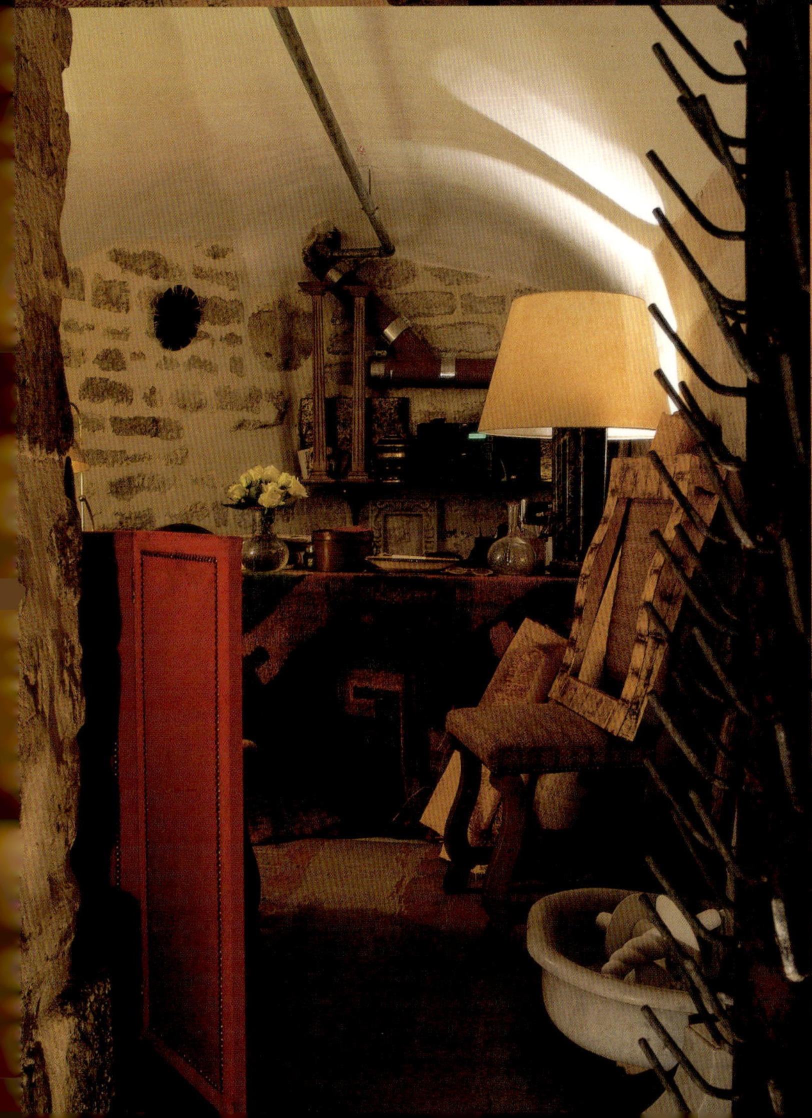
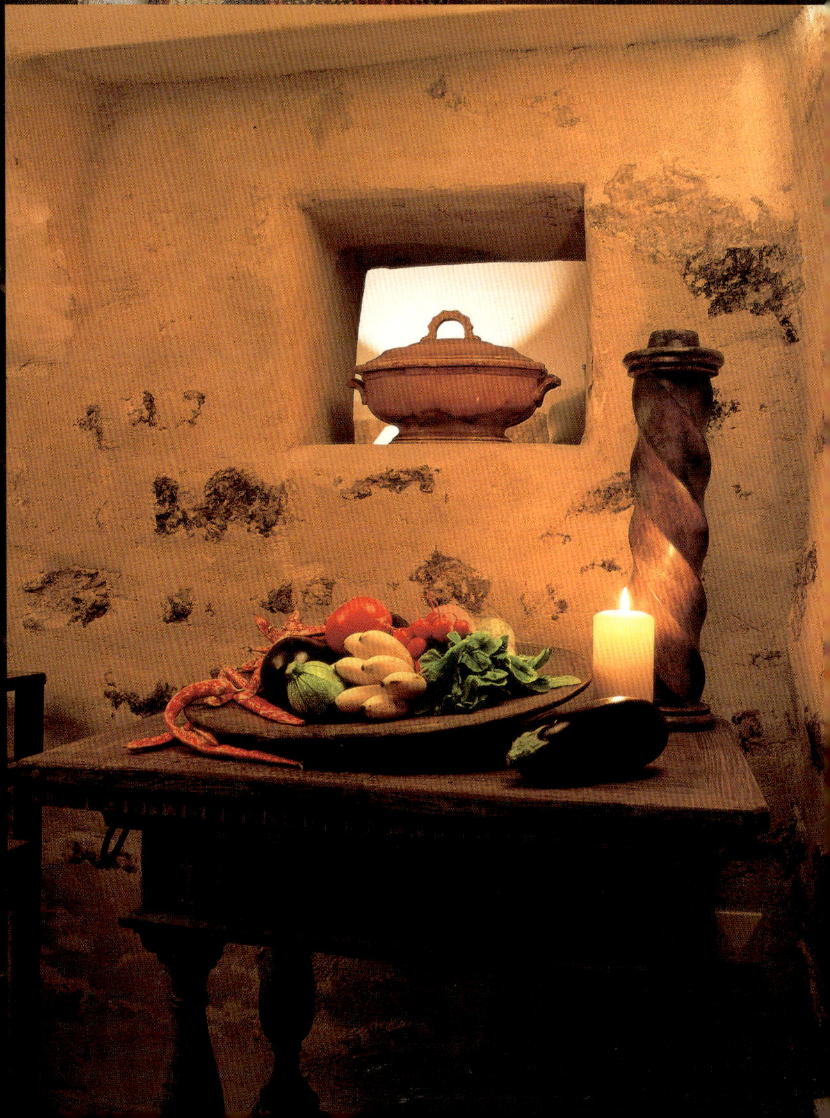

1	2	3	4
5	6	7	8

FOTOS AUF DEN SEITEN 84 UND 85

1

Eine Wendeltreppe, die vom Restaurant in die unterirdische Küche führte, erlaubt heute einen theatralischen Abstieg in Denise Orsonis Kellergewölbe, in dem sie ausstellt und wohnt.

2

Französischer Samt aus den 40er Jahren verhüllt die unansehnlichen Röhren an der Decke, und ein Stuhl aus Eiche – Pseudo-Renaissance vom Flohmarkt – steht auf einem afrikanisch anmutenden Teppich (ebenfalls aus den 40ern).

3

Leuchter aus Gußeisen, echte indische Teekisten, übergroße Fayence-Stücke wie der massive Wasserkrug und mit Stoffen aus den 40er Jahren geschmückte Möbel sind typisch für Denise Orsonis Stil, selbst in der Küche.

4

Die massive Eingangstür, mit Orsonis typischer Jute gepolstert, erinnert an die Vorliebe des Designers Jean-Michel Frank für luxuriöse, griffige Naturfasern.

5

Ein für Orsoni reproduziertes 30er-Jahre-Sofa, mit Jute bezogen und mit vergoldeten Füßen, wird von zwei Metallkugeln (einst Marinebojen) auf Sockeln flankiert. Die Stehlampe stammt von Fortuny.

6

Gewölbte Nischen neben dem Hauptkeller eigneten sich gut als Schlafzimmer. Das Holzbett aus den späten 40er Jahren entwarf Francis Jourdain, das plastische Relief auf der Trennwand ist von Terzieff, und die Ladeneinrichtung dient als Aufbewahrungsort.

7

Denises Kellergewölbe hat Platz für einen Salon, zwei Schlafzimmer, ein Eßzimmer und ein Büro. Eine Terrakotta-Wandlampe und ein typisch pariserischer Flaschenständer aus Eisen sind wie so vieles hier Flohmarktfunde aus den 40ern.

8

Bevor sie eine Vorliebe für das französische Design der 40er Jahre entwickelte, war Denise Orsoni begeistert von französischer Fayence. Sie nutzt jede Nische und jeden Winkel – zum Beispiel diese alte Öffnung für Warenlieferungen –, um einige ihrer Stücke auszustellen.

RECHTE SEITE

Ein Marmortrog, einer von vielen, die Denise gefunden hat, ruht auf zwei Steinsäulen und dient als Blumentrog. Beleuchtet wird er mittels eines Gipsabdrucks aus den 40er Jahren. Ein unerwarteter Anblick in einem Gewölbe ohne Tageslicht.

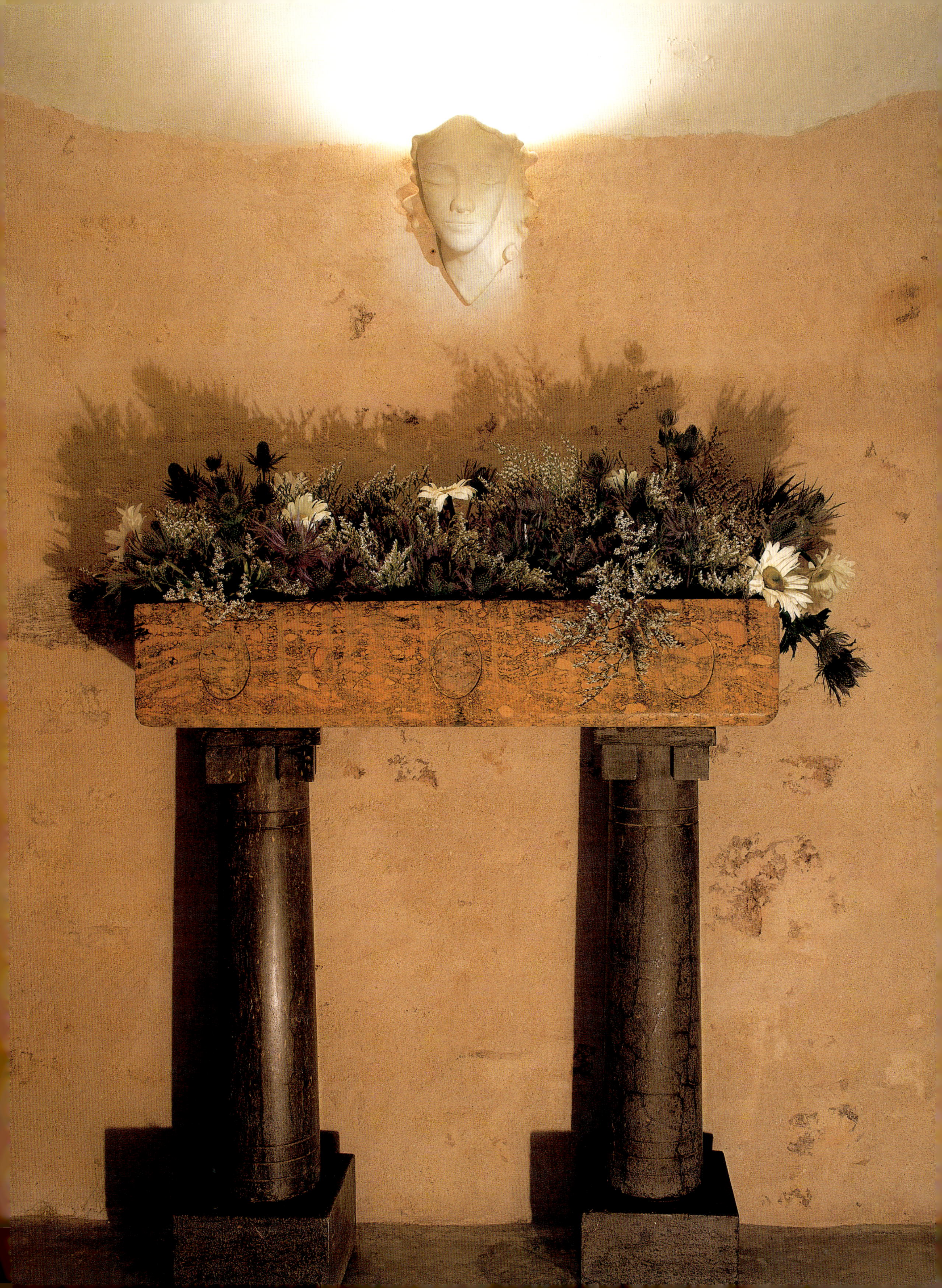

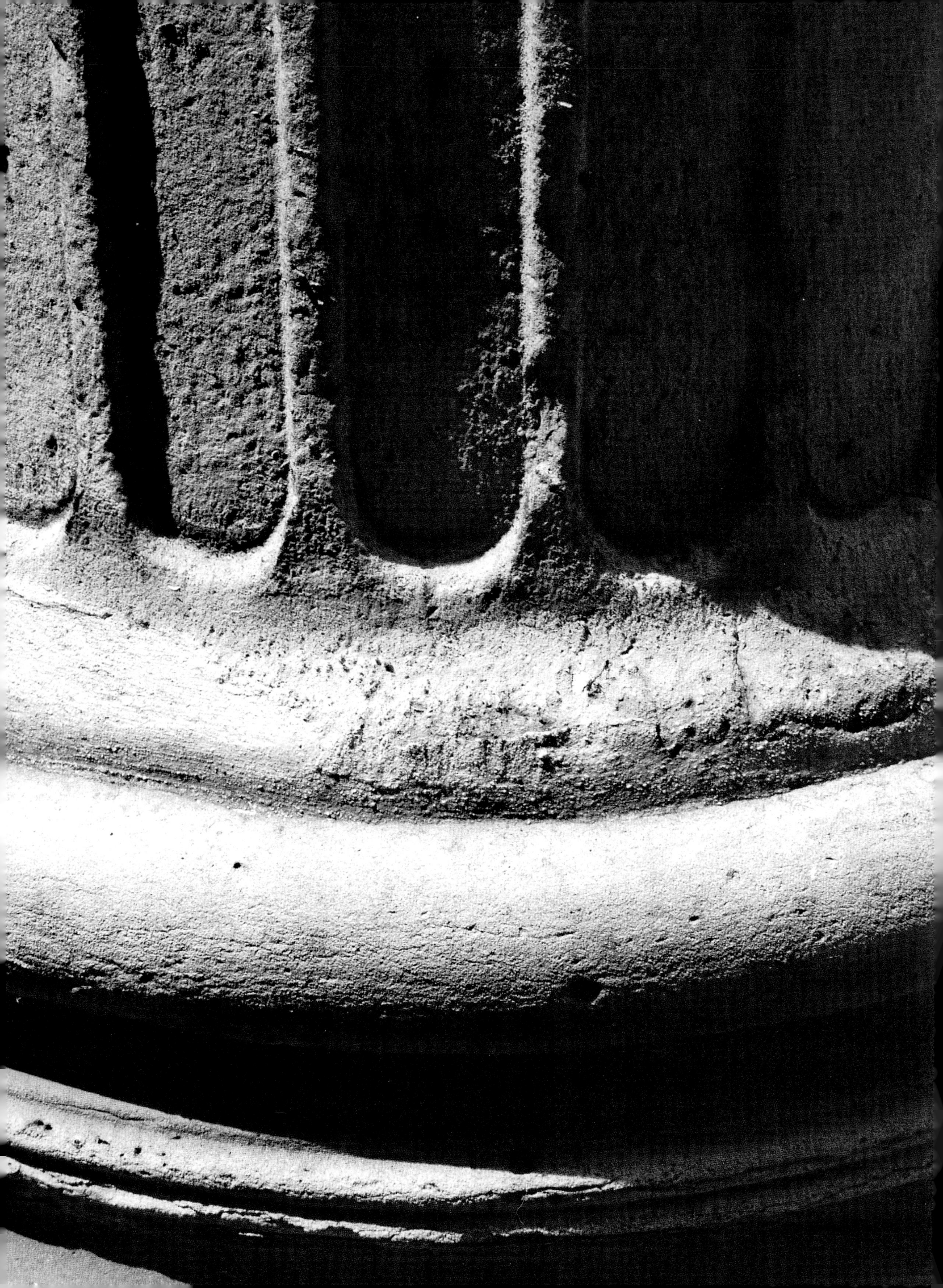

2

URSPRÜNGE

Keiner von uns lebt in einem Vakuum. Alles an uns – wo wir leben und wie wir leben – ist mit dem Leben unserer Vorfahren verknüpft. Wir sind durch bestimmte Formen, Muster, Rhythmen und Gestalten mit unseren Ahnen verbunden, und wir leben in einer Gesellschaft, die permanent den Balanceakt zwischen Rückwärtsgewandtsein und Vorwärtsstreben vollführt. Wir können der Geschichte und der Tradition nicht entkommen.

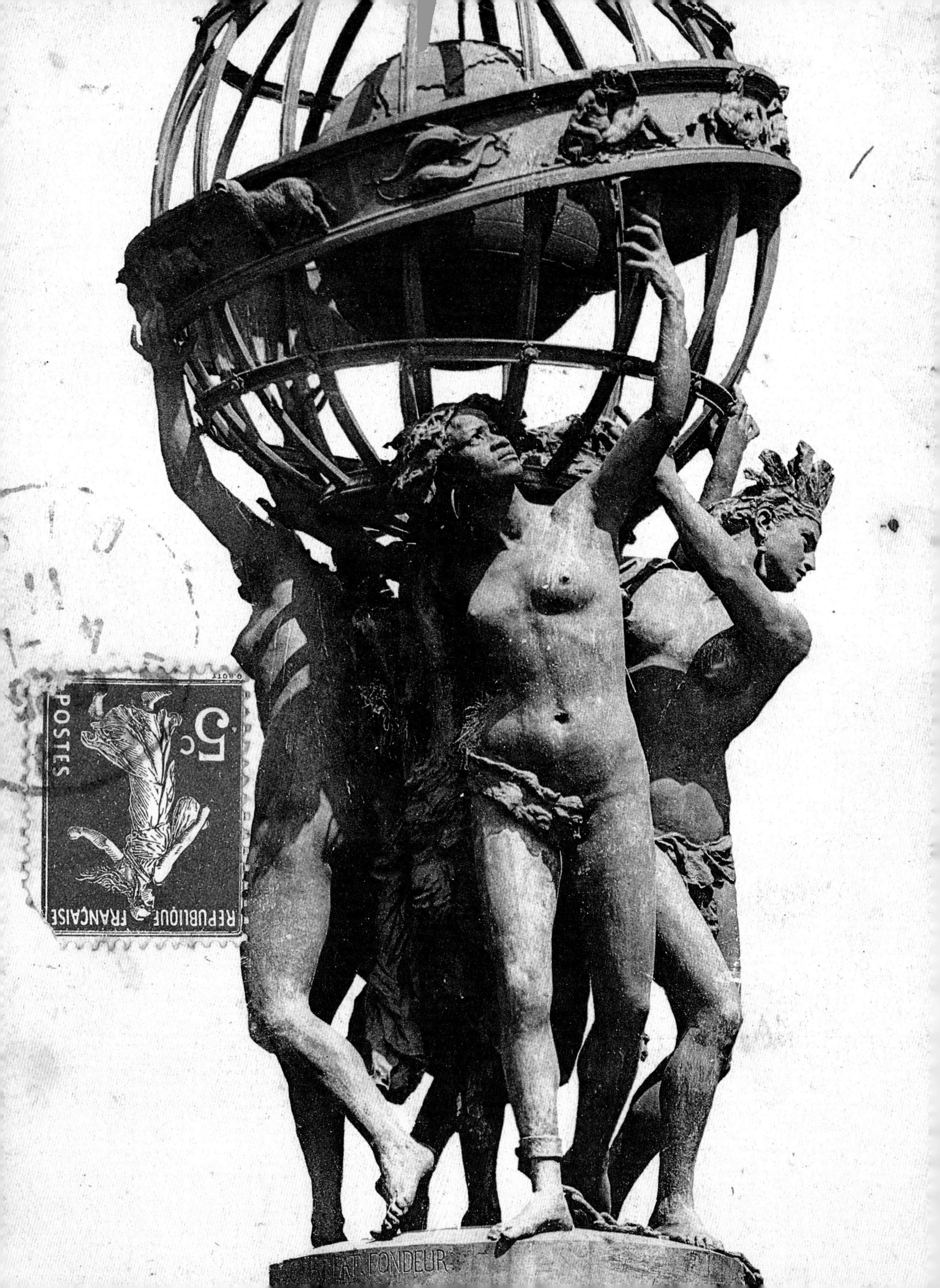
POSTES
REPUBLIQUE FRANCAISE
FONDEUR

STADT DER TROPHÄEN MONUMENTE UND STATUEN

Als Napoleon noch General war, sagte er angeblich: »Wäre ich der Herrscher von Frankreich, würde ich Paris nicht nur zur schönsten Stadt machen wollen, welche die Welt je gesehen hat, sondern zur schönsten Stadt aller Zeiten.«

Eine noble Vorstellung, wenn auch keine sehr originelle. Herrscher haben Paris immer als Schaufenster für ihre Ambitionen benutzt, als Testament ihres Geschmacks. Sie häuften eine exquisite Sammlung architektonischer *souvenirs* an, Perlen für das Auge, die den Rang der Stadt als kulturelle Hauptstadt der Welt bekräftigen.

Nach dem Fall des römischen Reiches ließ die Kirche die ersten Bauten von bleibendem Wert errichten. Die erste war natürlich – seit 1160 – Notre-Dame, eine der eindrucksvollsten Kathedralen der Welt. Doch der eiserne Griff der Kirche in die Geldbörse und das Gewissen des Herrschers wurde schwächer, und die »Architektur zur Ehre Gottes« wich der »Architektur zur Ehre des Staates«. Franz I. war der erste König, welcher der Stadt seinen Stempel aufdrückte, ohne prächtige Kirchen zu bauen. Statt dessen errichtete er die Tuilerien für Catherine de Medici, baute den Louvre um und verwandelte Fontainbleau in einen üppigen Renaissancepalast.

Doch erst mit Heinrich IV. erhielt Paris einen »Planer«, der die Hauptstadt bewußt verschönern wollte. Er baute den Pont Neuf, brachte Straßenzüge in Ordnung und legte die Place des Vosges an. Damit begründete er die Tradition grandioser öffentlicher Bauten, die bis heute anhält.

Der größte Baumeister in dieser Tradition war Ludwig XIV. Die Place Vendôme, die Place des Victoires, die Boulevards von der Madeleine zur Bastille, die Cour Carré des Louvre, das Hôtel des Invalides, das Observatoire und nicht zu vergessen sein riesiger Palast in Versailles waren nur einige der Werke, die zu seinem Ruhm errichtet wurden. Doch weder er noch Ludwig XV. und Ludwig XVI. kümmerten sich sonderlich um die Lebensbedingungen in der Hauptstadt. Das Zentrum von Paris blieb ein überfülltes, schmutziges Gewirr von mittelalterlichen Gassen und Mietskasernen, in denen immer wieder Seuchen wüteten. Kein Wunder, daß es zur Revolution kam.

Nach einer Periode grausamen Blutvergießens kehrten unter Napoleon Friede und Wohlstand in die Hauptstadt zurück. Auch er hatte seinen Anteil an der pompösen

Architektur; aber der Arc de Triomphe, die Rue de Rivoli, die Rue de la Paix und eine Erweiterung des Louvre waren unbedeutend im Vergleich zu dem, was er plante. Als faszinierendes Vermächtnis seines Egos beherbergt das Musée d'Orsay eine gewaltige Sammlung seiner *maquettes*, das sind Gipsmodelle aller Bauwerke, die er errichten wollte. Er wollte mindestens eine Statue für jeden seiner kleineren militärischen Siege haben und etwas Bedeutenderes, etwa einen Springbrunnen oder einen Bogen, für seine großen Schlachten. Als autoritärer, sehr begabter Bürokrat pflegte er die Entwürfe im voraus in Auftrag zu geben. Aber die Siege kamen nie.

Nach einer weiteren Periode des politischen Aufruhrs in Frankreich kam Napoleon III. an die Macht. Zusammen mit seinem Architekten Baron Haussmann wagte er sich daran, die Stadt völlig umzugestalten. Haussmann war von großen Visionen beflügelt. Er trieb breite, neue Straßen, insgesamt 85 Meilen lang, durch das verstopfte, mittelalterliche Zentrum, verband auf diese Weise die inneren und äußeren Boulevards und legte Zugangsstraßen zu den vier Ecken der Stadt an. Die Gebäude mit ihren sechs oder sieben Stockwerken und einheitlichen Steinfassaden – das Kennzeichen der heutigen Pariser Architektur – spiegeln zum großen Teil seinen Geschmack wider. Haussmanns Planung war so gut, daß der Bau seiner Straßen noch lange nach seinem Tod fortgesetzt wurde, bis ins 20. Jahrhundert hinein. Vorher fügte Paris seiner Sammlung architektonischer Trophäen ein weiteres *objet d'art* hinzu: Gustave Eiffels Turm.

Heute aber muß die Stadt selbst das größte Kunstwerk sein. Die Politiker errichten immer noch Bauwerke, um die Macht und den Glanz Frankreichs zu verkünden, und getreu der großen Tradition, die französische Staatsmänner begründeten, trug der verstorbene François Mitterrand zum Vermächtnis des Louvre bei, indem er die Glaspyramide von I. M. Pei hinzufügte.

Wie Napoleon sagte: »Männer sind nur so groß wie die Monumente, die sie hinterlassen.«

VORIGE SEITE (90)
Die Fontaine Carpeaux ist von der Klassik inspiriert und eine Allegorie der französischen Kolonialzeit. Sie wurde zu Ehren von Marco Polos Entdeckungen erbaut und ist hier auf einer Postkarte aus dem frühen 20. Jahrhundert abgebildet (damals klebte man die Marke auf die Vorderseite). Der Brunnen liegt in den Jardins de Luxembourg, dem wichtigsten Tummelplatz und Park am linken Seineufer. Die Gärten baute Marie de Medici, die Witwe Heinrichs IV., zur Erinnerung an den Palazzo Pitti und den Giardino di Boboli in ihrer Geburtsstadt Florenz. Zusammen mit dem Palais du Luxembourg wurden sie Anfang des 17. Jahrhunderts gebaut. Heute beherbergt das Palais den Senat.

GEGENÜBERLIEGENDE SEITE
Der Eiffelturm, ein Entwurf von Gustave Eiffel, wurde als Ausstellungsbeitrag für die Weltausstellung 1899 gebaut und war damals das höchste Bauwerk der Welt. Trotz seiner 7000 Tonnen Stahl und seiner Höhe von 300 Metern waren die meisten Pariser nicht beeindruckt. »Soll Paris mit den grotesken Ideen eines geschäftstüchtigen Maschinenbauers in Verbindung gebracht werden?« fragten sie. Es war weder das erste- noch das letztemal, daß die Stadt widerwillig ein Denkmal duldete, auf das später die ganze Nation stolz sein sollte.

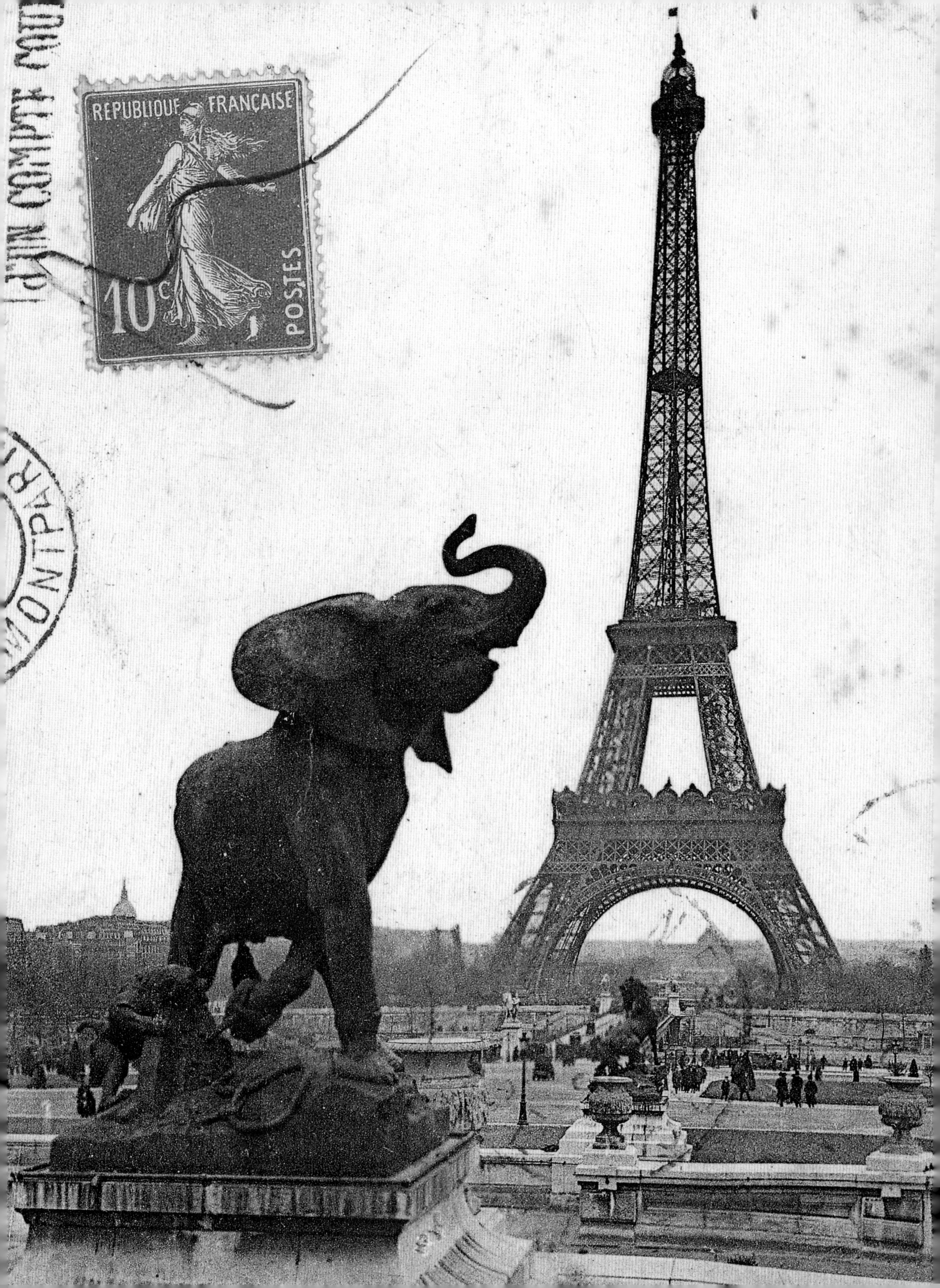
REPUBLIQUE FRANÇAISE
10c
POSTES

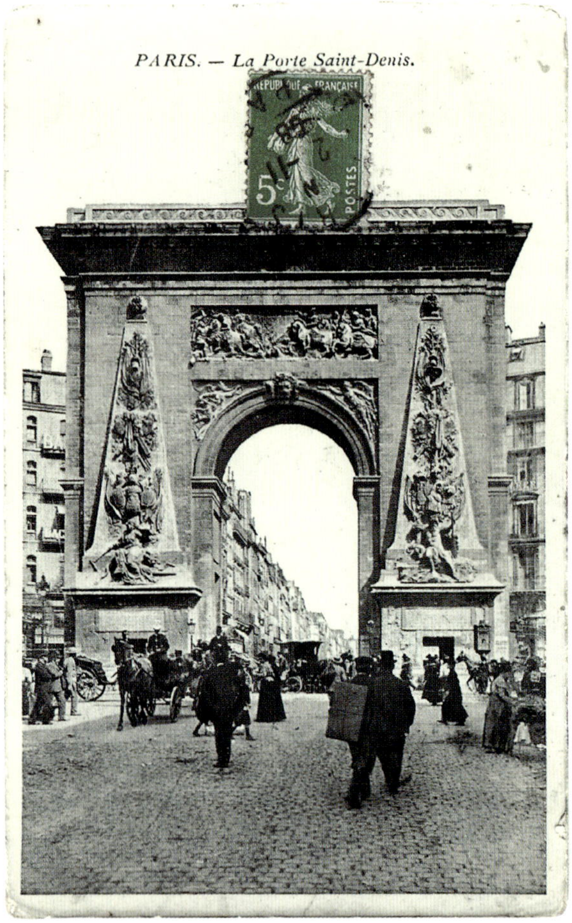
PARIS. — La Porte Saint-Denis.

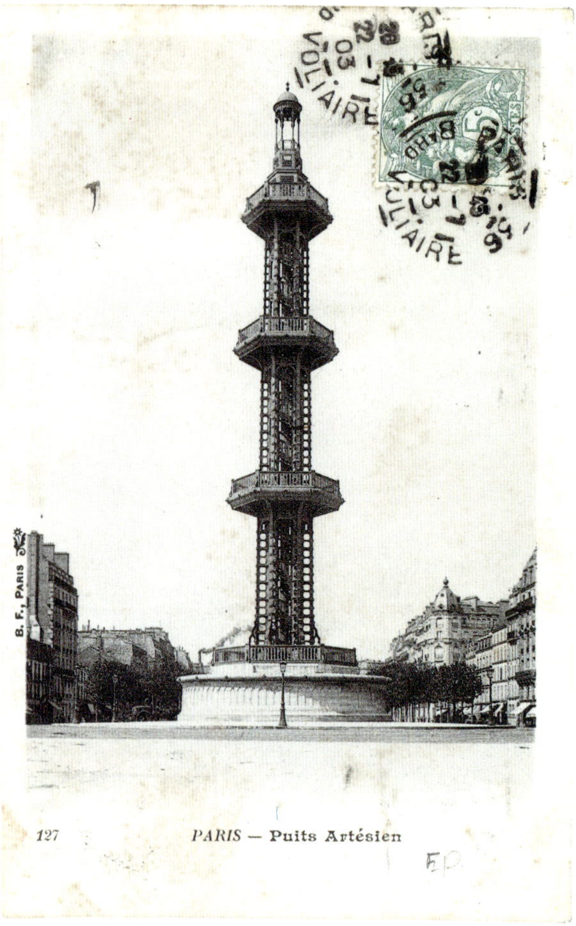
127
PARIS — Puits Artésien
B. F., PARIS

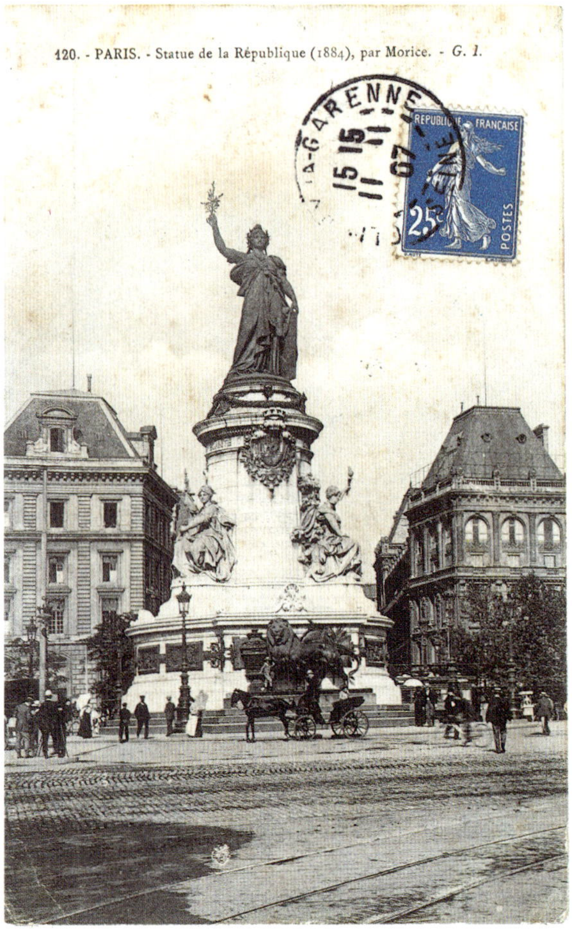
120. - PARIS. - Statue de la République (1884), par Morice. - G. I.

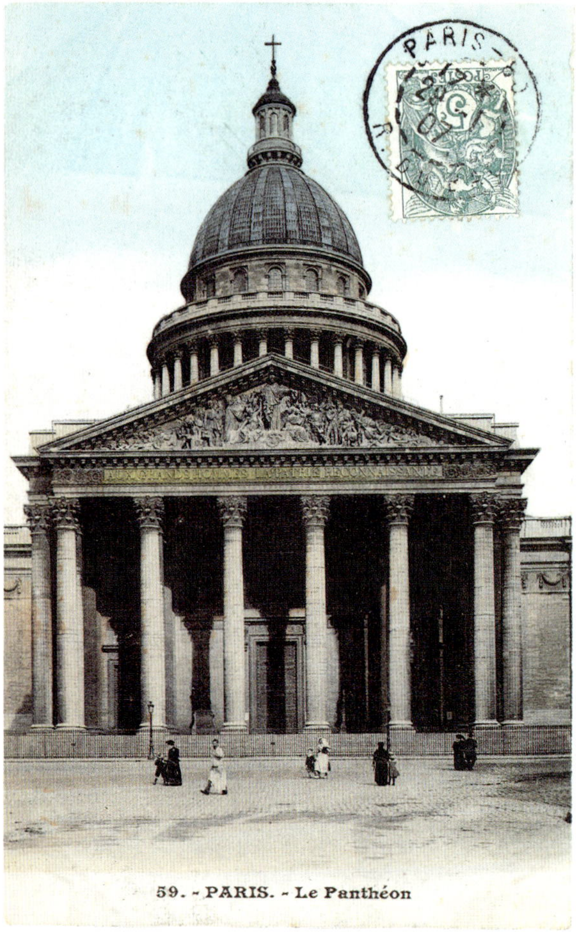
59. - PARIS. - Le Panthéon

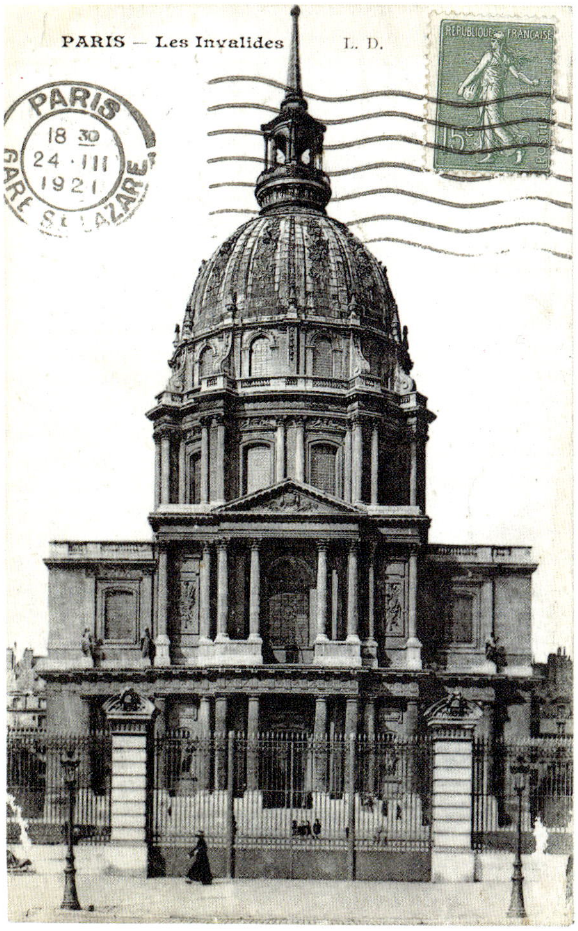
PARIS — Les Invalides
L. D.
PARIS
18 30
24·III
1921
GARE St LAZARE
REPUBLIQUE FRANÇAISE

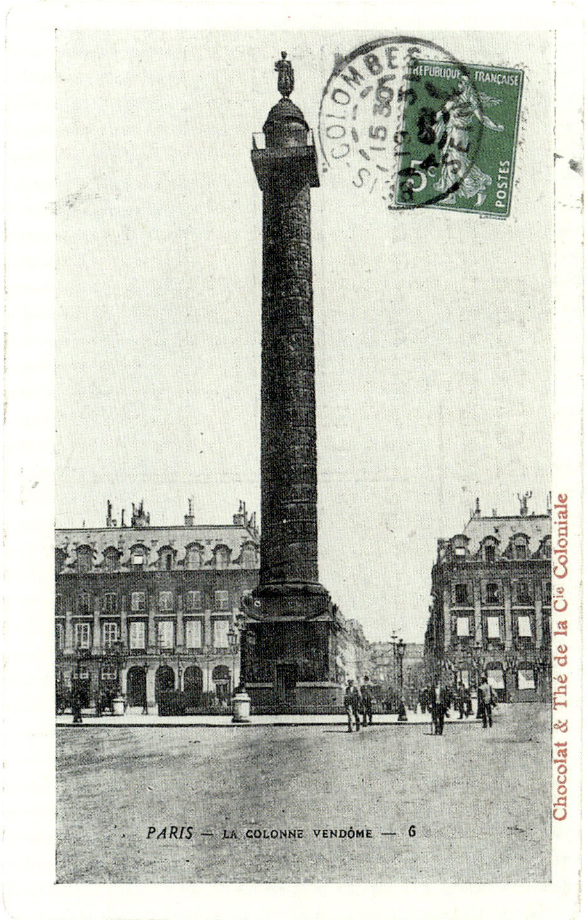
COLOMBES
REPUBLIQUE FRANÇAISE
POSTES
PARIS — LA COLONNE VENDÔME — 6
Chocolat & Thé de la Cie Coloniale

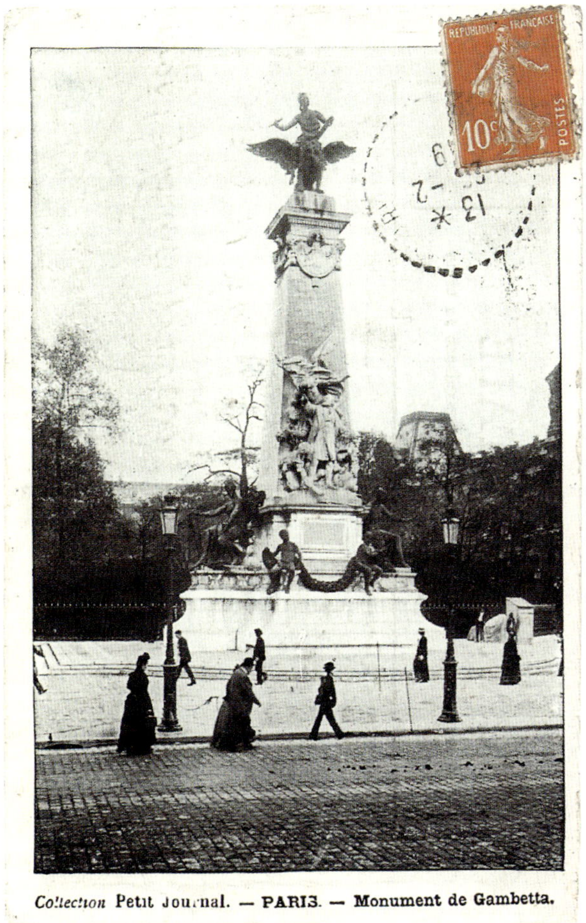
REPUBLIQUE FRANÇAISE
10c
POSTES
Collection Petit Journal. — PARIS. — Monument de Gambetta.

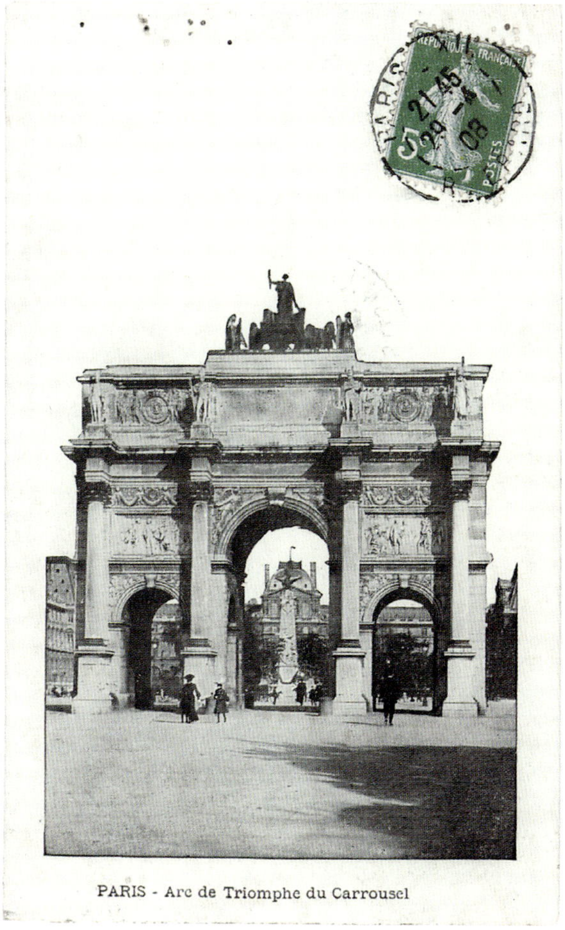
REPUBLIQUE FRANÇAISE
POSTES
PARIS - Arc de Triomphe du Carrousel

1	2	3	4
5	6	7	8

FOTOS AUF DEN SEITEN 94 UND 95

1

Den Triumphbogen der Porte Saint Denis (benannt nach dem ersten französischen Bischof, den die Römer im Jahr 250 enthaupteten) baute Ludwig XIV. 1672, um seine Siege zu feiern. Er riß die Stadtmauer Karls V. ab und legte schattige Promenaden an. Mehrere Triumphbögen, darunter auch die benachbarte Porte Saint Martin, ersetzten die Stadttore.

2

Die Pariser bauten Monumente selbst aus den profansten Anlässen. Dieser artesische Brunnen auf der Place de Breteuil wurde 1833-41 gegraben. Er versorgte das gesamte linke Seineufer mit Trinkwasser. Den 40 Meter hohen Turm (er wurde 1903 abgerissen) entwarf Delaporte.

3

Das Hôtel des Invalides, vor kurzem zum 200. Jahrestag der Revolution neu vergoldet, baute Ludwig XIV. als Heim für invalide Soldaten. Unter der Kuppel befinden sich zwei Kirchen, eine für die Soldaten und eine, die als Mausoleum für den König gedacht war. Es war jedoch Napoleon, der hier beerdigt wurde.

4

Im Zentrum der Place Vendôme steht Napoleon hoch oben auf der Colonne de la Grande Armée, einer monumentalen Säule mit Bronzereliefs, gegossen aus 1200 Kanonen, die er von den Österreichern erbeutet hatte. Die Bilder zeigen »Trophäen«, die dem Feind abgenommen wurden. Die Idee zu dieser Säule soll Baron Denon, der Kunstberater Napoleons, gehabt haben.

5

Die Place de la République ist einer der größten Plätze mit Kreisverkehr in Paris. In Haussmanns großem Plan war er ein zentraler Punkt. Die Statue der Republik in der Mitte, flankiert von Allegorien der Freiheit, Gleichheit und Brüderlichkeit, schufen die Brüder Morice. Die Bronzereliefs am Sockel stammen von Dalou.

6

Zum Dank für die Genesung von einer schweren Krankheit baute Ludwig XV. für Sainte Geneviève, die Patronin von Paris, im Herzen des Quartier Latin das Panthéon, eine Kirche im klassischen Stil mit Kuppel und Portikus. Die Revolution machte daraus ein Mausoleum für die Großen.

7

»Unsere Generation hat die Aufgabe, die französische Revolution zu vollenden«, erklärte Gambetta 1869. Er war eine treibende Kraft des Widerstandes gegen den Unterdrücker Napoleon III. und wurde zum Symbol des nationalen Kampfes, als er 1870 mit einem Heißluftballon aus Paris flog, um ein Heer gegen die preußischen Belagerer zusammenzustellen.

8

Napoleons Arc de Triomphe du Carroussel, dem Bogen des Septimius Severus in Rom nachgebaut, kostete die damals gewaltige Summe von zehn Millionen Francs. Auch er ist ein Beispiel für die Monumentalbauten, die Frankreichs Macht und Ruhm demonstrieren sollten.

RECHTE SEITE

Die Place de la Bastille bei Nacht. Obwohl die neue Oper die Wirkung des Monuments – das zur Erinnerung an die dreitägigen Straßenkämpfe im Jahr 1830 und die Absetzung Karls V. gebaut wurde – ein wenig trübt, ist der Platz immer noch Versammlungsort politischer Demonstranten.

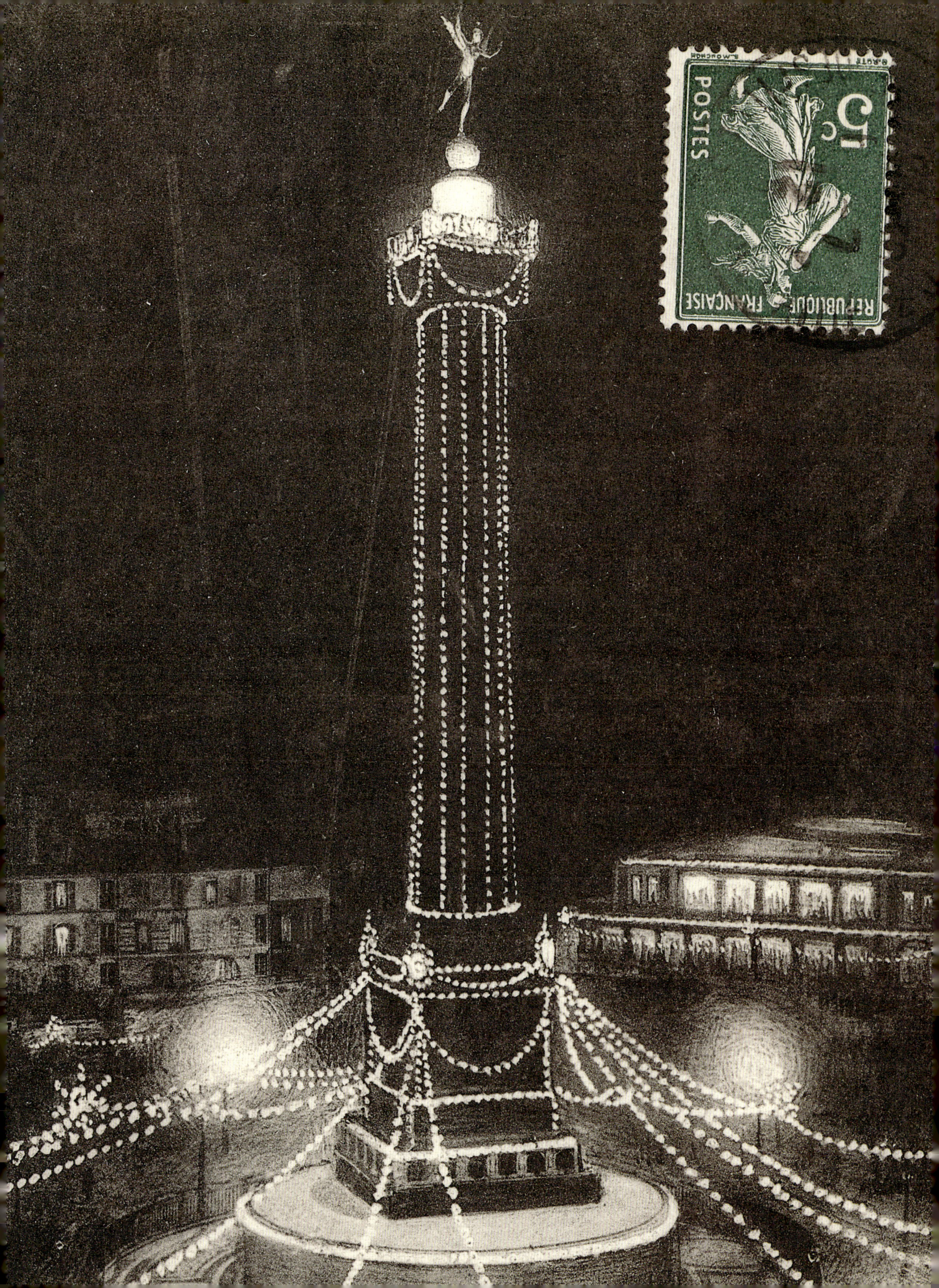
POSTES
REPUBLIQUE FRANÇAISE
5c

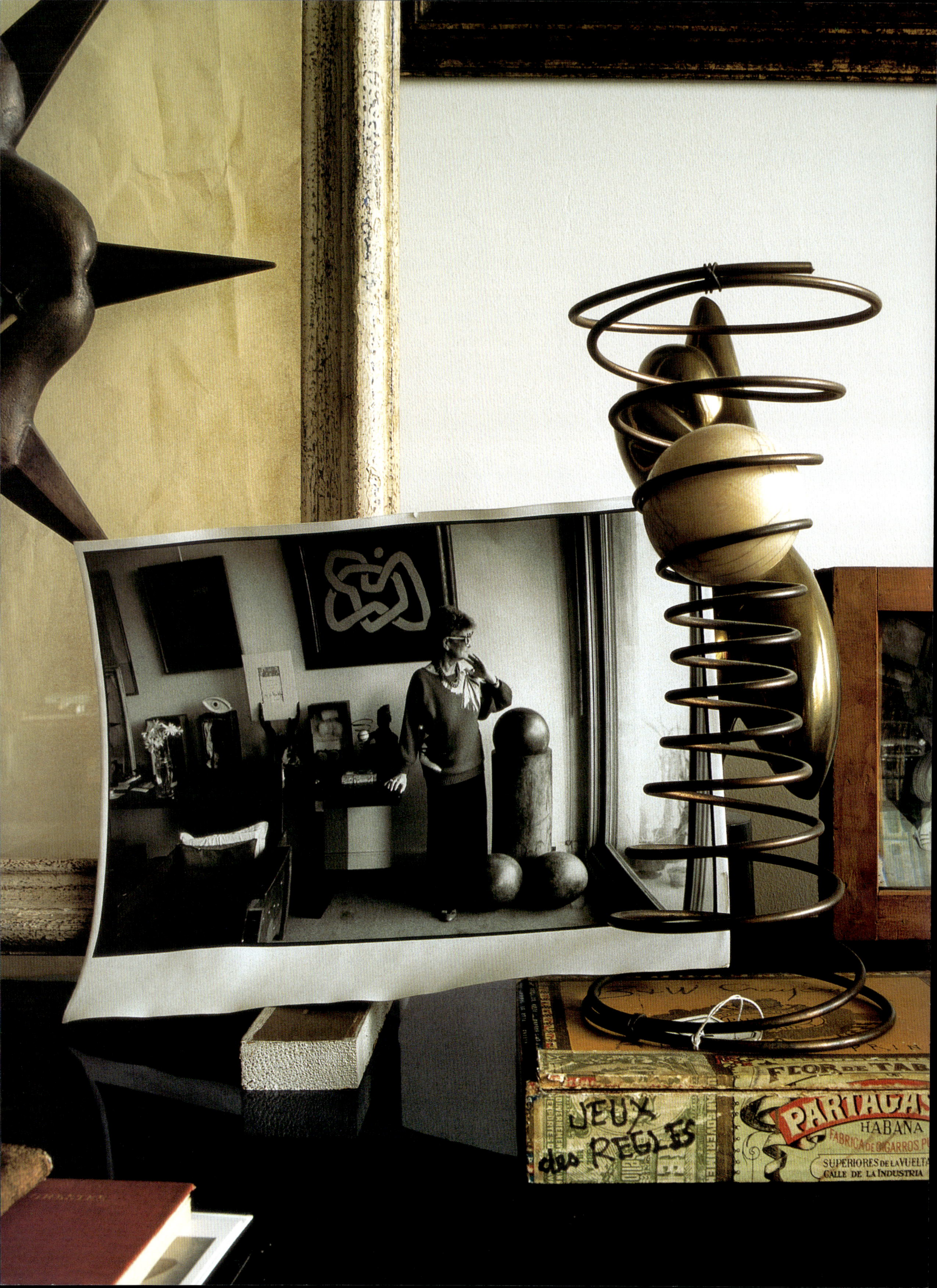
JEUX
des REGLES
PARTAGAS
HABANA
SUPERIORES DE LA VUELTA
CALLE DE LA INDUSTRIA

MAN RAY

UND DAS

OBJET TROUVÉ

Die Franzosen haben – vor allem in der dekorativen Kunst – schon immer dazu geneigt, Vergangenes umzugestalten oder einfach wiederzubeleben.

Marie Antoinette hatte (wie ihr unglücklicher Gemahl Ludwig XVI. und seine Vorgänger Ludwig XV. und Ludwig XIV.) eine Vorliebe für den Stil des alten Rom. Auch Napoleon war von den makellosen Proportionen des klassischen Rom und den Monumentalbauten und Ikonen des alten Ägypten fasziniert. Kaiserin Eugénie, die Gattin Napoleons III., identifizierte sich mit Marie Antoinette und sorgte dafür, daß das Interesse am Stil Ludwigs XVI. wieder erwachte. Selbst die Art Déco, angeblich etwas Neues, war im Grunde eine Rückkehr zum *luxe* und zur glanzvollen Kunstfertigkeit des Empire.

Der französische Geschmack war oft in Gefahr, an Wiederbelebung zu sterben, vor allem Ende des 19. Jahrhunderts, als ungezügelte Romantik dazu führte, daß fast alle Phasen der französischen Geschichte gleichzeitig zum Leben erweckt wurden. Kaufhäuser gaben Kataloge heraus, in denen sie schlechte Kopien fragwürdiger Gegenstände aus jeder Periode von der Heinrichs IV. bis zu der Ludwigs XVI. feilboten. Die Tradition kann in der dekorativen Kunst schöpferische Kräfte wecken und Erfahrungen nutzbar machen, aber sie kann auch Innovation verhindern, wenn die Bewahrung traditioneller Werte zum Selbstzweck wird.

Zum Glück hat ein absonderlicher Rebell für gelegentliche erfrischende Injektionen gesorgt. Man Ray war ein amerikanischer Künstler, der fast sein ganzes Leben als Erwachsener in Paris verbrachte. Er bekämpfte den »blinden Drang« zur technischen und künstlerischen Perfektion. Er hatte an und für sich nichts gegen diese Qualitäten, hielt sie jedoch nicht für die einzigen Maßstäbe, an denen Schönheit gemessen werden sollte. Man Ray machte den Menschen die Schönheit des Alltäglichen bewußt: Ein weggeworfener Schuh, eine leere Streichholzschachtel, ein Stück Eisen und selbst eine Baguette oder eine Waage konnten *objets d'art* sein. Er war radikal – aber er stand nicht allein. Magritte, Duchamp und Picasso verstanden es ebenfalls meisterhaft, »wertlosen Müll« in geistreiche und schöne Dinge zu verwandeln.

Man Ray erhöhte »schlichte, lächerliche und doch oft schöne Objekte, die Teil unseres täglichen Lebens sind«, wie sein Biograph Roland Penrose es ausdrückt. Dafür

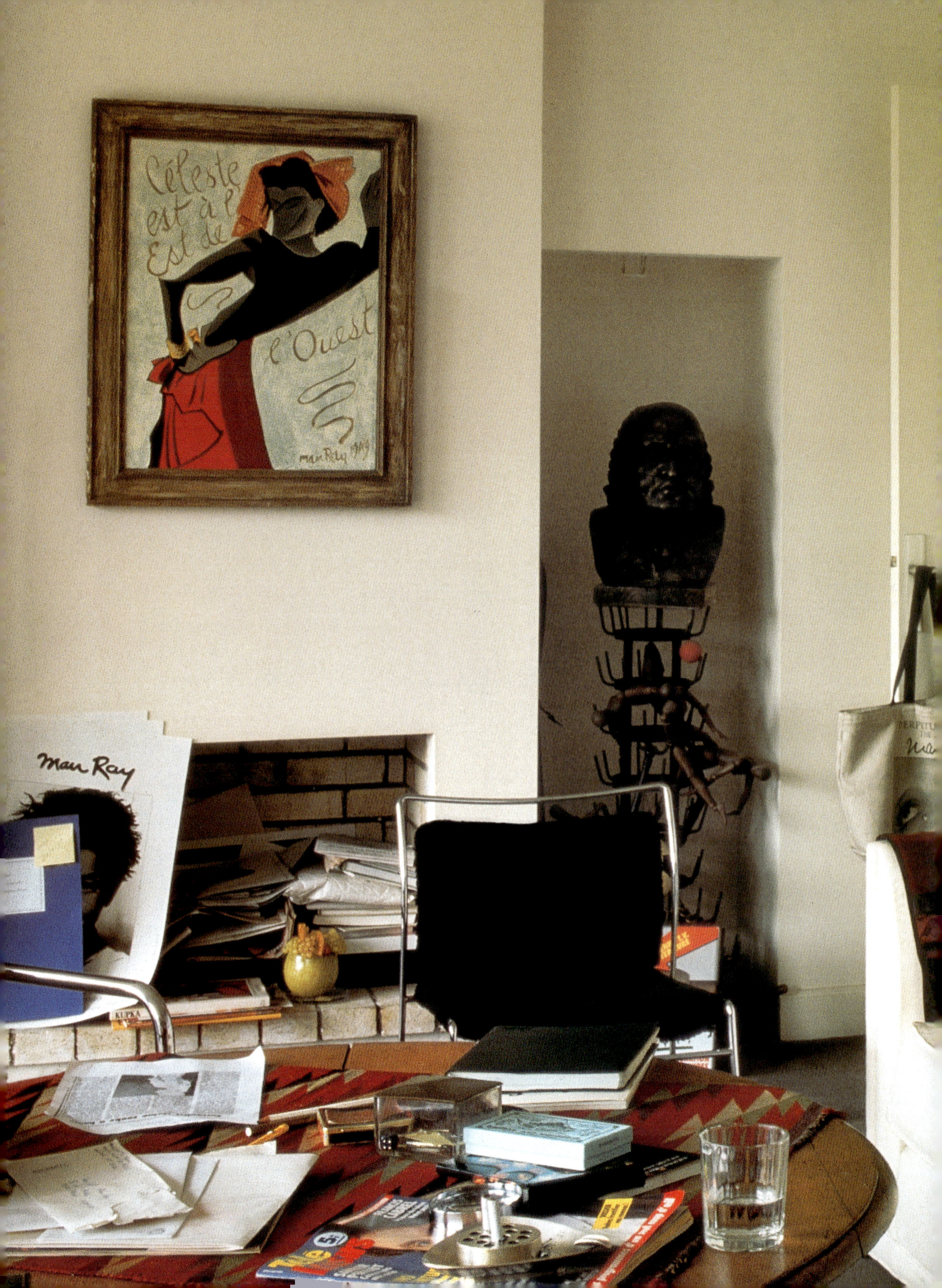
Céleste
est à l
Est de
l'Ouest
Man Ray
KUPKA

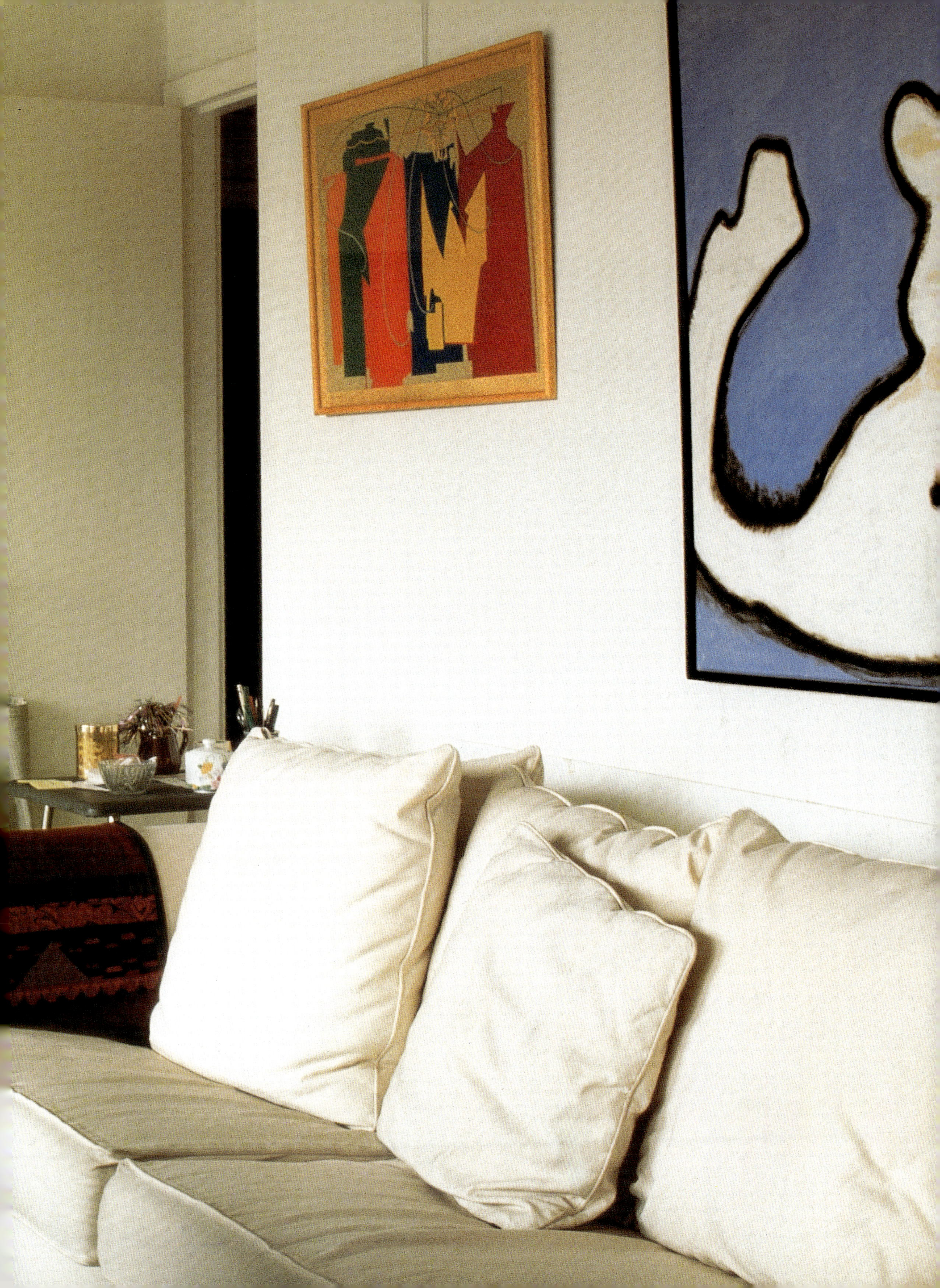

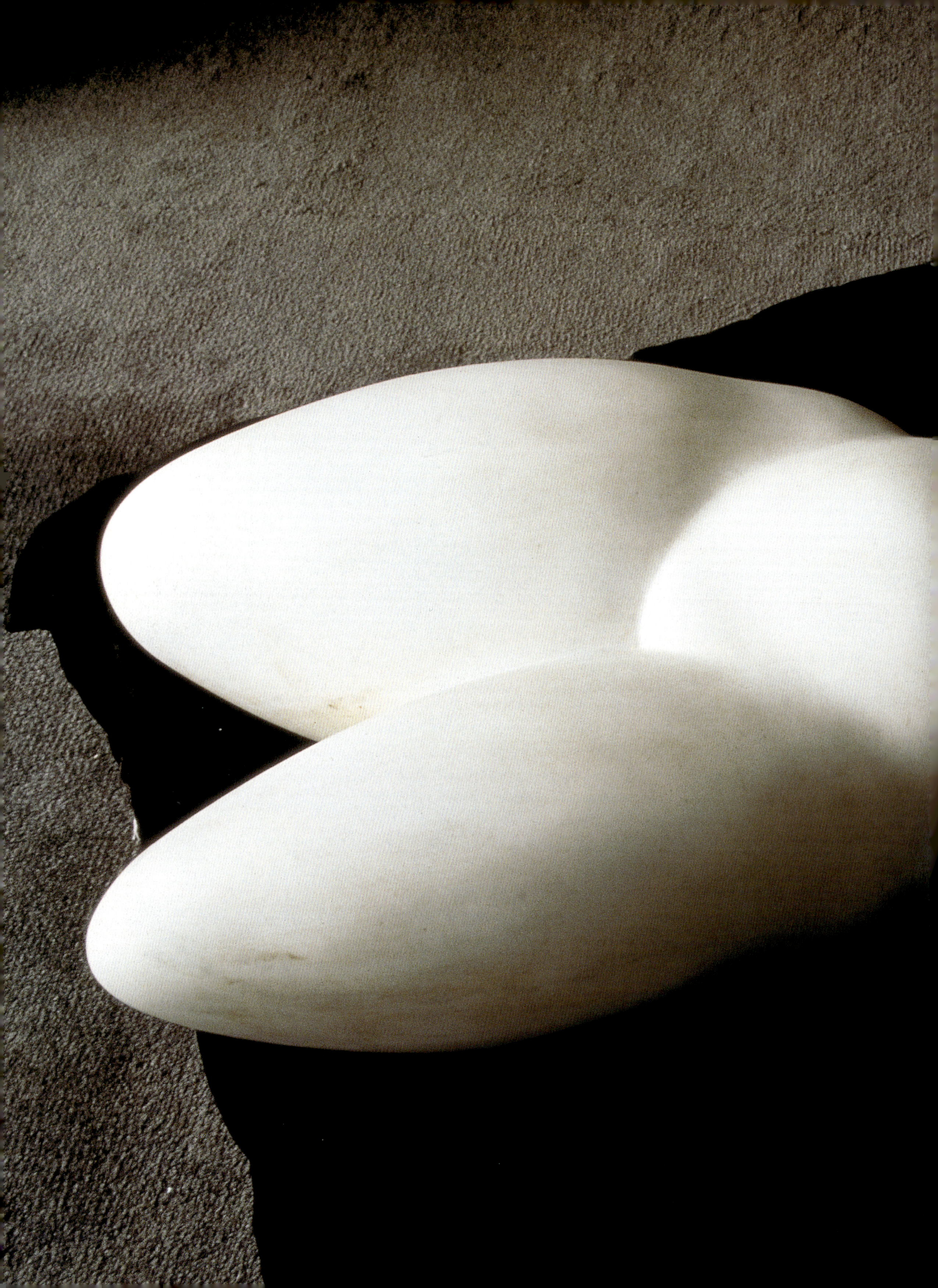

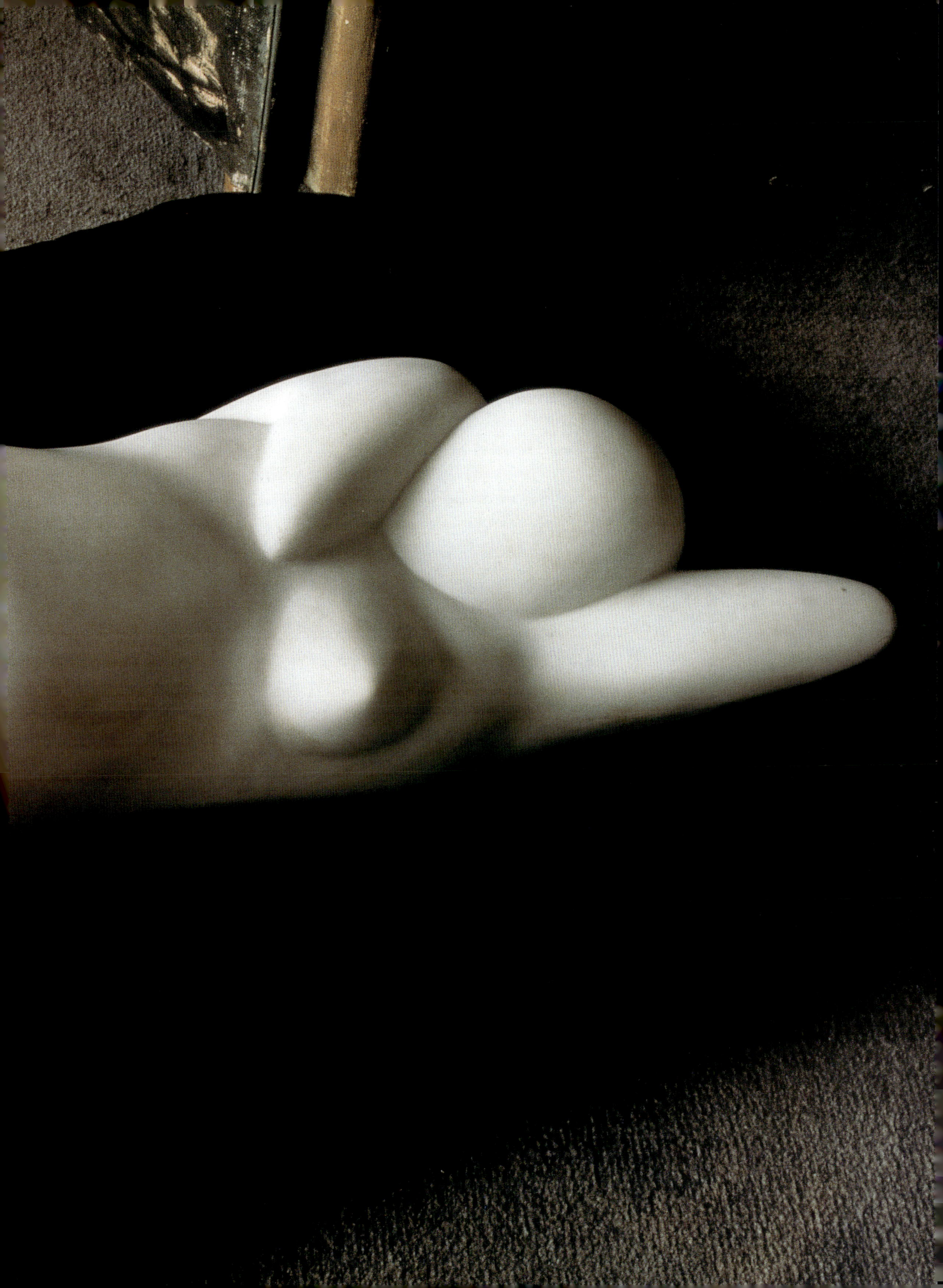

gibt es keine bessere Bestätigung als die Reaktion der Kunstwelt auf die Versteigerung seines Nachlasses. Man Ray war ein »unermüdlicher Stöberer«, und sein Studio war immer mit den Trophäen seiner Beutezüge gefüllt. Er klebte beispielsweise ein Portrait von Picasso auf eine alte Streichholzschachtel und füllte diese mit Papierfetzen; er ordnete ein paar Matratzensprungfedern auf einem Ständer an, machte aus einer Schuhschachtel eine Hommage an einen Freund, klebte eine Schuhsohle an einen billigen Rahmen und so weiter. Dennoch waren die Preise, die 1994 nach dem Tod seiner Witwe Juliet auf einer Auktion von Sotheby's für diese Objekte bezahlt wurden, zum großen Teil viel höher als die Preise für die schönsten Antiquitäten. Es war ein Triumph des Intellekts über die Konvention.

Man Ray hätte die ganze »Vorstellung« wohl für absurd gehalten, und sie hätte seine zynische Einstellung zur Welt zweifellos bestätigt. Viel wichtiger als der Preis, den sein *Peint Bleu* erzielte, ist jedoch die Freiheit, die dieses Werk dem Schmelztiegel des französischen Geschmacks zurückgab. Plötzlich war es wieder erlaubt, eine kitschige Postkarte neben einen kleinen Rubens zu hängen oder eine kostbare »Bronze« mit glänzenden grünen Äpfeln zu schmücken.

VORIGE SEITE (98)
Man Ray wurde vor allem für seine innovativen Fotos berühmt. Aber er verfocht auch wie kaum ein anderer Pariser Künstler die Idee, daß objets trouvés *Kunst sein können. In einer Ecke der Wohnung seiner Witwe bilden »Es ist Frühling« – zwei zusammengefügte Matratzensprungfedern – und eine kleine Bronze mit dem Namen »Hermaphrodit« – eine seiner Skulpturen aus dem Jahr 1919 – eine Einheit. Der Schwarzweiß-Schnappschuß zeigt seine Frau Juliet neben seiner berühmtesten »Phallus«-Skulptur, dem »Priapus-Briefbeschwerer« aus dem Jahr 1920: zwei Stahlkugeln und eine Röhre als Huldigung an das männliche Genital.*

VORIGE SEITEN (100 – 101)
Man Ray war sein Leben lang Sammler. Was er in seinem Studio gehortet hatte, war viel zu umfangreich für die Wohnung, die Juliet nach seinem Tod mietete. Das Foto zeigt all sein »Zeug«, wie es die letzte und wohl größte Liebe seines Lebens angeordnet hat. An einer Wand hängt »Céleste est à l'Est de l'Ouest«, ein Portrait von Juliet (die früher Tänzerin war). Rechts daneben steht eine Büste mit dem Namen »Marquis de Sade«. Man Ray identifizierte sich stark mit de Sade, weil er in ihm den größten aller Freiheitskämpfer sah. Das Foto auf der Einkaufstasche ist eines seiner berühmtesten. Man findet es heute auf Taschen, Kaffeetassen und vielen anderen Dingen.

VORIGE SEITEN (102 – 103)
In Juliets Wohnung liegt ein Gipsmodell der Skulptur »Hermaphrodit« auf dem Fußboden, vor dem angemessenen Hintergrund eines schwarzen Teppichs. Die Idee dazu hatte Man Ray 1919. Ihn interessierte der Wert einer Idee stets mehr als das Datum ihrer Schöpfung. Darum schuf er viele Stücke neu, nachdem das Original verlorengegangen oder zerstört worden war. Er mißbilligte die Datierungs-Versessenheit der Kunstwelt. »Ich bin doch kein Wein«, pflegte er zu sagen.

GEGENÜBERLIEGENDE SEITE
An einer Wand ihres Appartements lehnt Man Rays berühmtes »Stilleben in einer Kiste«. Die von Zeitungspapier umgebene Büste ist ein Selbstportrait aus dem Jahr 1932. Seine Objekte sollten »belustigen, verwundern, ärgern oder zum Nachdenken anregen, niemals aber Bewunderung für technisches Können hervorrufen« – eine scharfe Kritik an der Begeisterung der traditionellen »französischen Vorliebe« für Qualität, Präzision und Vornehmheit.

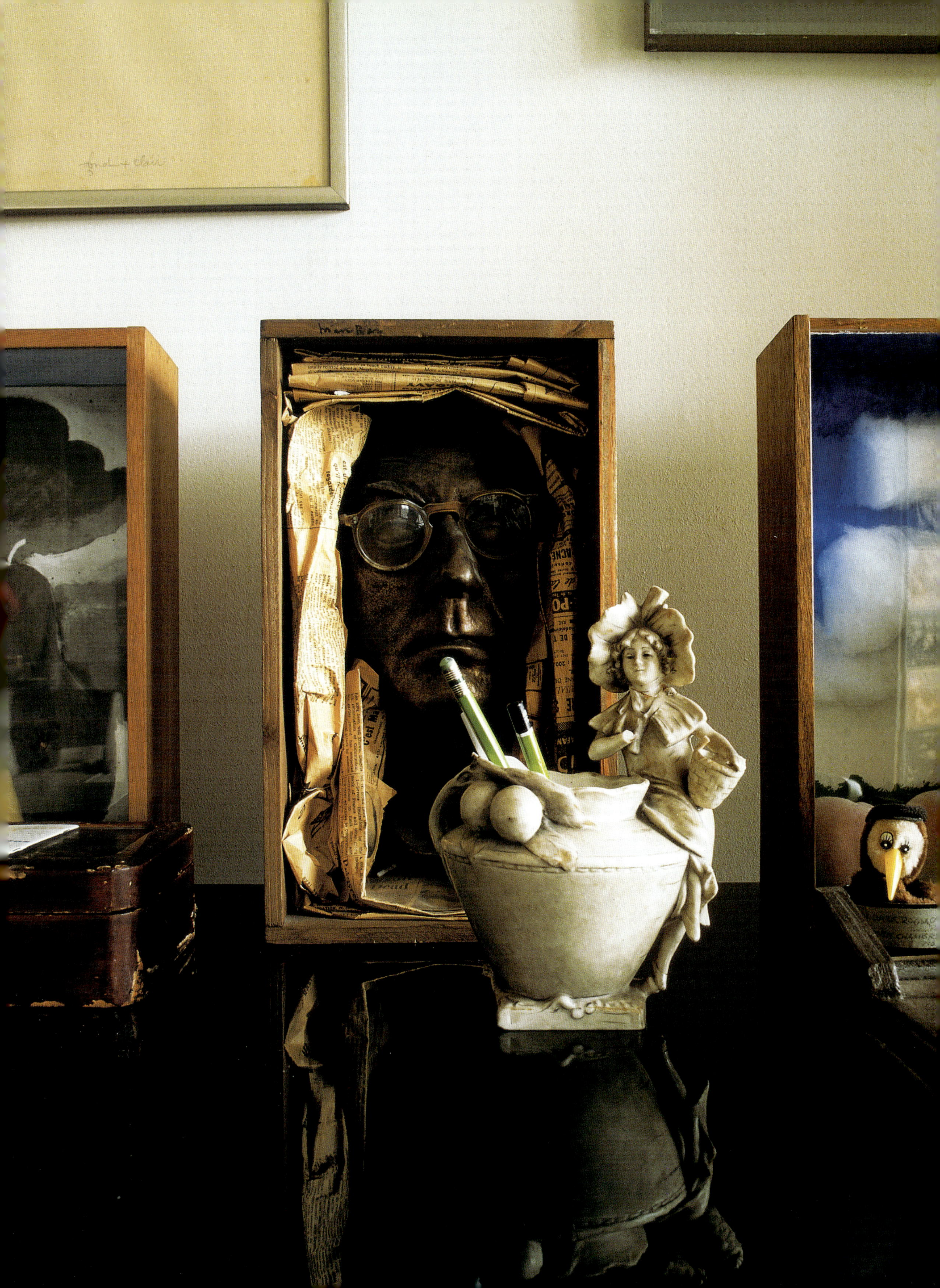

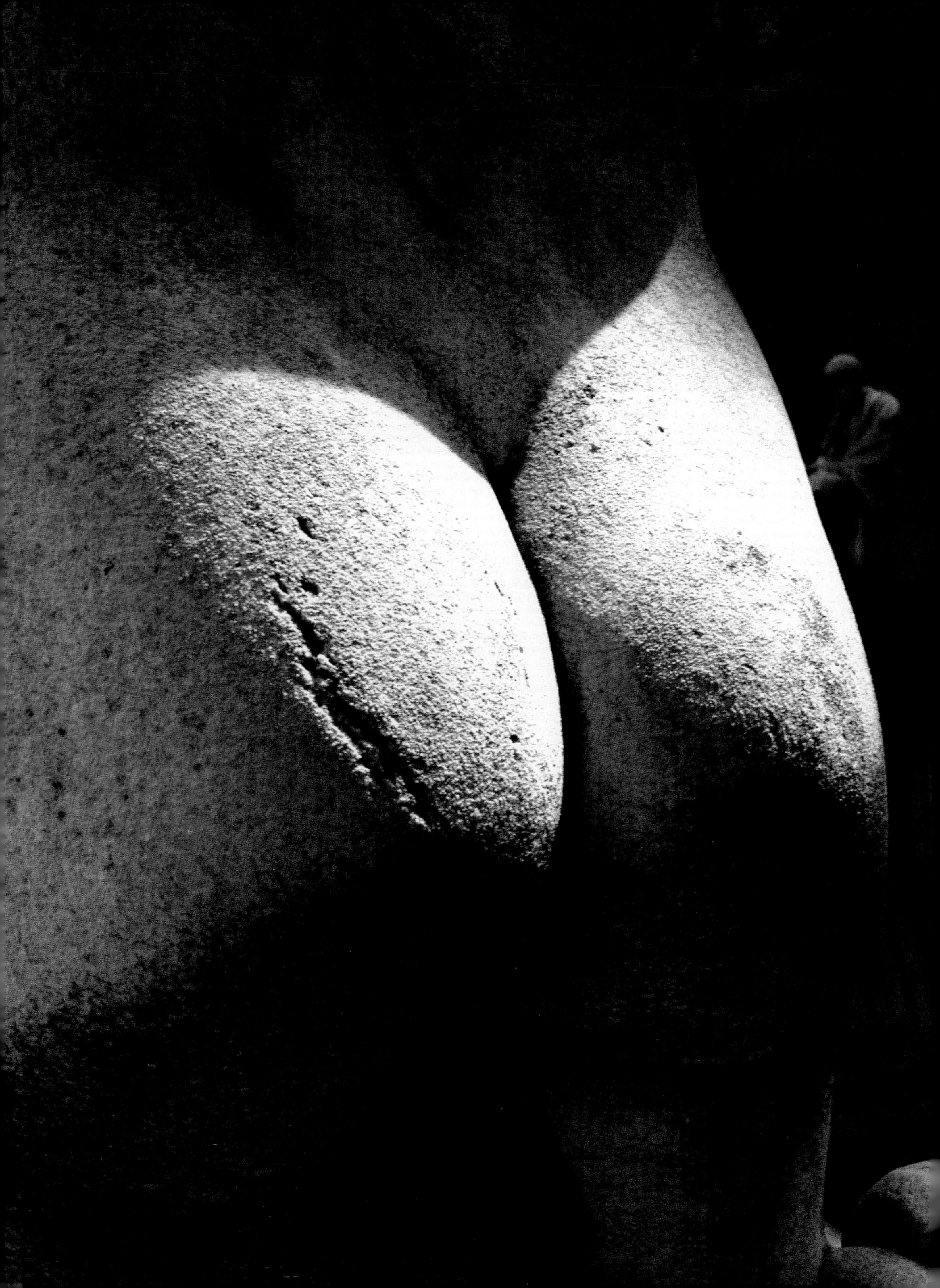

3

FARBEN

Die Farbe spielt eine entscheidende Rolle, wenn es gilt, die sichtbare Kultur einer Stadt oder eines Landes zu gestalten. Sie ist eine der ältesten bekannten Arten der Kommunikation, und wir fühlen uns von ihr angezogen wie die Elstern von etwas Glitzerndem. Farbe ist einfach und klar.

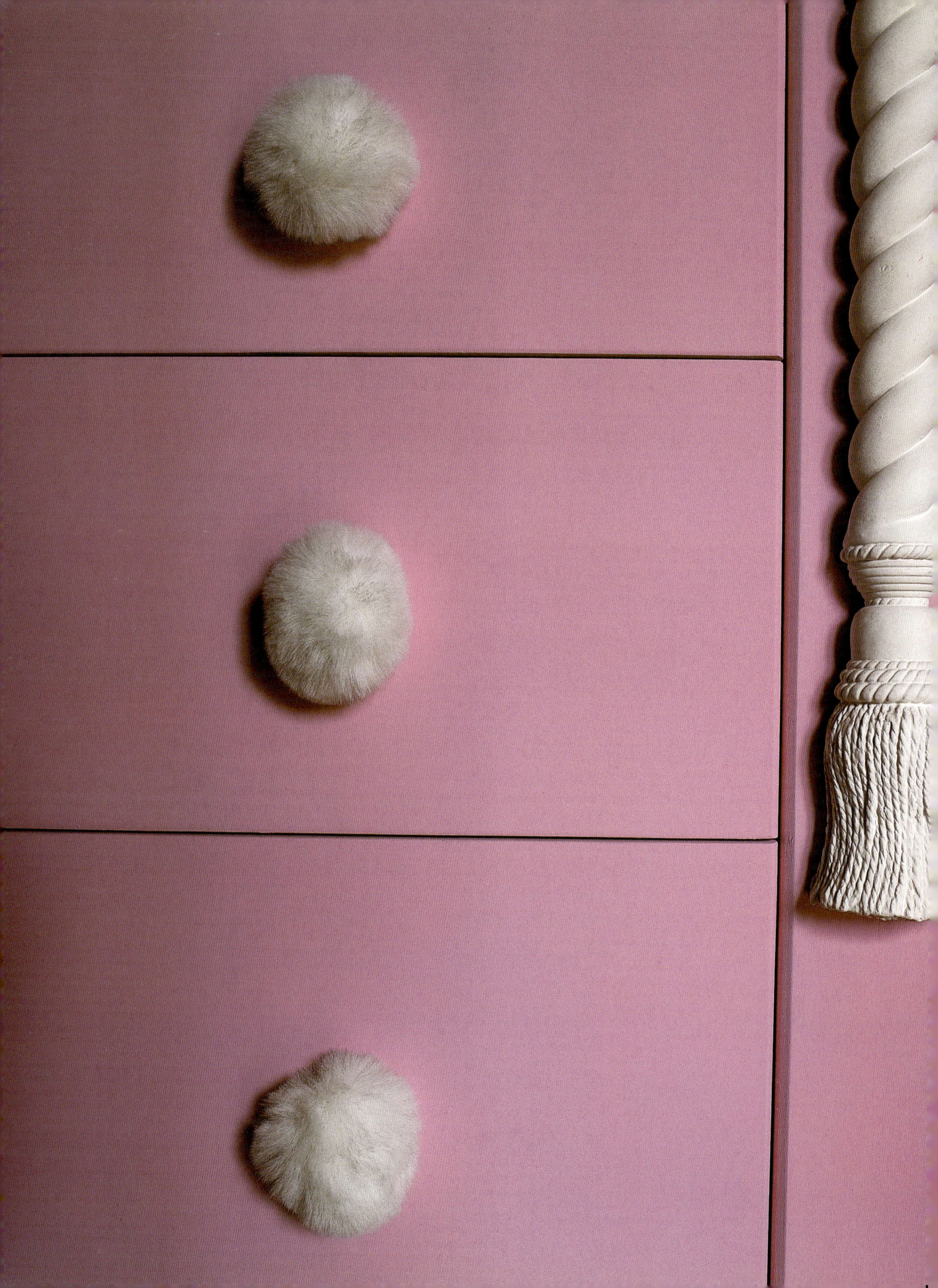

MADAME DE

POMPADOURS PINK

UND ANDERE DELIKATESSEN

Die Farben von Paris sind in jeder Hinsicht so komplex und faszinierend wie die Geschichte der Stadt. Jede wichtige Epoche der französischen dekorativen Kunst hat eine farbliche Entsprechung.

Könnte man dem 18. Jahrhundert eine »chromatische Überschrift« geben, müßte sie lauten: »Weiß mit Gold«. Unter dem Einfluß der italienischen Renaissance waren die französischen Interieurs überaus kostbar, und die Teilnehmer am höfischen Leben waren stolz auf ihre Vornehmheit in allen Bereichen des Lebens. Hintergrund all dieser Pracht waren kompliziert vertäfelte, weiß gestrichene Kammern mit vergoldeten Details. Sowohl der Sonnenkönig als auch sein Nachfolger Ludwig XV. waren sehr zufrieden mit ihrem »Geschmack«. Sie verließen sich auf Andrea Palladio, der gesagt hatte: »Am Weiß hat Gott ein besonderes Wohlgefallen«. Der anerkannte Experte hatte ihrem Stil den Stempel göttlicher Wertschätzung gegeben.

Diese einfache Kombination erwies sich als einer der stärksten Einflüsse in der französischen dekorativen Kunst. Immer wieder wurde dieses klassische Paar aus der historischen Schublade geholt, abgestaubt und kopiert. Kaiserin Eugénie, die Gattin Napoleons III., machte aus weiß vertäfelten Räumen mit vergoldeter Detaillierung wieder eine Mode. Heute noch gilt dieser Stil als Inbegriff des klassischen *chic*. Hubert de Givenchy, der elegante Couturier der Elite, hat in Paris eine Wohnung, in der er das Weiß und Gold des *ancien régime* mit schlichten, modernen Designs verbindet.

Nicht, daß das 18. Jahrhundert farblos gewesen wäre. Immerhin hatte die Entdeckung der unglaublich gut erhaltenen Ruinen von Pompeji und Herkulaneum in den 60er Jahren großen Einfluß auf die historische Bewertung der Farbe. Die Gelehrten besaßen nun das erste Fenster zur Kultur des alten Rom, und es offenbarte eine völlig unerwartete Raffiniertheit im Umgang mit Farben, welche die Vorstellung vom »ganz weißen« römischen Reich widerlegte. Man fand tiefes Rot, leuchtendes Blau, üppiges Gelb und sattes Grün.

Diese Farben wurden in der französischen Gesellschaft Mode. Selbst die Revolution hatte nichts gegen den Einfluß der »neoklassischen« Farben, weil sie die Assoziation mit den edlen Prinzipien der römischen Kultur begrüßte. Als Napoleon an die Macht kam, waren Pompejirot, Neapelgelb, Erbsengrün und Himmelblau ein wichtiger Bestandteil der französischen Farbpalette.

Auf der Suche nach Farben, die den Glanz seiner Herrschaft betonten, fügte Napoleon dieser Palette Ägyptisch- und Preußischblau hinzu. Ägyptischblau, ein helles, lebendiges Blau, verdankte er Beobachtungen während seines Feldzuges in Ägypten. Dort strichen die Einwohner Türen und Fensterläden mit dieser Farbe, um böse Geister abzuschrecken. Preußischblau, ein tiefes, kühles Blau, war der erste rein chemische Farbstoff. Er bestand aus Eisencyanid und verdankte seinen Namen dem Umstand, daß man ihn 1704 in Berlin entdeckt hatte. Ab 1724 konnte man ihn kaufen; doch die Preußen hüteten die chemische Formel wie ein militärisches Geheimnis. Napoleon war ein großer Bewunderer dieses kräftigen, männlichen Farbtons. Nachdem die Lieferungen als Reaktion auf seine militärischen Aggressionen begrenzt wurden, setzte er einen Preis für denjenigen aus, der eine Methode fand, Blau ohne Verwendung von Indigo (der üblichen Quelle) zu erzeugen. Die Briten beherrschten Indien und damit fast die gesamte Indigoproduktion der Welt, und die Deutschen bewahrten ihr »chemisches Geheimnis«. Beide benutzten Embargos und Blockaden als Kampfmittel.

Die Kontinentalsperre veranlaßte Napoleon außerdem, in Lyon, dem Zentrum der Seidenweberei, eine Schule für industrielle Chemie und Farben einzurichten. Die Glasfabriken nahmen viele neue Farben in ihr Repertoire auf, darunter ein lebhaftes Gelb, das man aus Uran gewann. Porzellan, das für die neuen Begüterten immer begehrenswerter wurde, brachte ebenfalls ein Kaleidoskop neuer Farbtöne ins Haus. Zur Zeit des zweiten Kaiserreiches bereicherte eine außergewöhnlich breite Palette neuer Farben, darunter die weichen, eleganten Töne der vorrevolutionären Aristokratie, den »französischen Geschmack«. Dazu gehörte auch das Lieblingsrosa von Madame de Pompadour, die viele Jahre lang Mätresse Ludwigs XV. war. Kaiserin Eugénie, eine Verehrerin der Pompadour, entriß diese Farbe der Vergessenheit.

Die Farbe hat also eine wichtige Rolle bei der Entwicklung Frankreichs gespielt. Da jede Farbe ihre eigene Bedeutung hat, ist sie ein wichtiger Teil der Wohnung. Wer in Paris eine Wohnung streicht, beschwört die Geschichte herauf.

VORIGE SEITE (108)
»Pompadour-Rosa« heißt eine der Lieblingsfarben der Madame de Pompadour. Hier schmückt es die schrulligen Schubladen und Schränke im Ankleidezimmer von Florence Dostals Studio in Montparnasse. Die Troddel-Griffe spiegeln Florences typisch französische Liebe zu »Verrücktheiten« wider.

GEGENÜBERLIEGENDE SEITE
Rot, Grün und Gelb waren die Lieblingsfarben in Napoleons Kaiserreich, und Erbsengrün war der beliebteste Grünton. Diese Farbe des 18. Jahrhunderts ist heute in der französischen Innendekoration eine der wichtigsten. Die erbsengrüne Tür ist mit einem Mischmasch von Dingen verziert; sie zeigt die Vorliebe der Franzosen für das Unkonventionelle, Kurzlebige und Nostalgische.

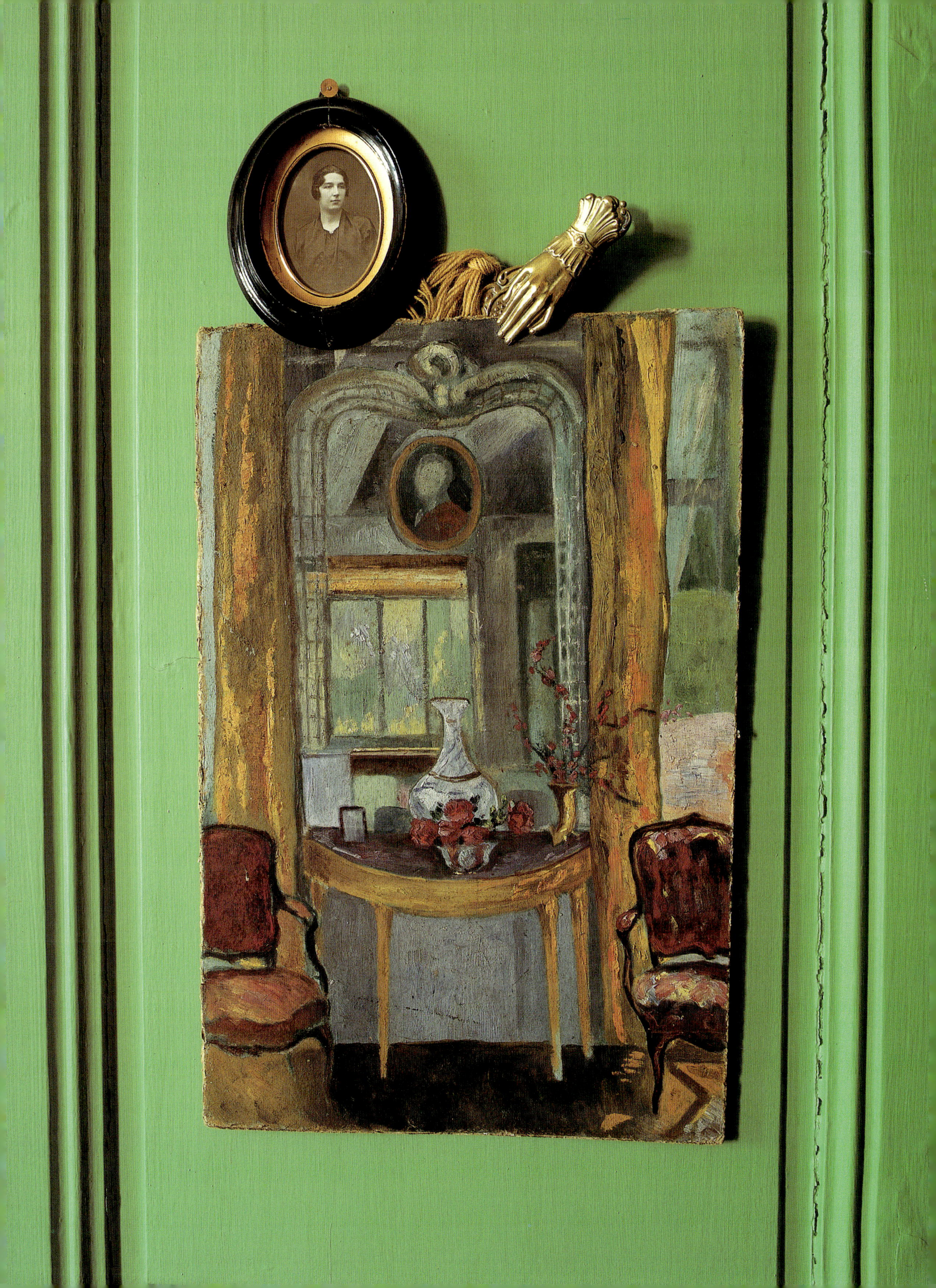

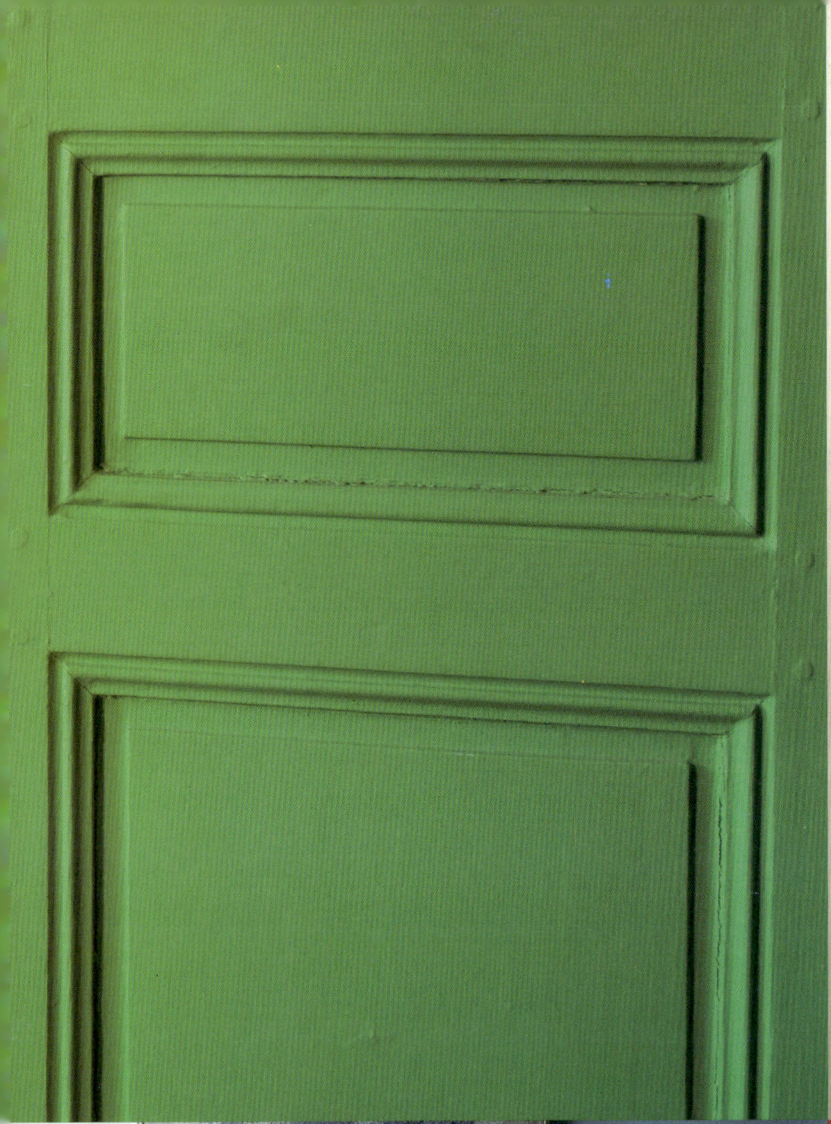
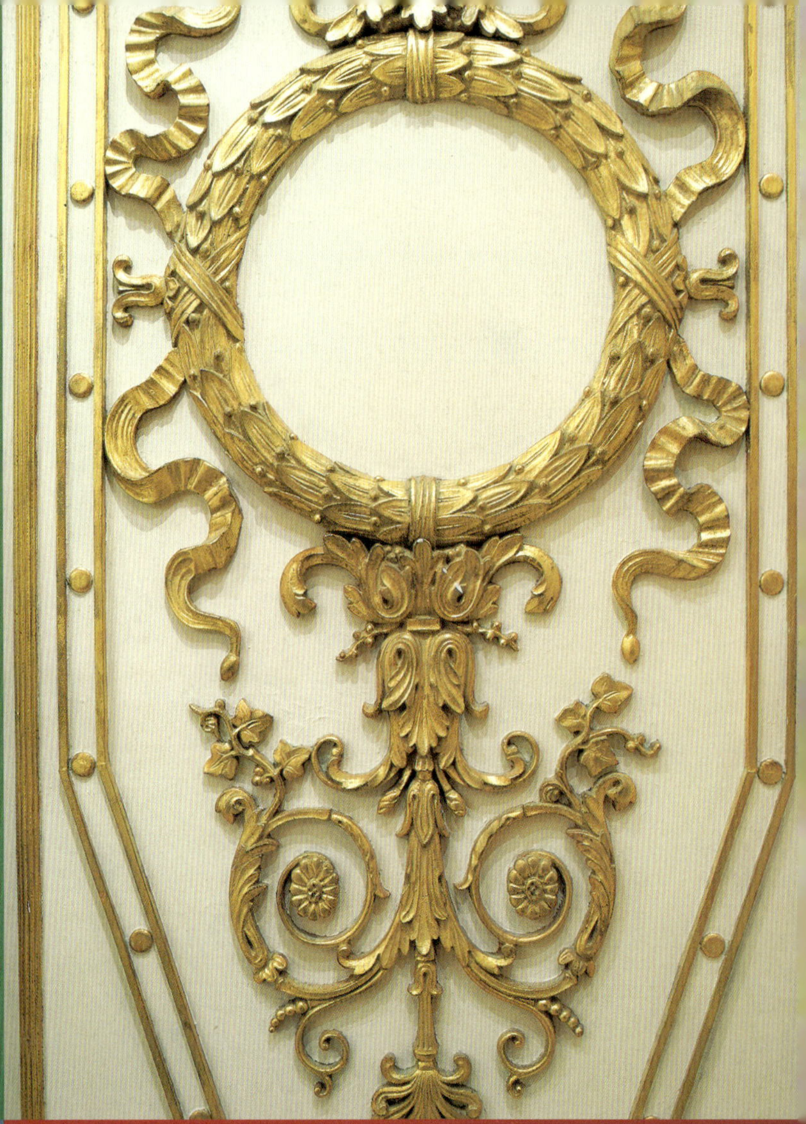
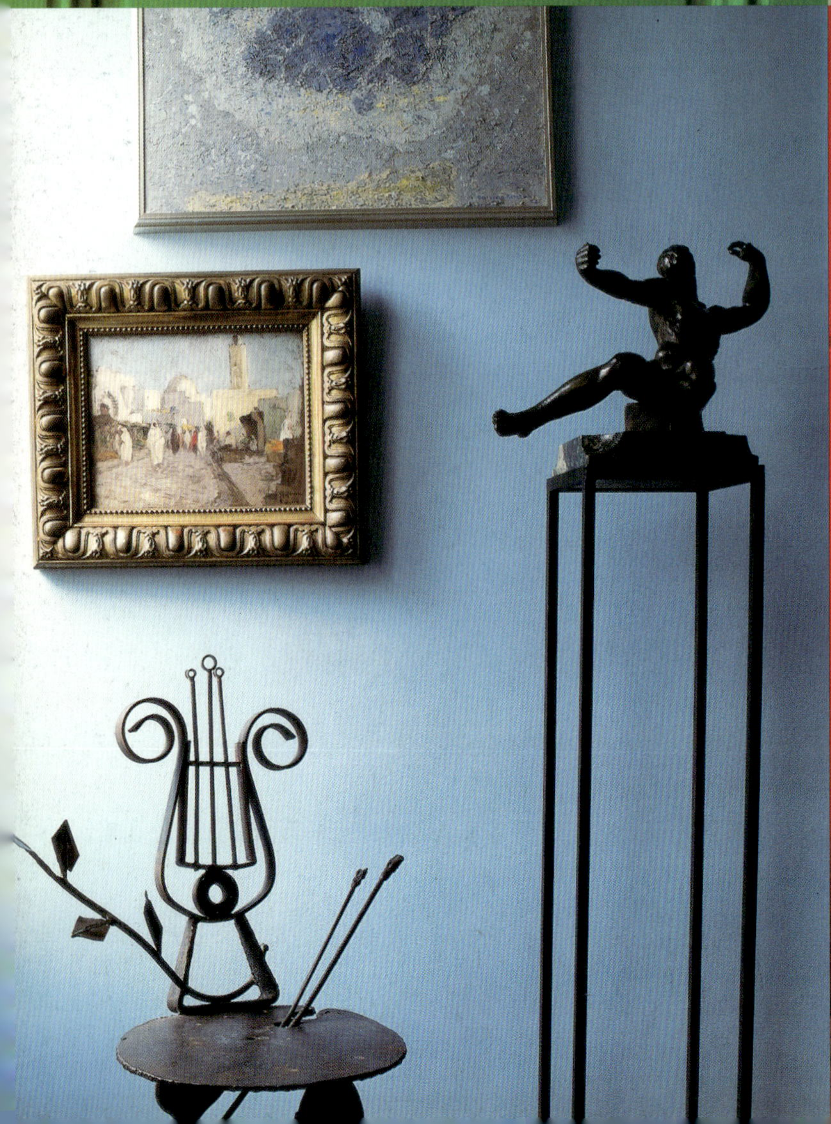
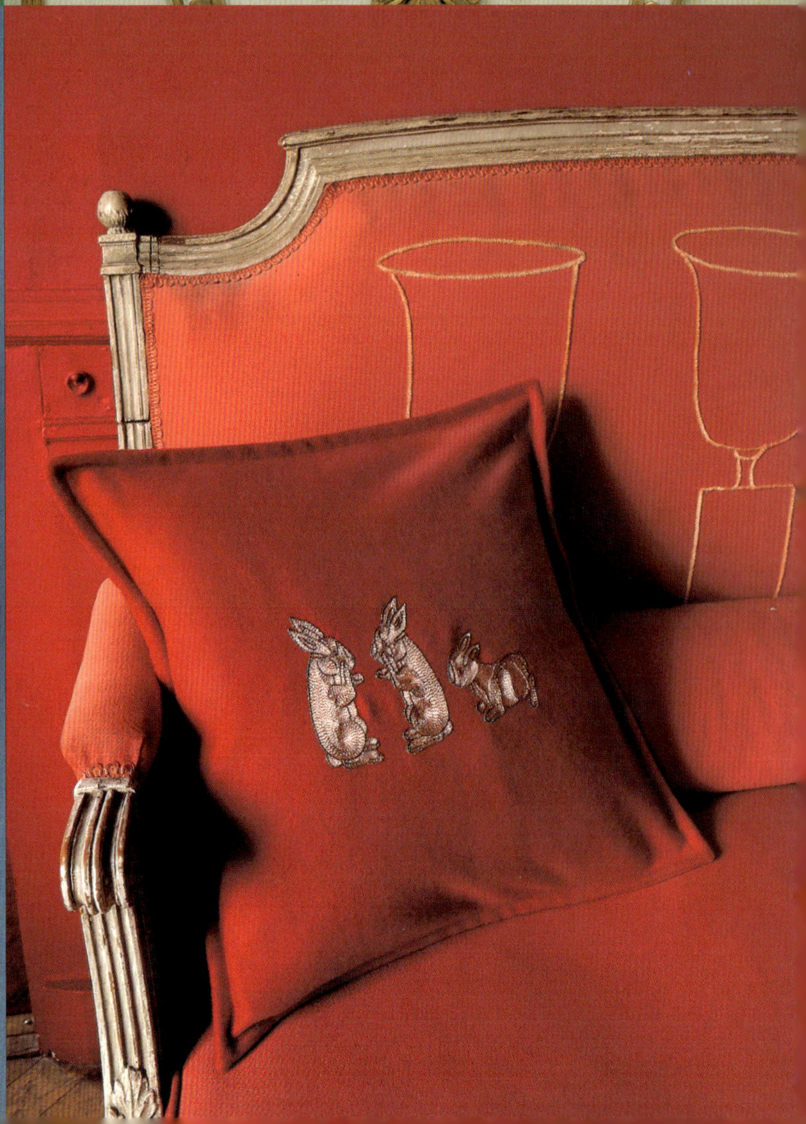

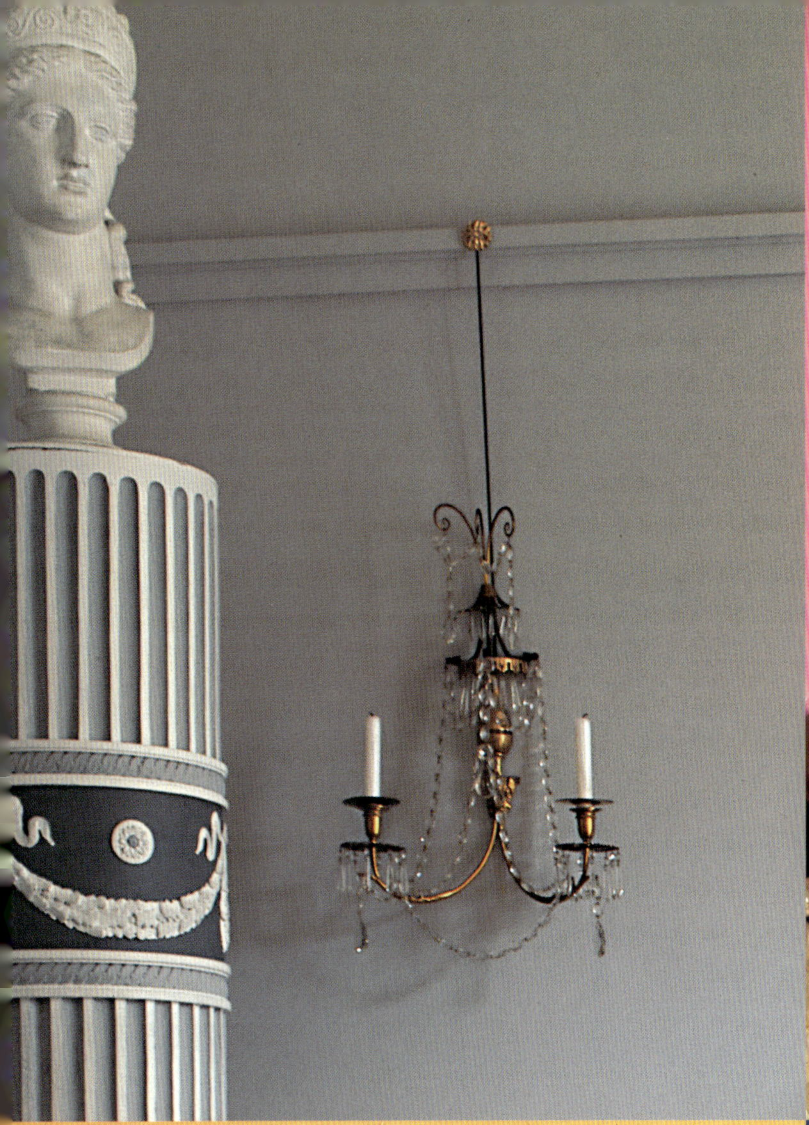
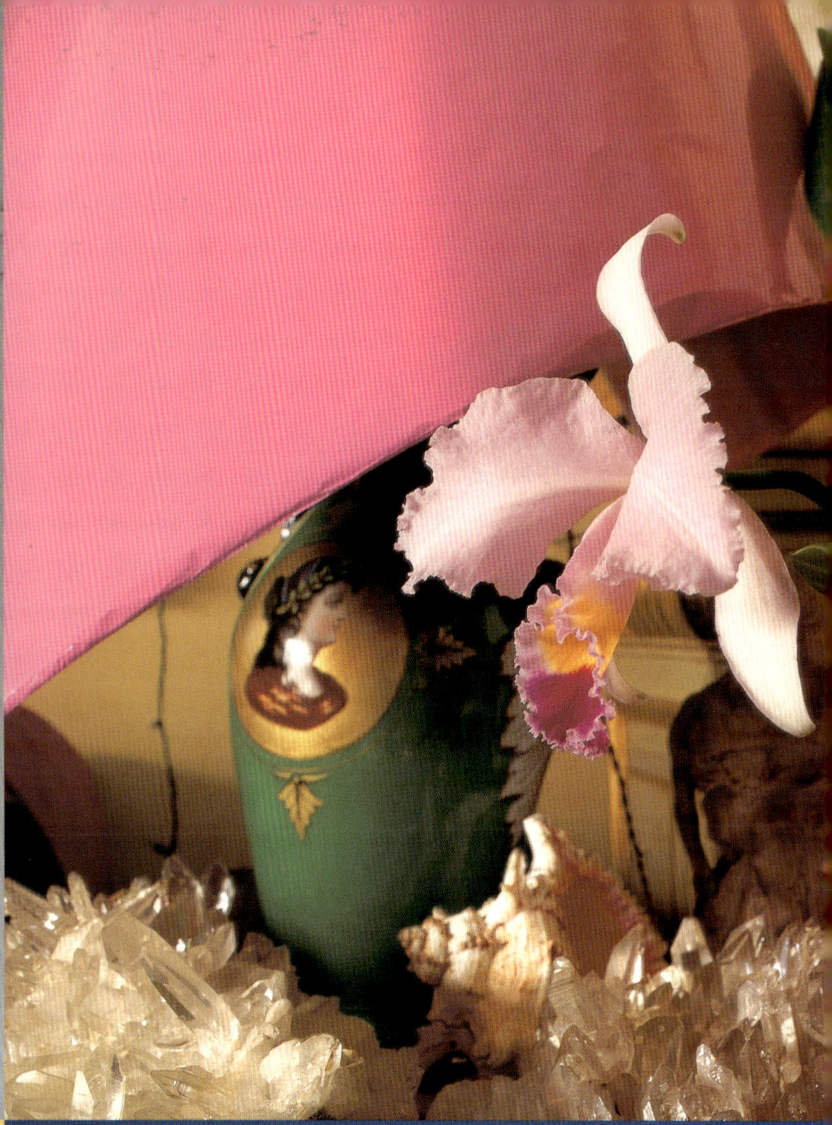
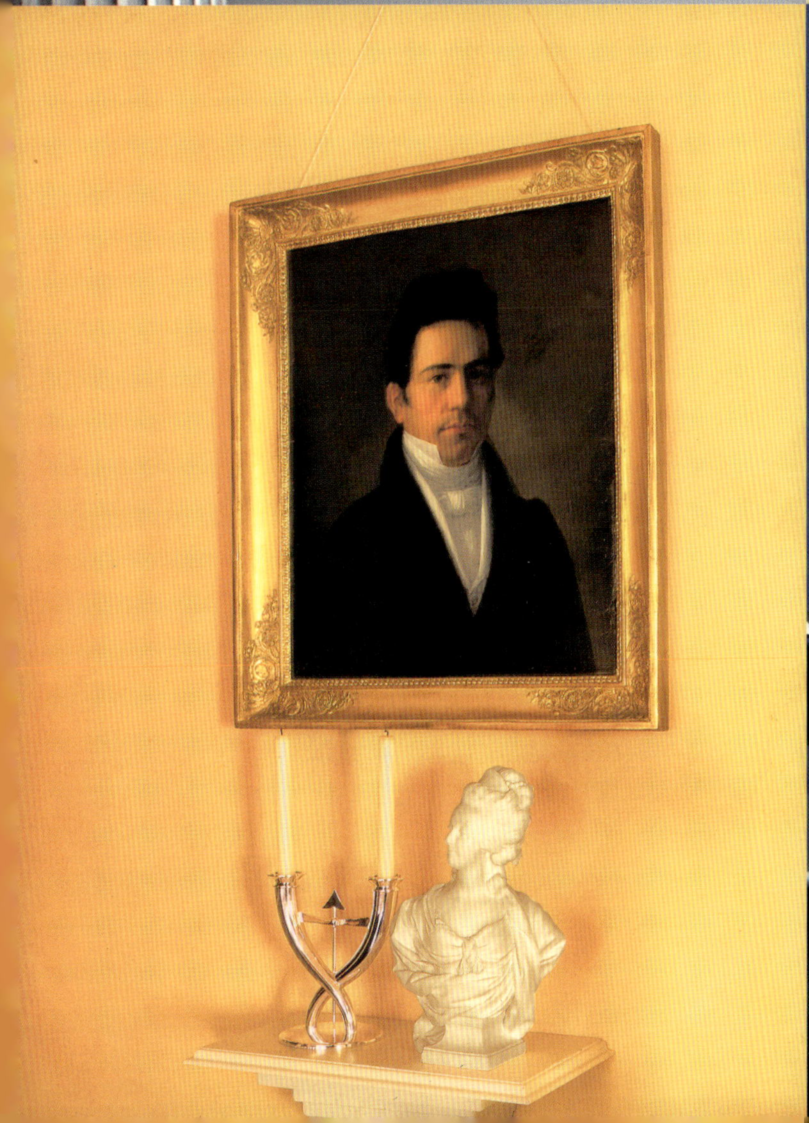
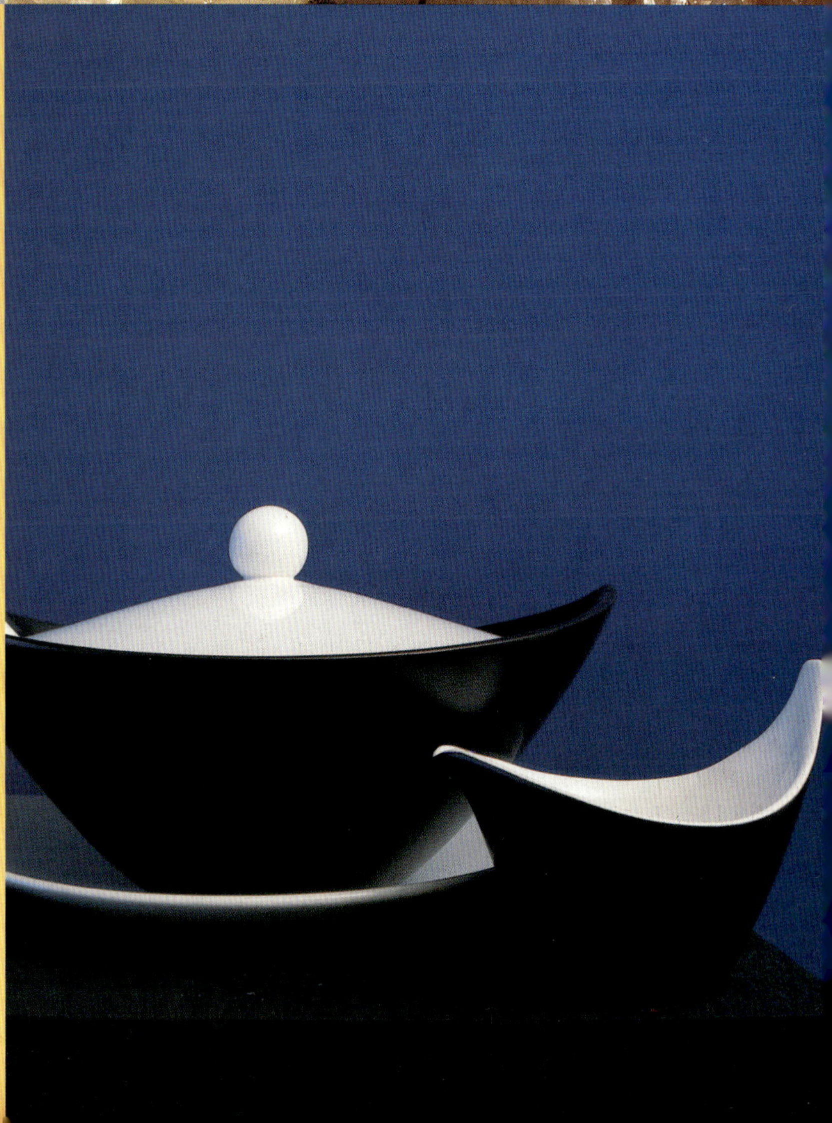

1	2	3	4
5	6	7	8

FOTOS AUF DEN SEITEN 112 UND 113

1

Grün ist zusammen mit Gelb und Rot eine der Hauptfarben des Neoklassizismus. Das Erbsengrün dieser Tür darf in französischen Wohnungen nicht fehlen. Es ist schwierig, den exakten Farbton zu treffen, und darum verleiht Erbsengrün einem Zimmer eine gewisse hauteur.

2

Weiß und Gold sind die *Farben des französischen 18. Jahrhunderts. Zahlreiche staatliche* châteaux *und* appartements de parade *besitzen weiß getäfelte Zimmer mit vergoldeter Detaillierung. Einst waren Weiß und Gold der Aristokratie vorbehalten, und noch heute erinnern sie an das* ancien régime.

3

Gustaviansches Grau, nach Gustav von Schweden benannt, ist ebenfalls eine neoklassizistische Farbe, die man wegen ihrer Nüchternheit für Interieurs verwendete. Der Neoklassizismus war schlicht und »maskulin«, und dazu paßte dieser dezente Farbton, dem jeder Anflug von Affektiertheit fehlt, vortrefflich.

4

Madame de Pompadour, Marie Antoinette und Kaiserin Eugénie bevorzugten Rosa, vor allem den frischen, hellen, säurehaltigen Ton, den wir hier sehen. Zusammen mit Vergoldungen und einem Hauch Silber gab es dem Interieur einen typisch französischen Charakter.

5

Bleu de porcelaine, *ein helles Himmelblau, ist dank der Porzellanindustrie in der französischen dekorativen Kunst unsterblich geworden. Dieser besondere Farbton, in England »Wedgwood blue« genannt, ist eine bevorzugte Farbe, seitdem es zum erstenmal verwendet wurde, um Porzellan zu verzieren.*

6

Rot, in China die Farbe der Zufriedenheit, ist in der französischen dekorativen Kunst seit langem eine bevorzugte Farbe, vor allem seit man weiß, daß die alten Römer Terrakottarot sehr schätzten. Tiefe, satte Rottöne wie Pompejirot und Etruskischrot waren besonders in Eßzimmern beliebt.

7

Neapelgelb, ebenfalls ein lebhafter neoklassischer Farbton, war eine der Lieblingsfarben Napoleons. Es wurde in den Ruinen von Pompeji und Herkulaneum entdeckt und als Hintergrund für viele heroische Interieurs des Kaisers benutzt, zum Beispiel in Malmaison.

8

Preußischblau war eine der Farben, die Napoleon auswählte, um die Größe seines Reiches zu symbolisieren. Er bestimmte es unter anderem für das dekorative Band auf dem Staatsporzellan und für die Stuhlpolster in seinen Suiten. Für ihn hatte es den gleichen Prestigewert wie Purpur im alten Rom.

RECHTE SEITE

Nach dem Ägyptenfeldzug Napoleons wurde das Studium der Kultur dieses alten Landes gefördert. Der populäre Stil verdankt dem Krieg eine wichtige neue Farbe, das »Ägyptischblau«. Dieses helle Blau wurde eine der Lieblingsfarben des Regence- und des Empirestils.

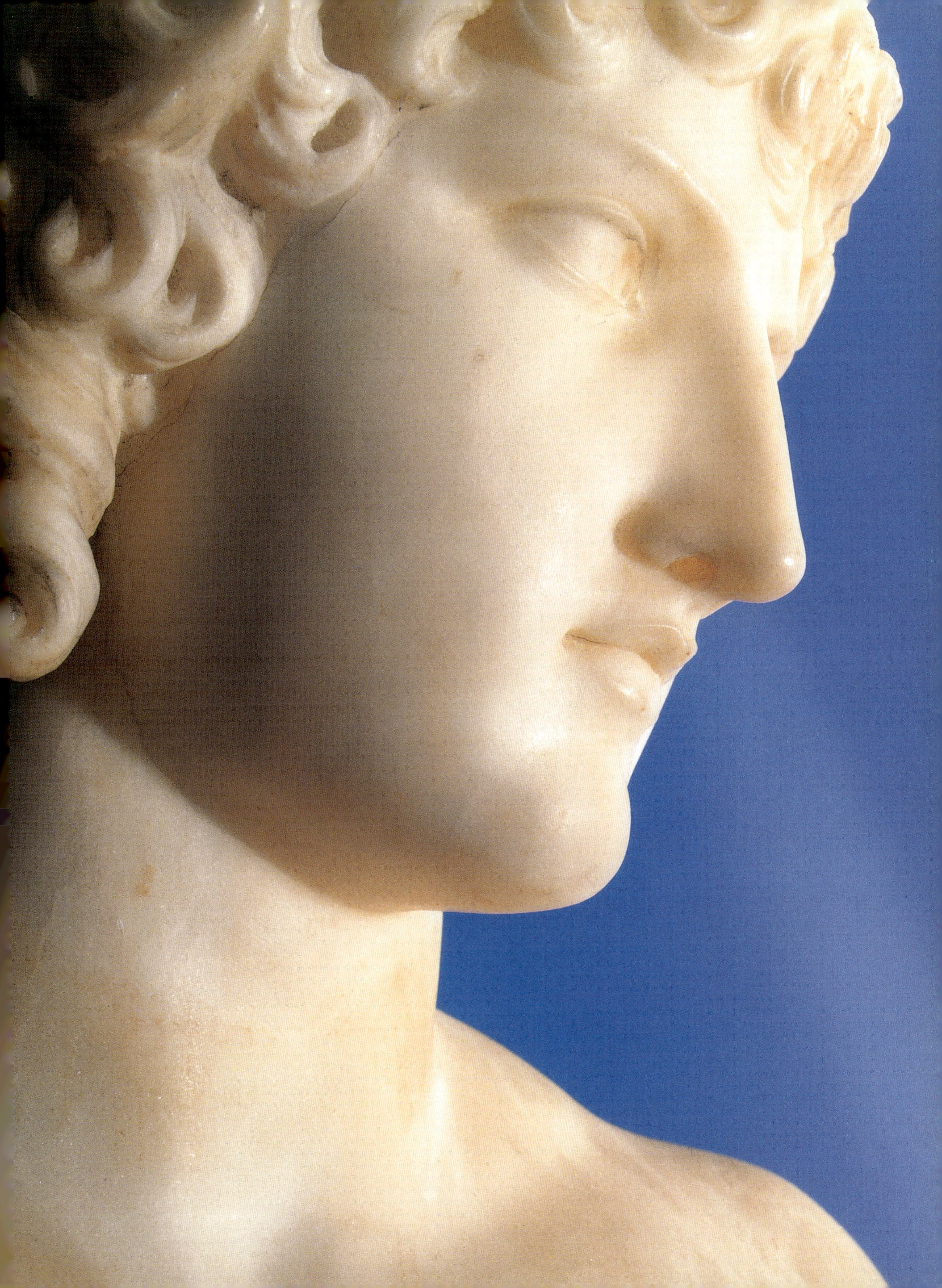

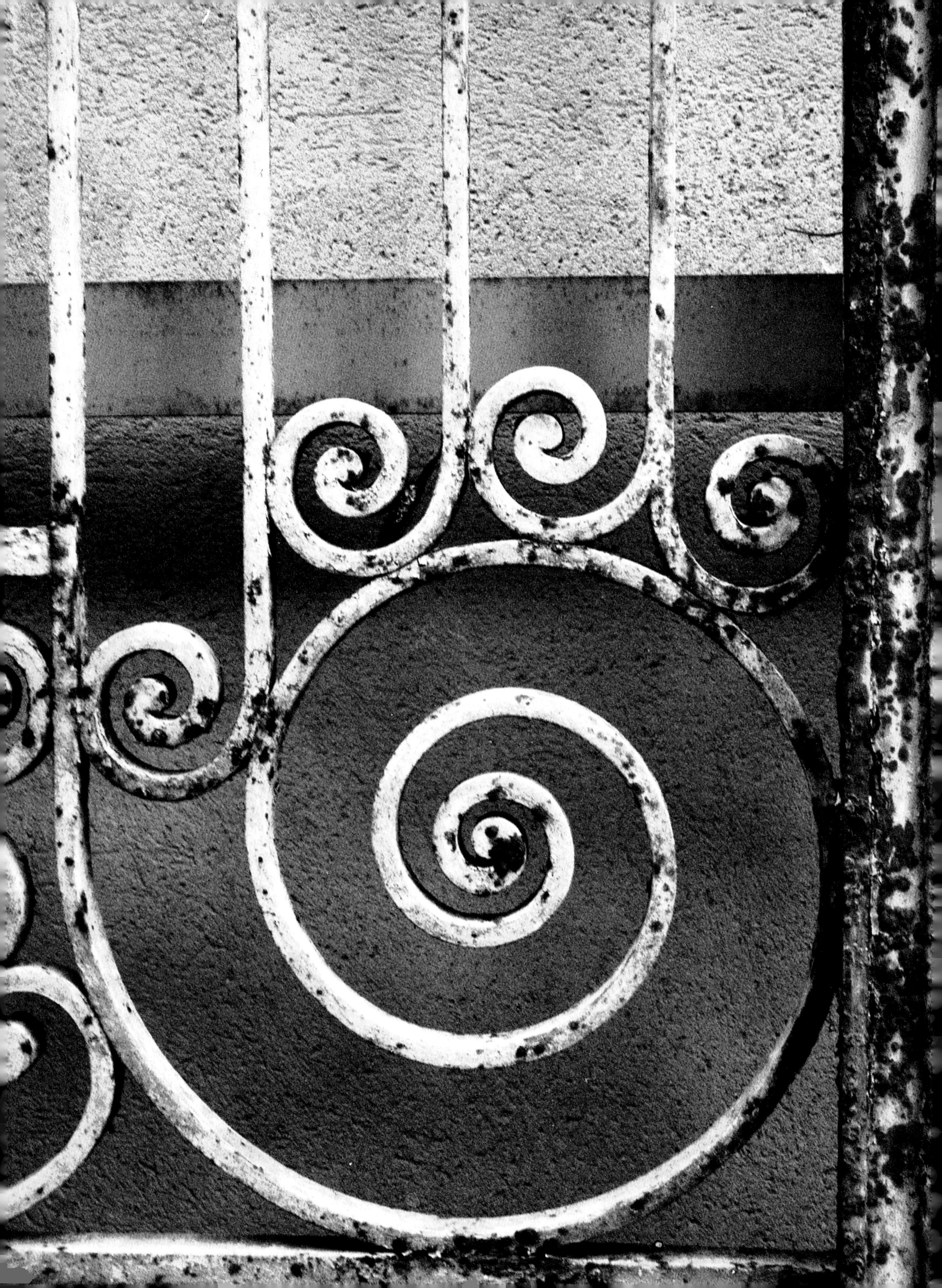

4

BAUSTEINE

Design ist wie eine Sprache. Es ist oft orts-spezifisch und kulturbezogen. Die gleichen Symbole und Muster tauchen in verschiedenen Formen und Stilrichtungen immer wieder auf und sind sowohl Quelle als auch Ergebnis der schöpferischen Inspiration.

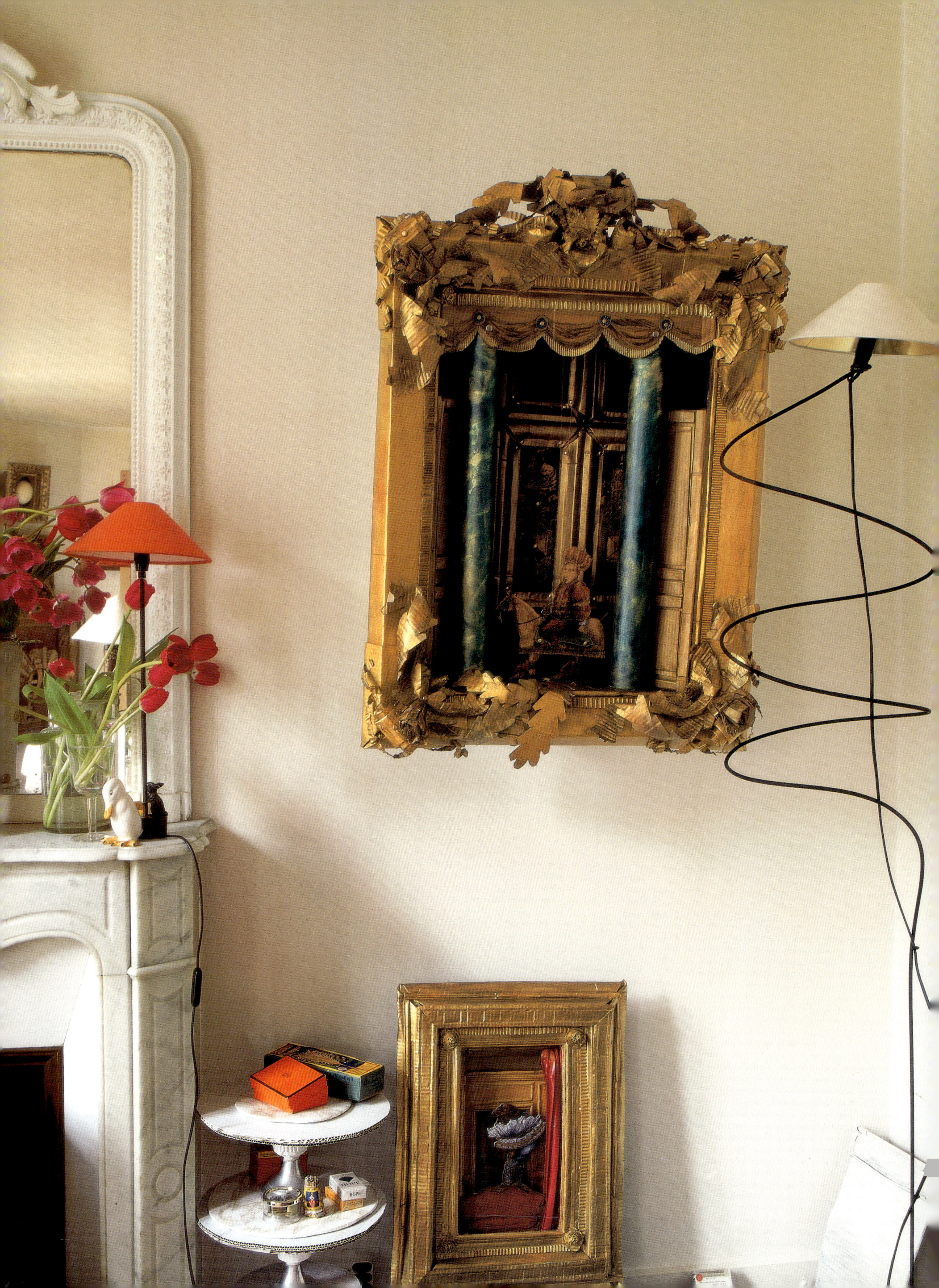

KREATIVER

KARTON

Ich war in einem Geschäft in New York, genauer gesagt, in SoHo. Es war ein französischer Laden, gefüllt mit schönen Sachen. Ich sah elegante, abgeschrubbte Tische, hübsche Stühle, Kerzenhalter, den allgegenwärtigen provençalischen *armoire* und an der Wand, passend zur Umgebung, ein Bild, das aussah wie ein Portrait aus dem 18. Jahrhundert mit schwer vergoldetem Schmuckrahmen. Es war nicht echt. Portrait und Rahmen waren aus Karton. Warum schuf ein offensichtlich sehr begabter Künstler etwas so Diffiziles aus Pappe? Warum diese Mühe? Die Besitzerin verstand die Frage nicht. Es war doch schön, oder nicht? Nun ja, sie war Französin.

Der Duc de Choiseul, Minister am Hofe Ludwigs XV., sagte: »Wir haben überhaupt keine Regeln. Regeln sind wie Ketten; es wohnt ihnen keine Freude inne.«

Ein Mann, ein Wort. Als Ludwig XV. nach einer blutigen Hofintrige seinem Minister verkündete: »Vetter, wir benötigen Eure Dienste nicht mehr«, wurde der Duc auf seinen Landsitz verbannt. Dort gab er weiter die phantasievollen Gesellschaften und *soirées,* die ihn so beliebt gemacht hatten. Schließlich war der Duc derart populär, daß der König ihn zurückrufen mußte. Zum Dank an seine Freunde baute Choiseuil in einem herrlichen Garten die berühmte *folie,* »die Pagode von Chanteloup«, eine vierstöckige Pagode im chinesischen Stil. Sie steht heute unter Denkmalschutz.

Es war eine Geste von eleganter Exzentrizität, genau das, worüber die Franzosen sich am meisten freuen.

Während ihrer ganzen Geschichte haben die Franzosen, was Stil und Geschmack betrifft, die *folie* mit inniger Begeisterung gefeiert. Sie ist die Seele der französischen dekorativen Kunst.

Von Marie Antoinettes völlig absurder *laiterie* bis zu Cocteaus grasbedeckten Wänden wurden das Exzentrische, das Übertriebene und das total Verrückte immer hochgeschätzt. Das gilt heute noch.

Es ist daher recht *symphatique,* daß Amélie Dillemann beschlossen hat, mit Pappe zu arbeiten. Sie wurde in einer Werbeagentur zur Art-Directrice ausgebildet. Zur Künstlerin wurde sie, wie viele andere, durch Zufall. Eine Wohnung, die sie von ihrem Onkel geerbt hatte, ein kleines Appartement hinter dem Hôtel des Invalides, war etwa

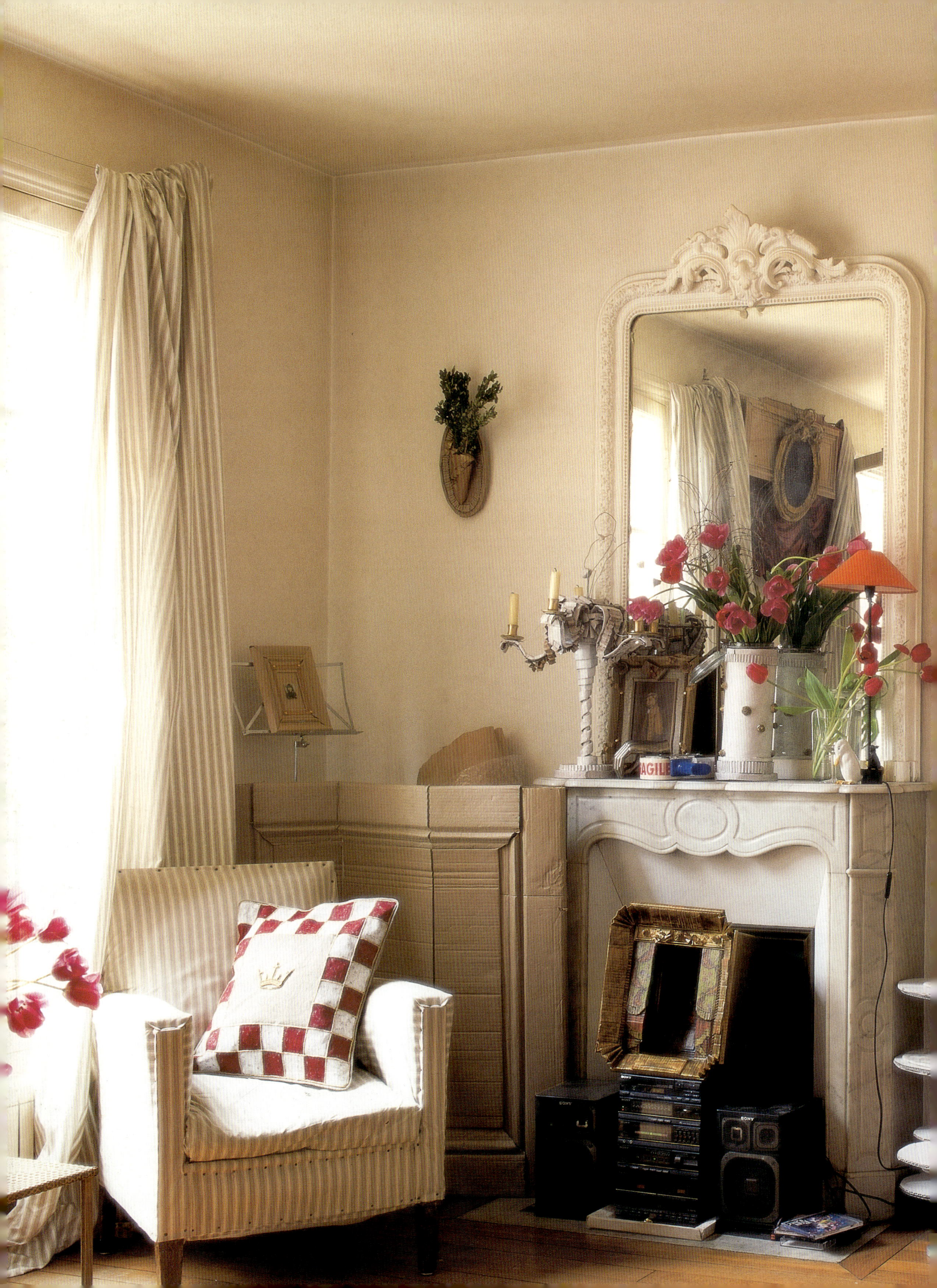

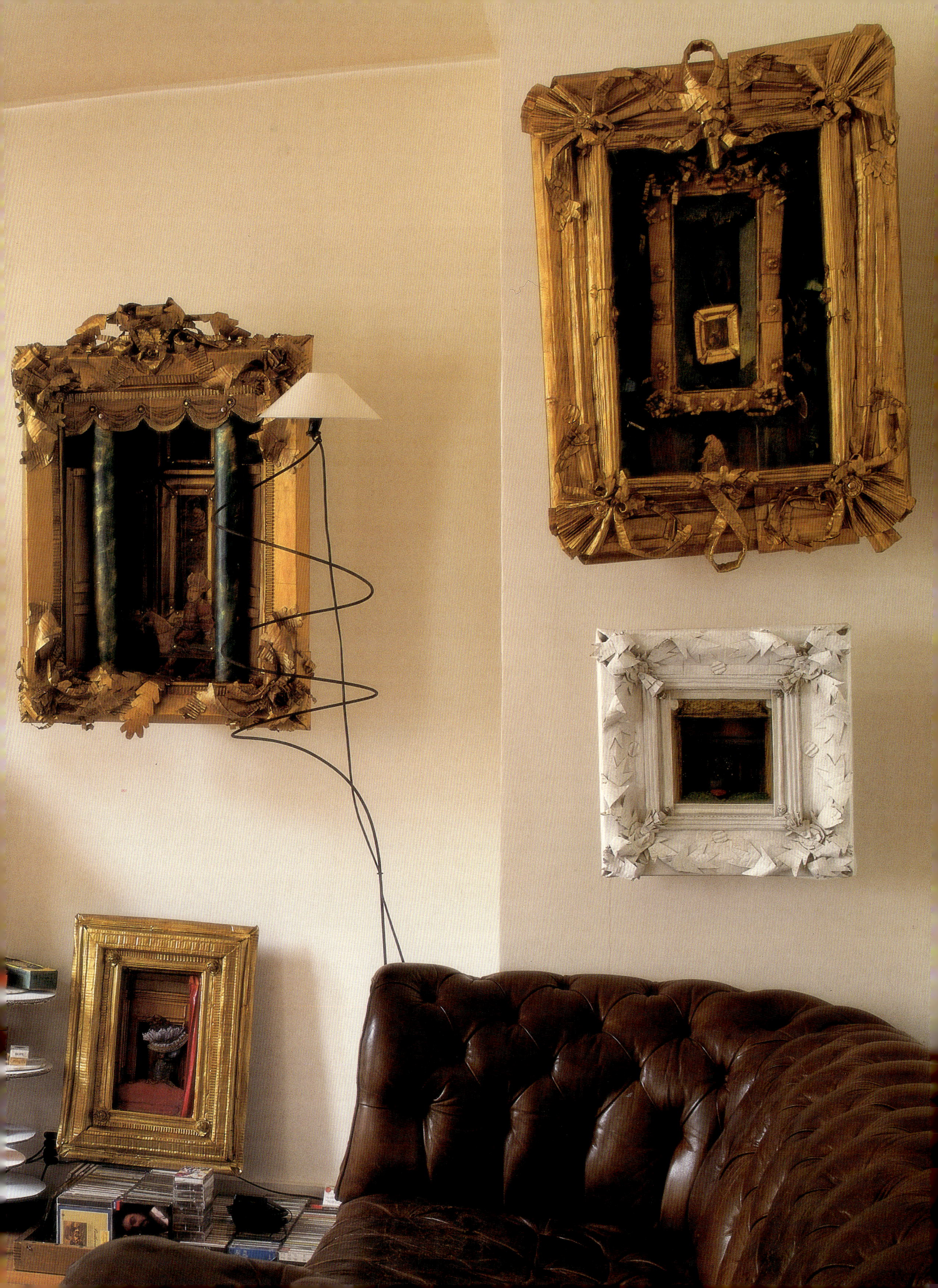

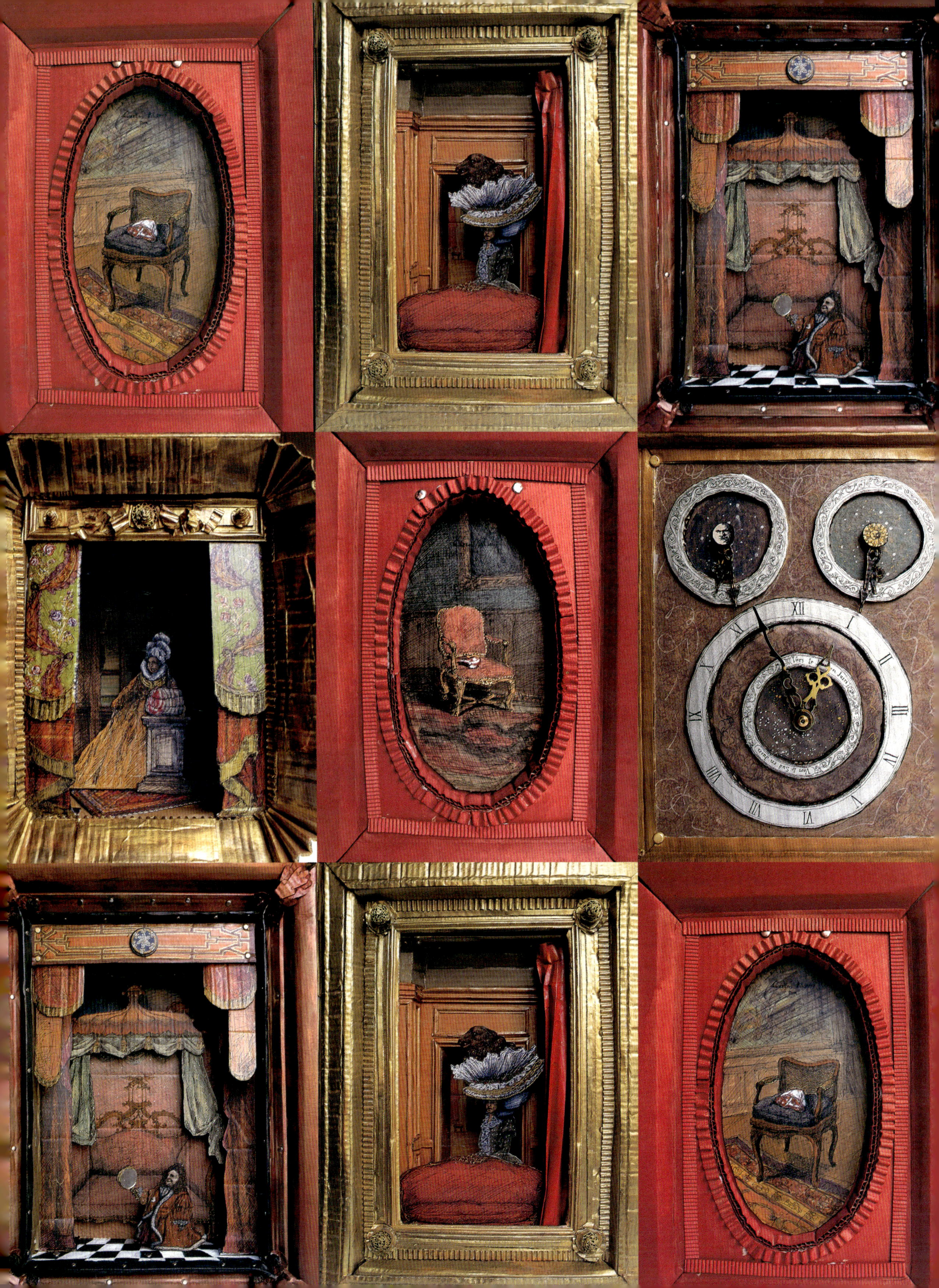

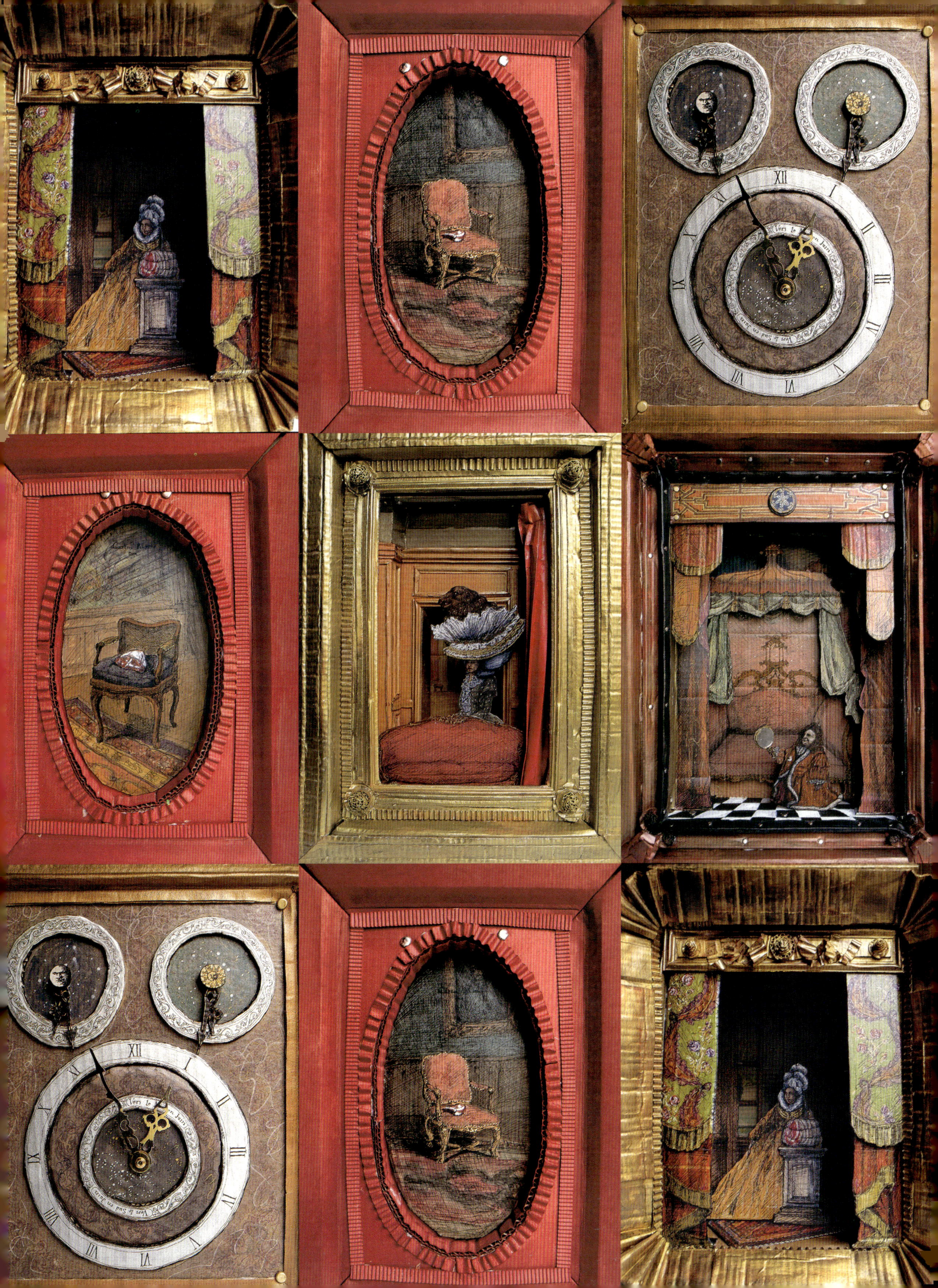

so charmant wie das Innere eines Kühlschranks, und um ihre »Träume« zu verwirklichen, machte sie sich mit dem einzigen Material an die Arbeit, das sie sich leisten konnte und für das sie keine Handwerker oder Werkzeuge benötigte. Das Ergebnis? Eine phantastische Illusion. Nichts ist, was es zu sein scheint – die gesamte Vertäfelung, die Portraits, einige Möbel und sogar die Kerzenständer bestehen aus Pappe.

Aber das ist nicht alles. Diese »Pappkreationen« sind nicht nur geschickte Theaterkulissen. Wenn sie es wären, hätte Dillemann niemals soviel Aufmerksamkeit und Lob erfahren. Es handelt sich um raffinierte Abstraktionen der Realität, um subtile Parodien der kostbaren *objets*, welche die Leute so ernst nehmen. Insofern gehen ihre Arbeiten über das Design hinaus und werden zur Kunst. Ein Kerzenständer besteht beispielsweise ganz aus Schnörkeln – eine Anspielung auf die übertrieben ausgefeilten Kerzenständer des 19. Jahrhunderts. Ein Portrait verspottet die Eitelkeit des Sonnenkönigs – sie hat ihn »vergoldet« und mit Plüsch verziert.

Amélie Dillemanns Werke sind in Paris gut angekommen. Heute stellt sie eine Reihe von Stücken für Museen her, und sie bereitet sich ständig auf neue Ausstellungen vor. Zwischendurch empfängt sie Journalisten, die über ihre *grand luxe*-Wohnung berichten wollen.

Das gibt es nur in Paris.

VORIGE SEITE (118)
Amélie Dillemanns Gemälde sind dreidimensionale »Reliefs«, umgeben von kunstvollen, stark vergoldeten Rahmen. Aus der Ferne sehen sie wie typische Schmuckportraits aus dem 18. Jahrhundert aus. Bei näherem Hinsehen entpuppen sie sich als geistreiche, charmante und originelle Kreationen aus Pappe.

VORIGE SEITEN (120 – 121)
Mit Karton und Schere verwandelte Dillemann ihre einfache Wohnung im 6. Stock in ein sorgfältig ausgearbeitetes Exposé ihrer schöpferischen Methode. Vertäfelung, Gemälde, Kerzenhalter und sogar einige Möbel bestehen aus dem unwichtigsten aller Materialien: Pappe. Dillemann erläutert, alle diese Stücke seien von der Sehnsucht nach Objekten inspiriert, die sie sich nicht habe leisten können. Aber das ist nicht alles. Sie folgt einer großen französischen Tradition (wie Marie Antoinette mit ihrer »Molkerei« in Rambouillet) und drückt ihr Verlangen nach einer folie à la française *aus!*

VORIGE SEITEN (122 – 123)
Die Komik dieser »Portraits« wird deutlicher, wenn man sie aus der Nähe betrachtet. Auf einer Papierbühne hinter Pappvorhängen stellt Dillemann Charaktere und Objekte aus der französischen Geschichte mit Geist und Stil vor.

GEGENÜBERLIEGENDE SEITE
Neben der patinierten imitierten Vertäfelung des Schlafzimmers steht ein Louis-XV-Stuhl aus Pappe. Auf ihm steht eine einfache Tasche – eine »Kelly Lookalike aus Karton«.

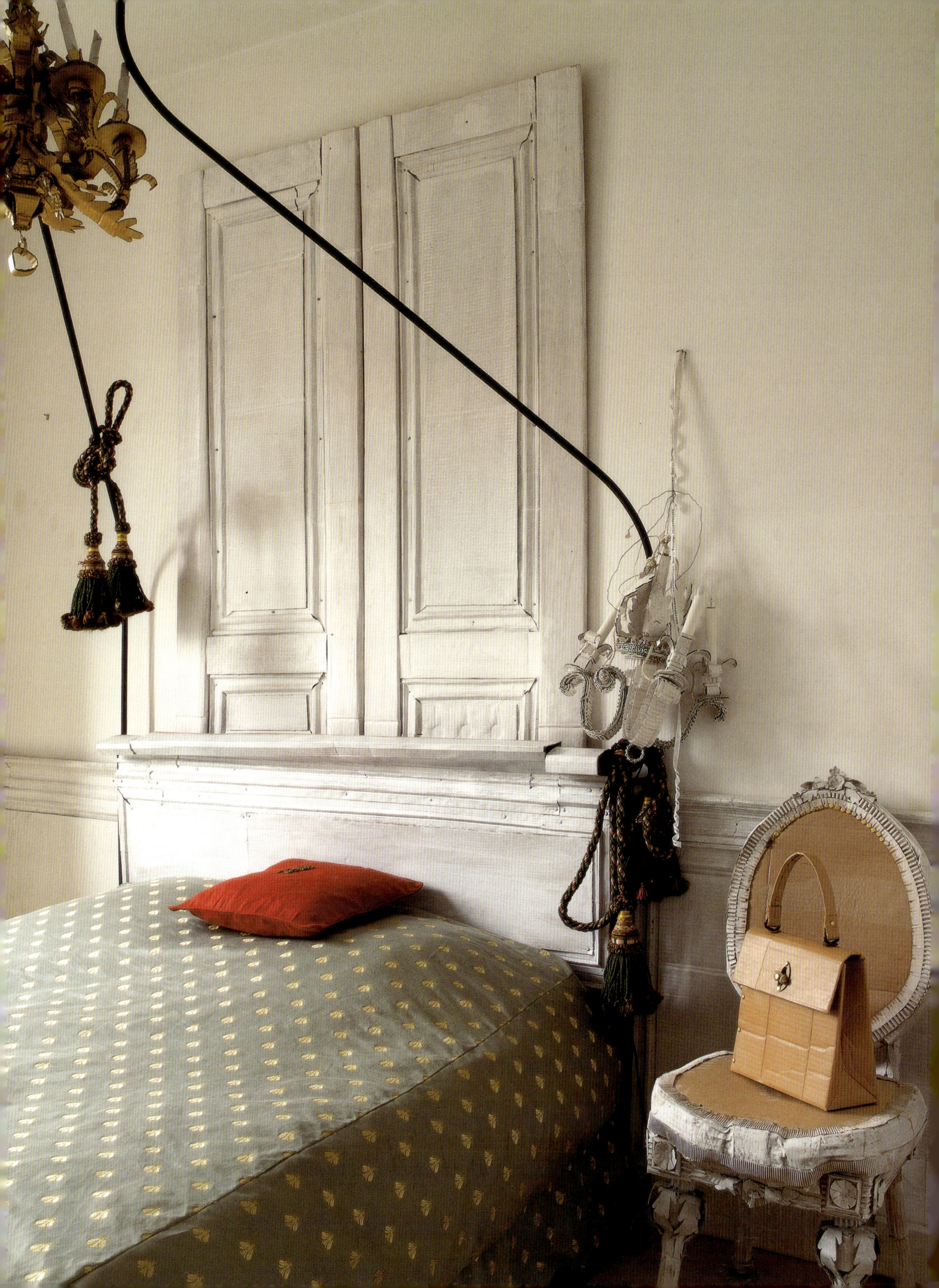

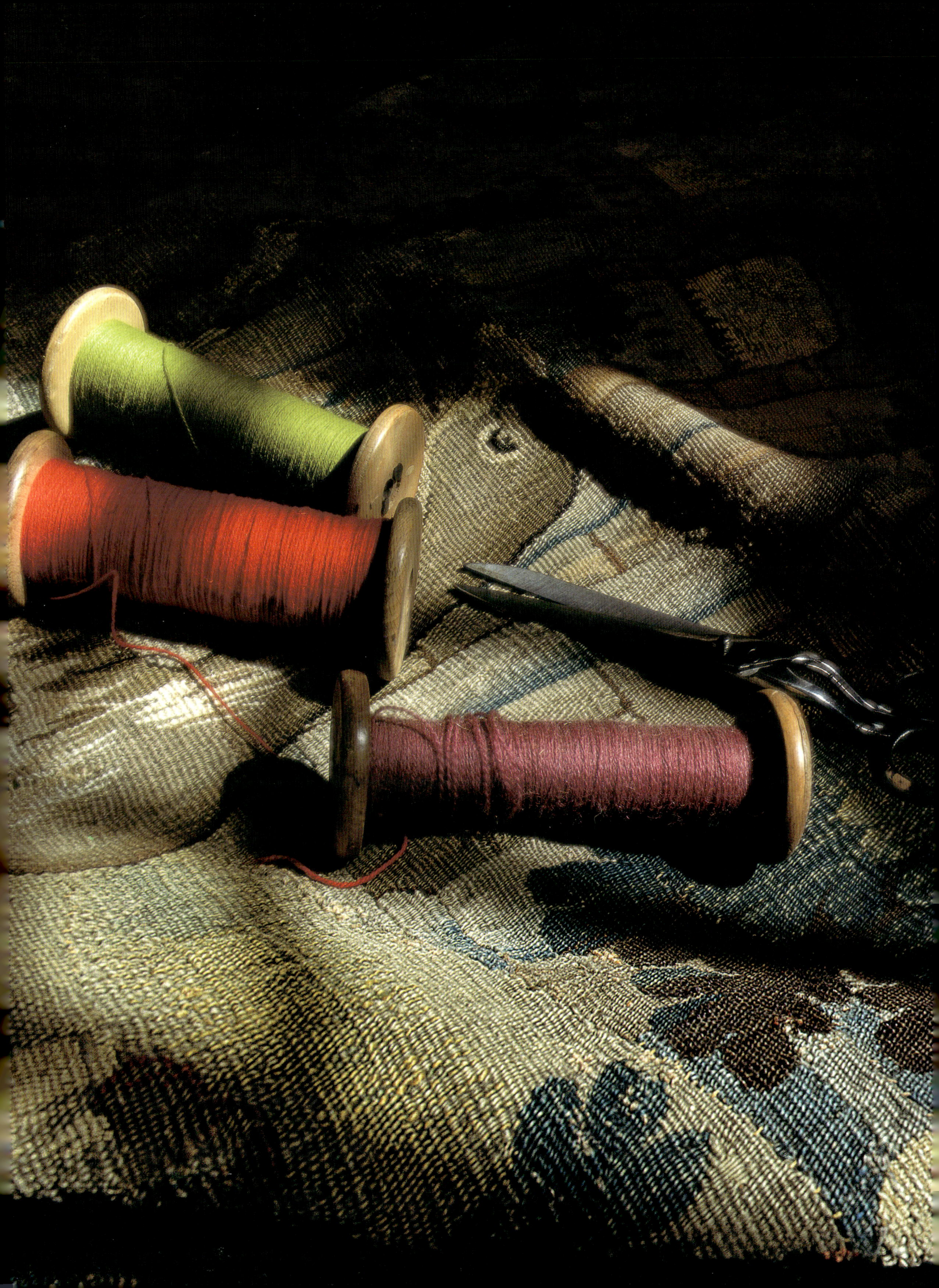

DIE LEGENDE VON AUBUSSON

Palais des Tuileries, Château de Malmaison, Hôtel de Bourienne, Château de Fontainebleau, Hôtel de Beauharnais, Louvre, Château de Saint-Cloud, Elyséepalast, Château de Compiègne, Hôtel de Charost … alle diese Kaiserresidenzen und mehr stattete Napoleon üppig mit samtigen Aubusson-Teppichen aus. Er liebte die Teppiche aus jenem Dorf im Zentrum Frankreichs. Allein 1806 soll er drei Millionen Francs dafür ausgegeben haben. Vielleicht ist es schwer vorstellbar, daß dieser große Herrscher sich zwischen Feldzügen und Eroberungen die Zeit nahm, Farben, Designs und Musterbücher für Stoffe zu betrachten. Doch für ihn waren Kunst, Industrie und Politik unlösbar miteinander verbunden. Traditionelle Werte aus dem Erbe des *ancien régime*, zum Beispiel gute Qualität, Respekt vor dem Material und der Raffinesse der Details und des Schliffs, wurden nun in die expandierende Luxusindustrie Frankreichs integriert. Mit der Unterstützung Napoleons produzierte Aubusson Stücke von unerreichter Schönheit und Qualität, und die Folge waren Export und Wirtschaftswachstum.

Lange bevor die Teppiche, die Napoleon so bewunderte, *de rigeur* wurden, war Aubusson schon für seine exquisiten Tapisserien bekannt. Das Dorf liegt am Ufer der Creuse, deren funkelndes, sauberes Wasser sich hervorragend zum Färben von Wolle eignet. Seit dem 14. Jahrhundert war kein adeliges Haus komplett, wenn nicht ein Gobelin aus Aubusson wenigstens eine Wand ganz bedeckte. Ludwig XIV., Ludwig XV., Ludwig XVI., die Pompadour und Marie Antoinette waren Kunden der Werkstätten. Aubusson genoß stets einen guten Ruf, doch der finanzielle Erfolg seiner Werkstätten war weniger beständig.

Das Dorf war seit langem als Zentrum der Tapisserie bekannt, als 1743 Teppichfabriken gebaut wurden, weil die Nachfrage nach türkischen und Perserteppichen stark zugenommen hatte. Gewiefte Geschäftsleute nutzten die Gelegenheit und errichteten Werkstätten, um »orientalische Kopien« für eine High Society herzustellen, die immer begieriger nach Bequemlichkeit war. Die Frauen des Dorfes arbeiteten in den neuen Fabriken hinter speziellen senkrechten Webstühlen, »damit sie sich nicht zuviel vorbeugen mußten, was als schädlich für die weiblichen Organe galt«. Das soll nicht heißen, daß Gesundheit und Zufriedenheit der Arbeiter damals Vorrang hatten. Monsieur Bonneval, der »Aufseher der königlichen Manufakturen«, berichtete, die Familien lebten nur von »Kohlwassersuppe und Brot voller Spelzen« und sie seien gezwungen, schrecklich lange zu arbeiten, und zwar mit Lampen am Hals, damit sie nachts weitermachen konnten. Sie schliefen auf Strohsäcken in armseligen Hütten. Glanzvoll war nur das Endprodukt, aber gewiß nicht dessen Herstellung.

Obwohl die Werkstätten von Aubusson vorzüglich arbeiteten, waren sie ihren Kunden zu fern, als daß sie über die wechselnden Marotten und Moden der Aristokratie auf dem laufenden hätten sein können. Die Nachfrage des Hofes nach Teppichen aus Aubusson ging 1750 zurück; die neuen Kunden kamen aus der wohlhabenden Mittelschicht. Aubussons Schicksal blieb wechselhaft: Es erlebte eine neue Blüte unter Napoleon, dann kam die industrielle Revolution, und die potentiellen Käufer betrachteten Teppiche nicht mehr als Schmuckstücke der Wohnung. Es war nicht leicht zu überleben.

Trotz großer Anstrengungen im frühen 20. Jahrhundert, Designs von einigen der berühmtesten zeitgenössischen Künstler zu erlangen, wird das traditionelle Geschäft in diesem Dorf heute nur noch in einer Werkstatt fortgesetzt. Ihrem derzeitigen Eigentümer, Jean-Jacques-Benedict Wattel von der »Manufacture Royale St Jean« ist es gelungen, einen Familientraum wahr zu machen – ein romantischer, märchenhafter Schluß der Geschichte. Wattels Großvater, ein Gentleman namens Blondeau, war ein Maler, der Musterzeichnungen für die Teppiche angefertigt hatte. Seine Frau stand am Webstuhl und erweckte die Designs ihres Mannes zum Leben. Zusammen träumten sie davon, eines Tages ihre eigene Werkstatt zu besitzen. Es gelang erst ihrem Enkel.

Wattel ist fest entschlossen, dem handgewebten Teppich wieder seinen alten Rang in der französischen dekorativen Kunst zu verschaffen. Er ist voller Ideen. Er hat die Herstellung erheblich vereinfacht, indem er die Zahl der verschiedenen farbigen Garne reduzierte, und er bemüht sich um Zusammenarbeit mit erstklassigen Designern wie Garouste und Bonnetti. Vor mehr als 250 Jahren stieg Aubusson ins Teppichgeschäft ein, weil es eine Marktlücke entdeckte. Wer wagt es zu behaupten, dies sei kein zweitesmal möglich?

VORIGE SEITE (126)
Ein Stilleben mit einem Wandteppich aus Aubusson und einigen Scheren und Spulen erinnern an die Komposition und das Licht in den Werken holländischer Meister – kein unpassender Vergleich, weil Tapisserie und Teppiche aus Aubusson im 17. Jahrhundert weit verbreitet waren.

GEGENÜBERLIEGENDE SEITE
Als Jean-Jacques Wattel die berühmte Werkstatt von Aubusson übernahm, erbte er ein Lager mit einem ungewöhnlich großen Sortiment von Seiden- und Wollspulen. Fast wie das Äquivalent einer lebensgroßen Farbmusterkarte spiegeln die Spulen die Details und Nuancen wider, die in Aubusson-Teppichen erreicht werden konnten.

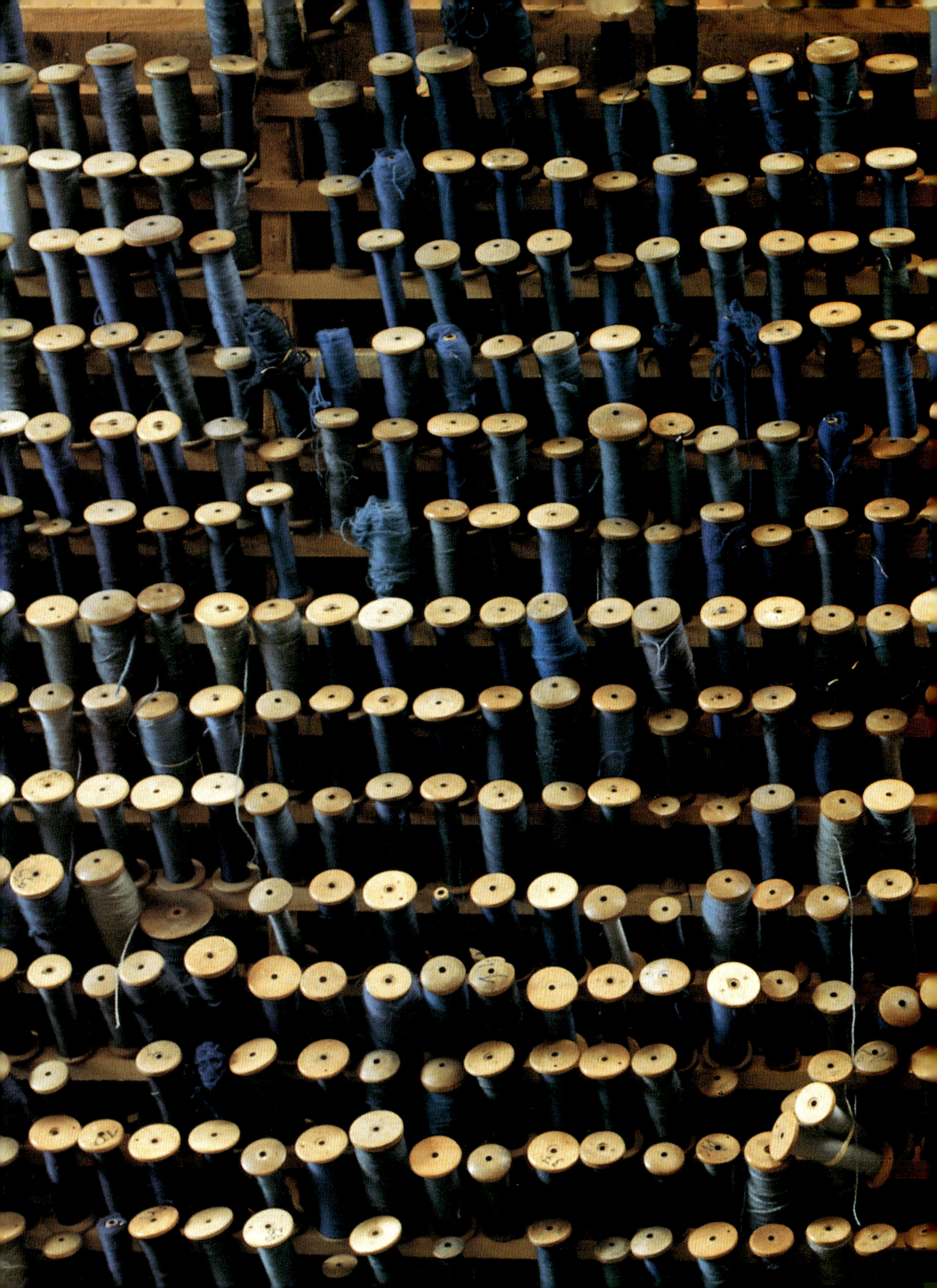

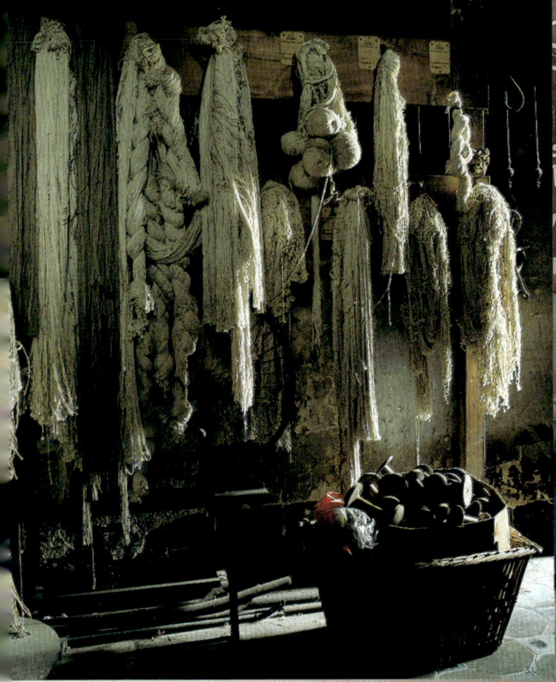
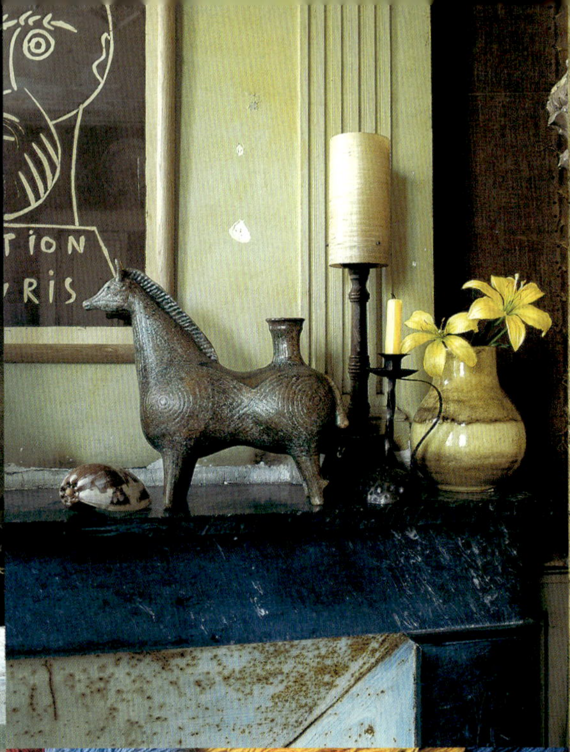
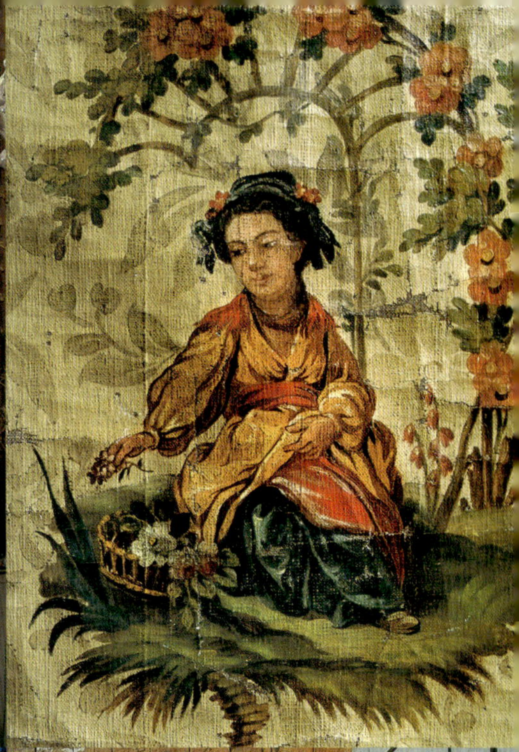
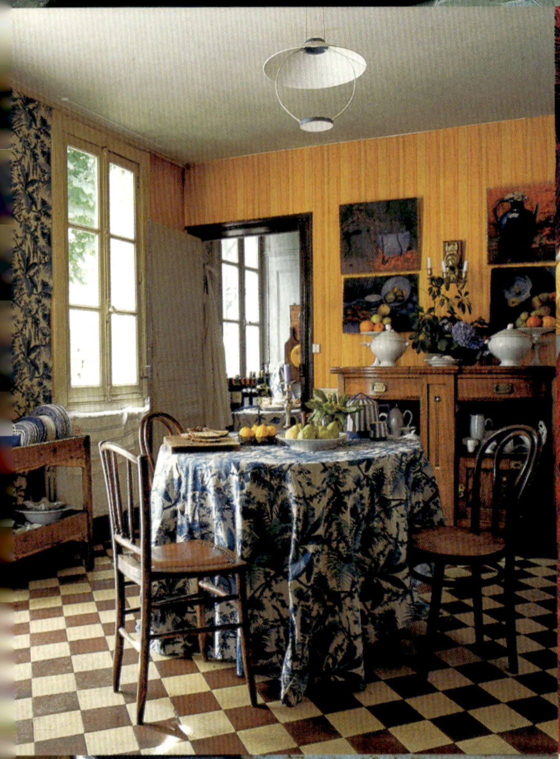
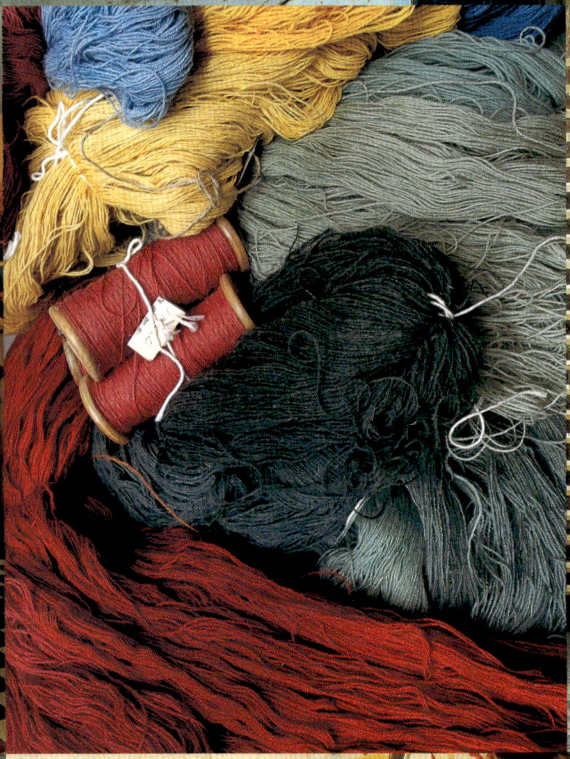
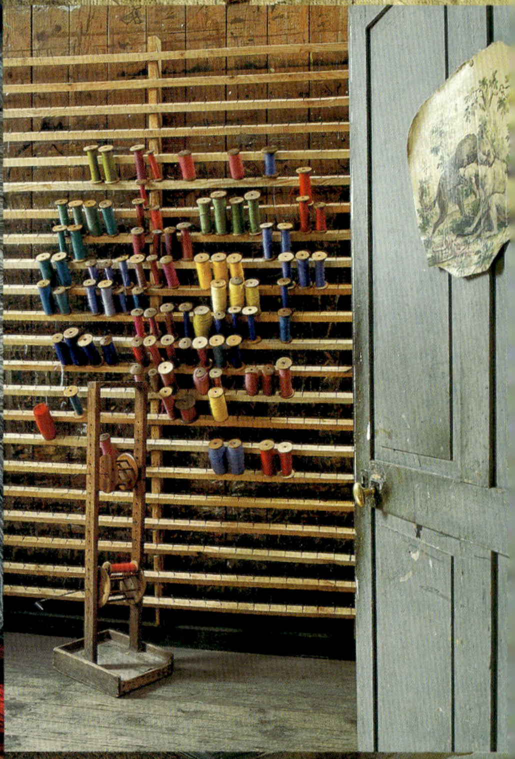
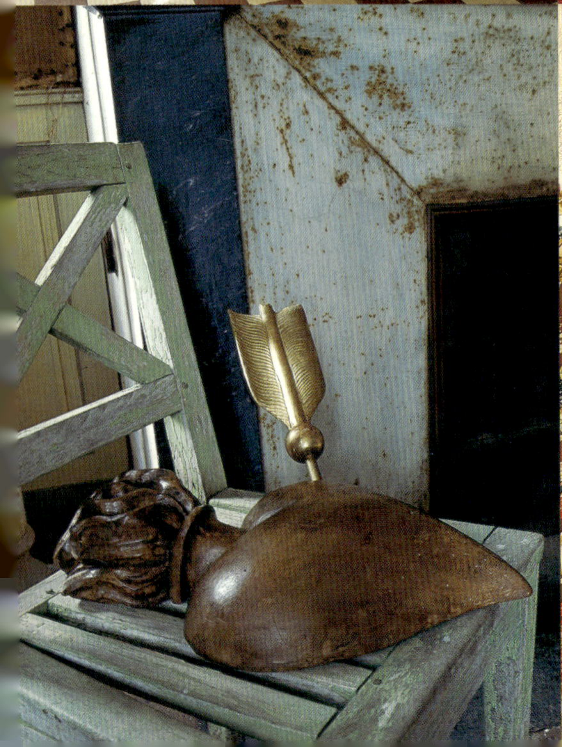
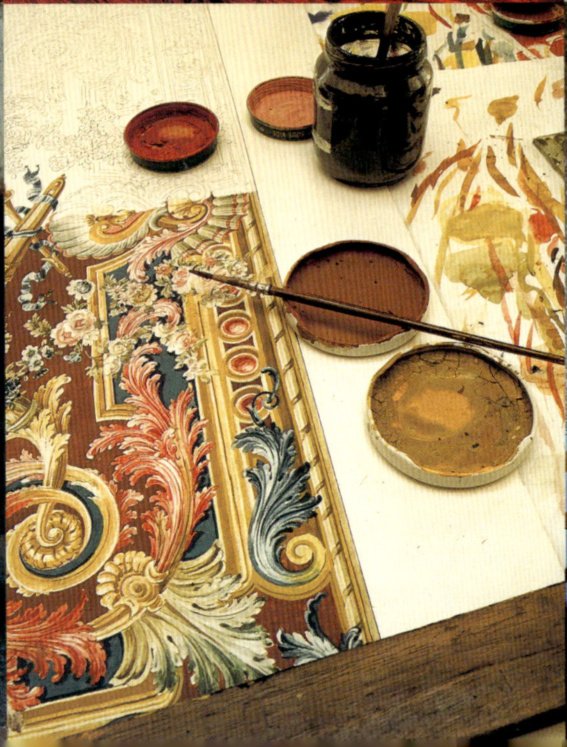
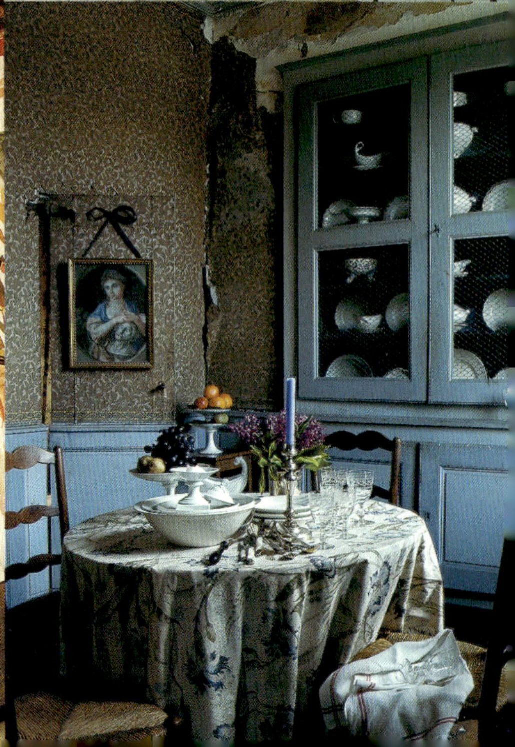

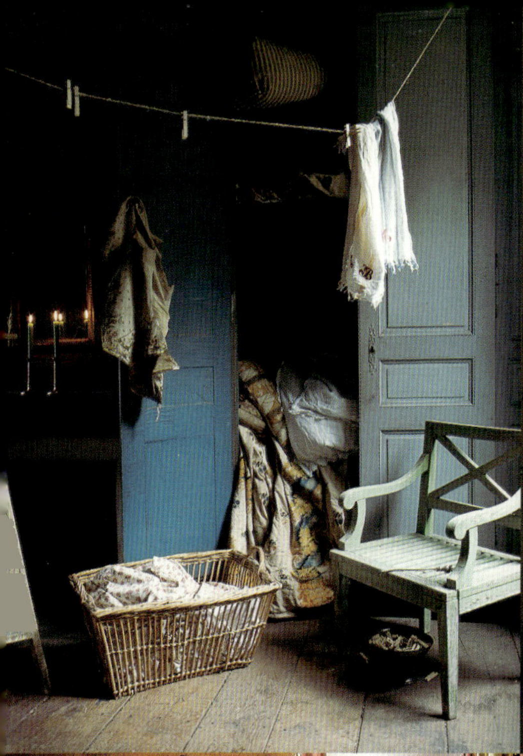
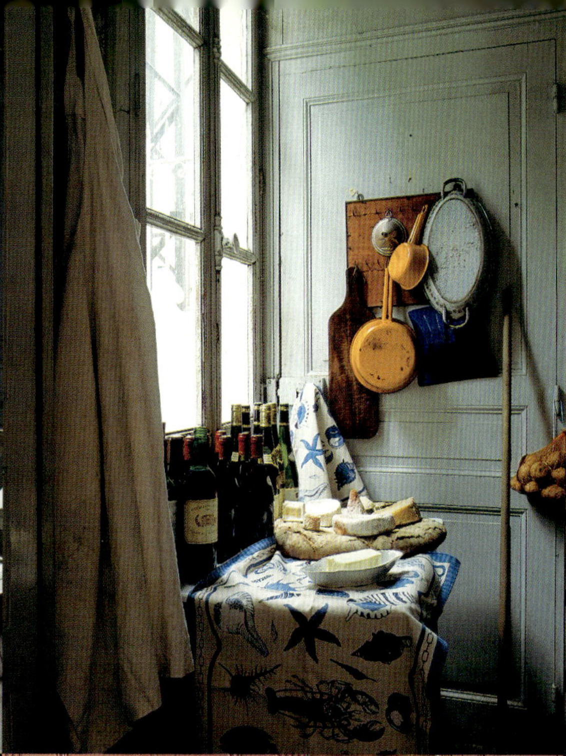
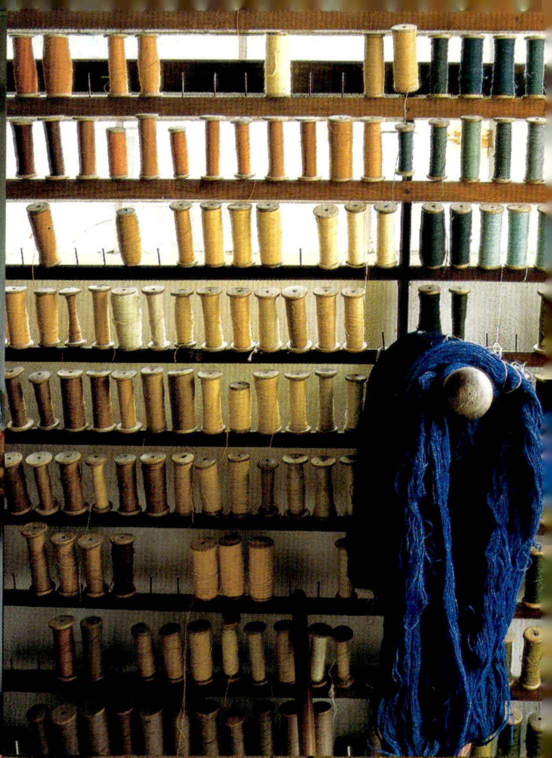
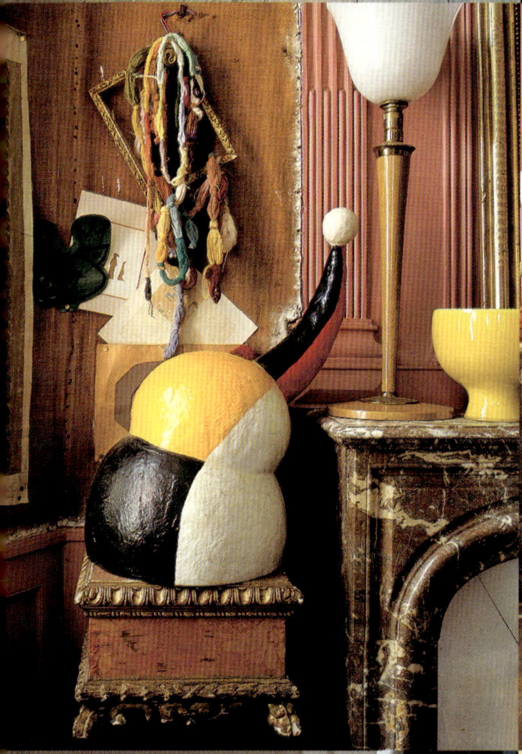
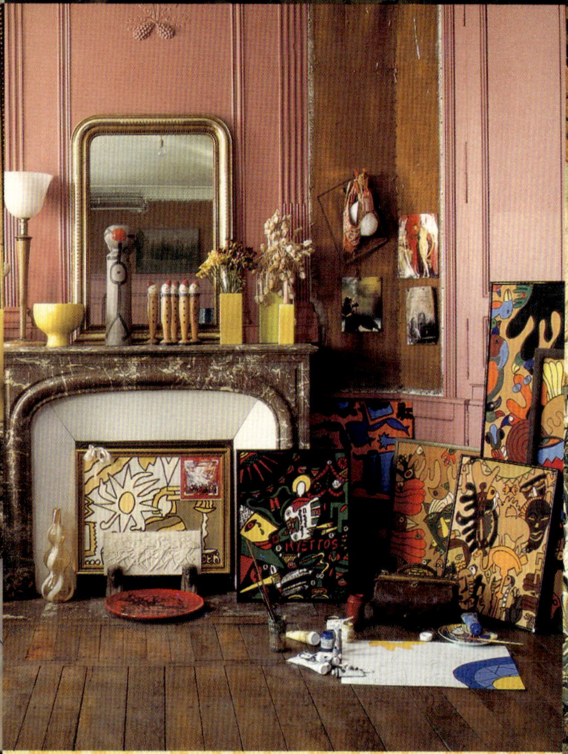
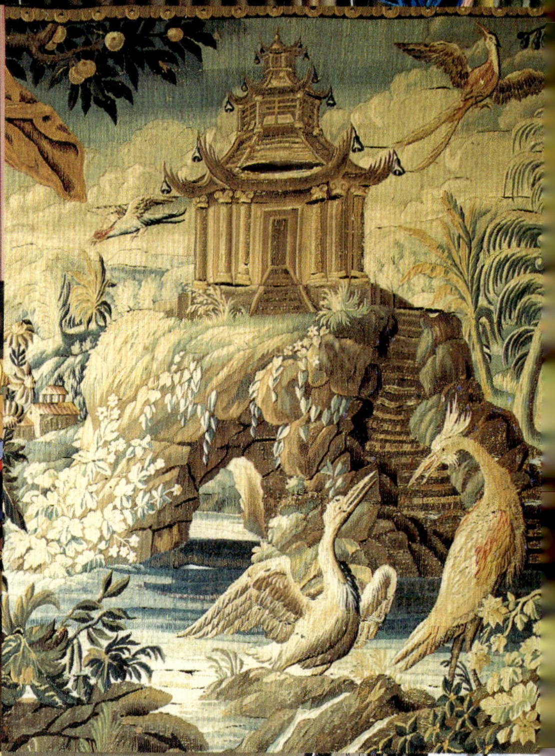
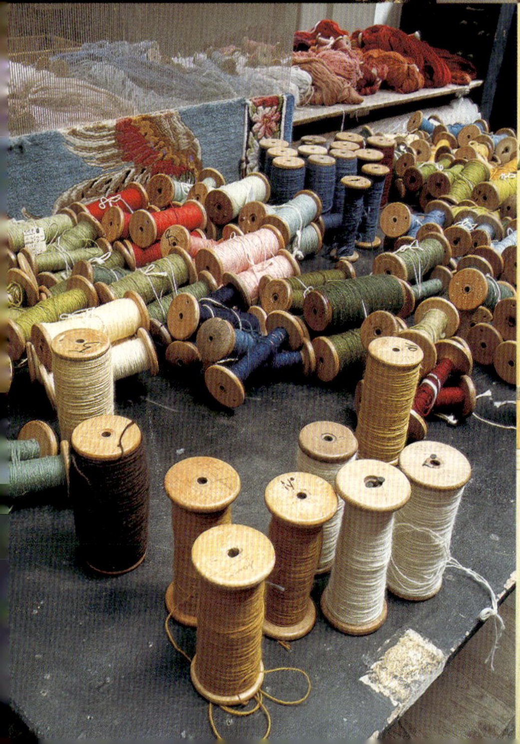
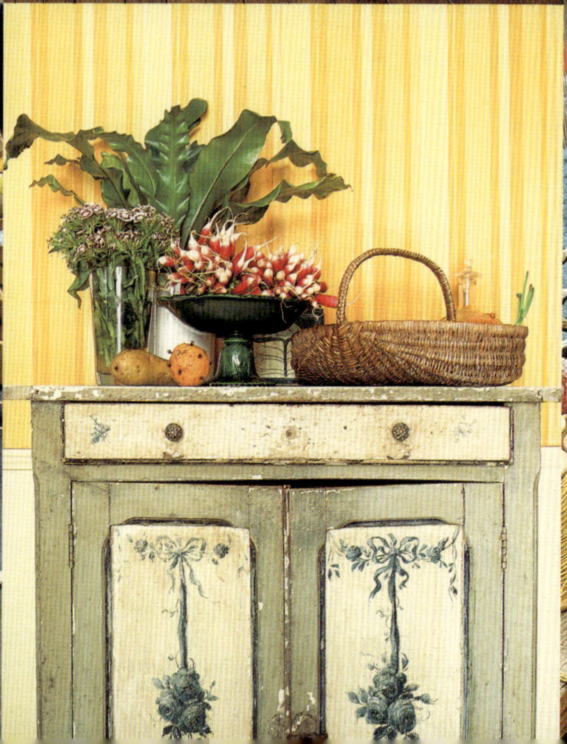
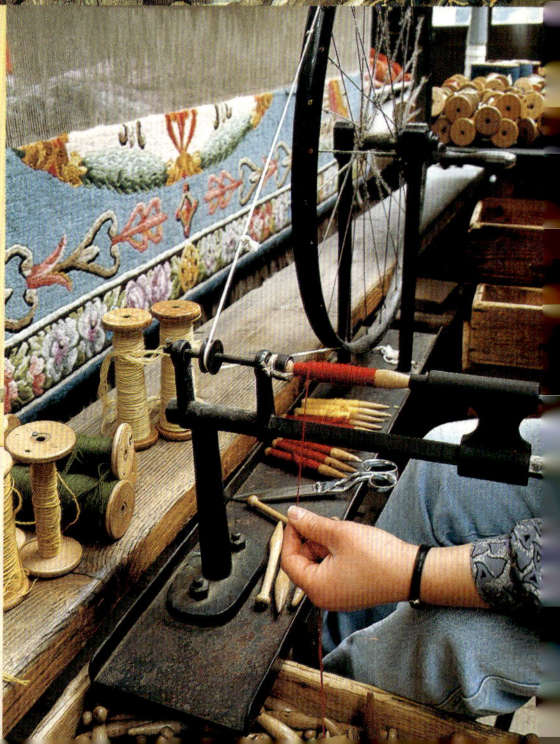

1	2	3	4	5	6
7	8	9	10	11	12
13	14	15	16	17	18

FOTOS AUF DEN SEITEN 130 UND 131

1

Aubusson war seit dem 14. Jahrhundert als Zentrum der Tapisserie anerkannt. Nach der Revolution begann der Niedergang dieser langen Tradition.

2

Ein Keramikpferd aus dem Jahr 1950 und eine affiche von Picasso schmücken diesen Kaminsims in Aubusson. Das Haus gehört den Eigentümern der Werkstatt.

3 & 12

Nach der Revolution war es nicht mehr Mode, ganze Wände mit Teppichen zu behängen. Deren Herstellung war äußerst langwierig und teuer, und daher wurde Tapisserie exklusiver. Man benutzte sie nur noch, um einen seltsamen Stuhl zu beziehen oder eine Tür zu schmücken. Das ist der Grund für die Form und Abmessung vieler erhaltener Stücke.

4

Die Waschküche dieses Hauses in Aubusson mit originalen Directoire-Einbauten sieht heute kaum anders aus als zur Blütezeit des Dorfes. Damals hielten die Bestellungen Napoleons die Einwohner auf Trab.

5

Bunte Töpfe und Pfannen an der Vertäfelung aus dem späten 18. Jahrhundert zeigen, daß der Eigentümer einen natürlichen Sinn für Farbe und Muster hat.

6 & 8

Napoleon hatte eine Suite, in der seine Lieblingsfarben – tiefe Rot, Grün- und Gelbtöne – vorherrschten. Diese sind Teil des Erbes, das Aubusson bewahren möchte.

7

Die Küche zeigt, wie ernst es dem Eigentümer damit ist, mit der ursprünglichen Dekoration des Hauses zu leben. Tapeten aus verschiedenen Epochen erhöhen den Reiz des Raumes.

9 & 16

Die Muster für Aubusson-Teppiche – Blumen, Laubwerk, Schwäne, Pfauen sowie militärische und kaiserliche Symbole – waren traditionell kräftig, ihre Farben hell. Diese hatten poetische Namen wie bois de citron (Zitronenholz) und aurore (Morgendämmerung).

10

Eine Skulptur rätselhafter Herkunft steht vor einer typischen Ansammlung farbiger Garne und Schnipseln von Musterzeichnungen.

11

Im Atelier des Hauses stehen Gemälde, Zeichnungen und Keramikgefäße des Eigentümers herum.

13

Im Atelier des Hauses liegt ein von einem Pfeil durchbohrtes Herz auf einem nicht restaurierten Directoire-Stuhl.

14

Die Designs oder Musterzeichnungen für Aubusson-Teppiche werden auf Tuch oder Papier mit einem feinen Gitter gemalt. Jedes Quadrat entspricht einem Knoten. Dann legt man die Muster hinter die straffen, senkrechten Fäden des Webstuhls, damit sie dem Weber als Anleitung oder Farb- und Formplan dienen.

15

Ein Eßzimmer mit Einbauten, die noch aus der Periode des Directoire stammen.

17

Die bemalte Kommode in der Küche wird Jean-Jacques Großvater Blondeau zugeschrieben, der die Muster für die Aubusson-Teppiche malte.

18

Der samtige Flor von Aubusson-Teppichen. Die Teppiche werden sorgfältig von Hand getrimmt – eine langwierige Arbeit. Die kleinen, fast unsichtbaren Unregelmäßigkeiten geben dem Stoff seinen Glanz.

RECHTE SEITE

Das Wohnzimmer des Hauses in Aubusson verdankt seine Atmosphäre einem afrikanischen Häuptlingsstuhl, zwei Directoire-Stühlen, einem Paar korinthischer Säulen, einem Keramikpferd aus den 50er Jahren und einer affiche von Picasso.

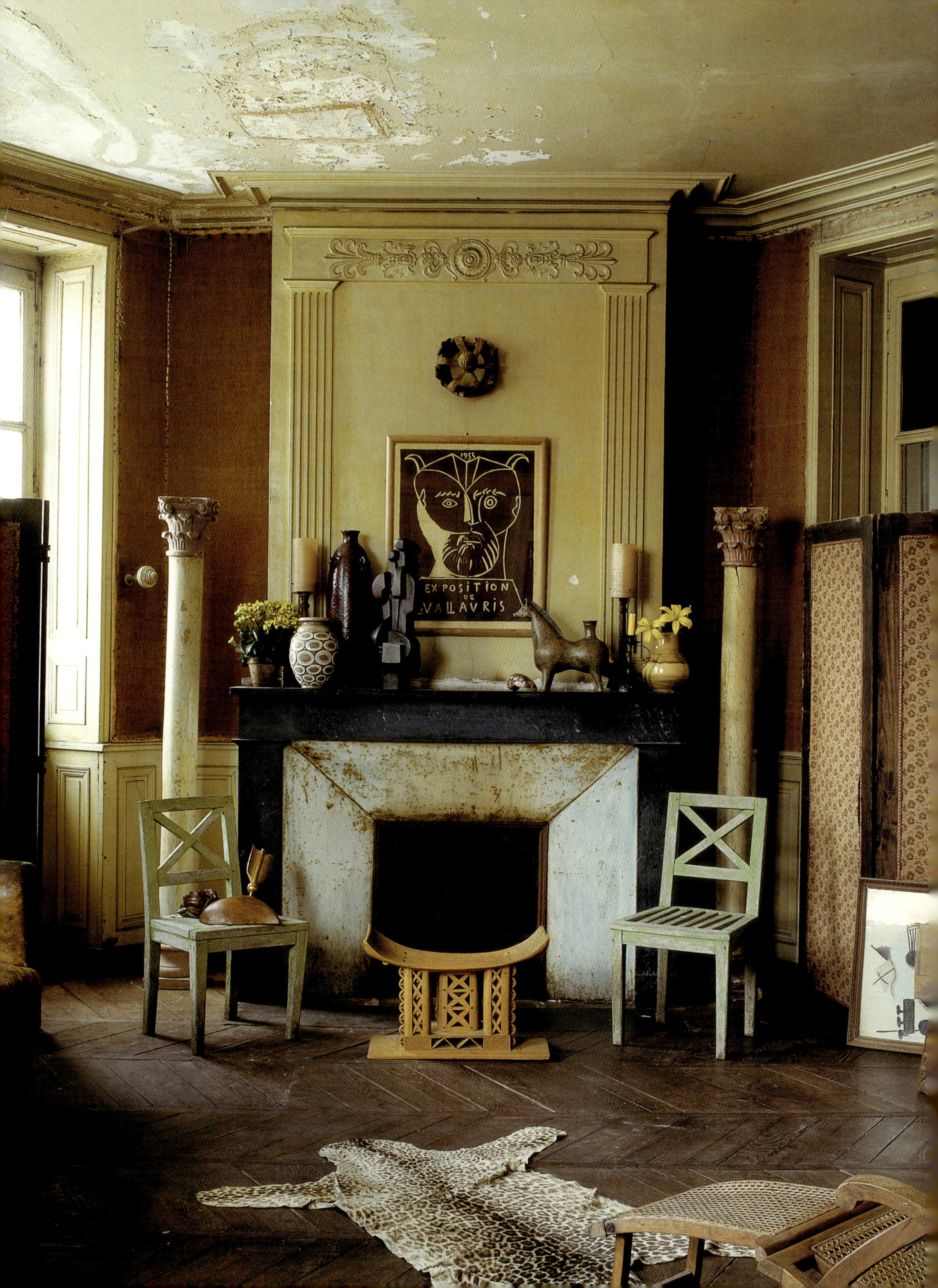
1955
EXPOSITION
DE
VALLAURIS

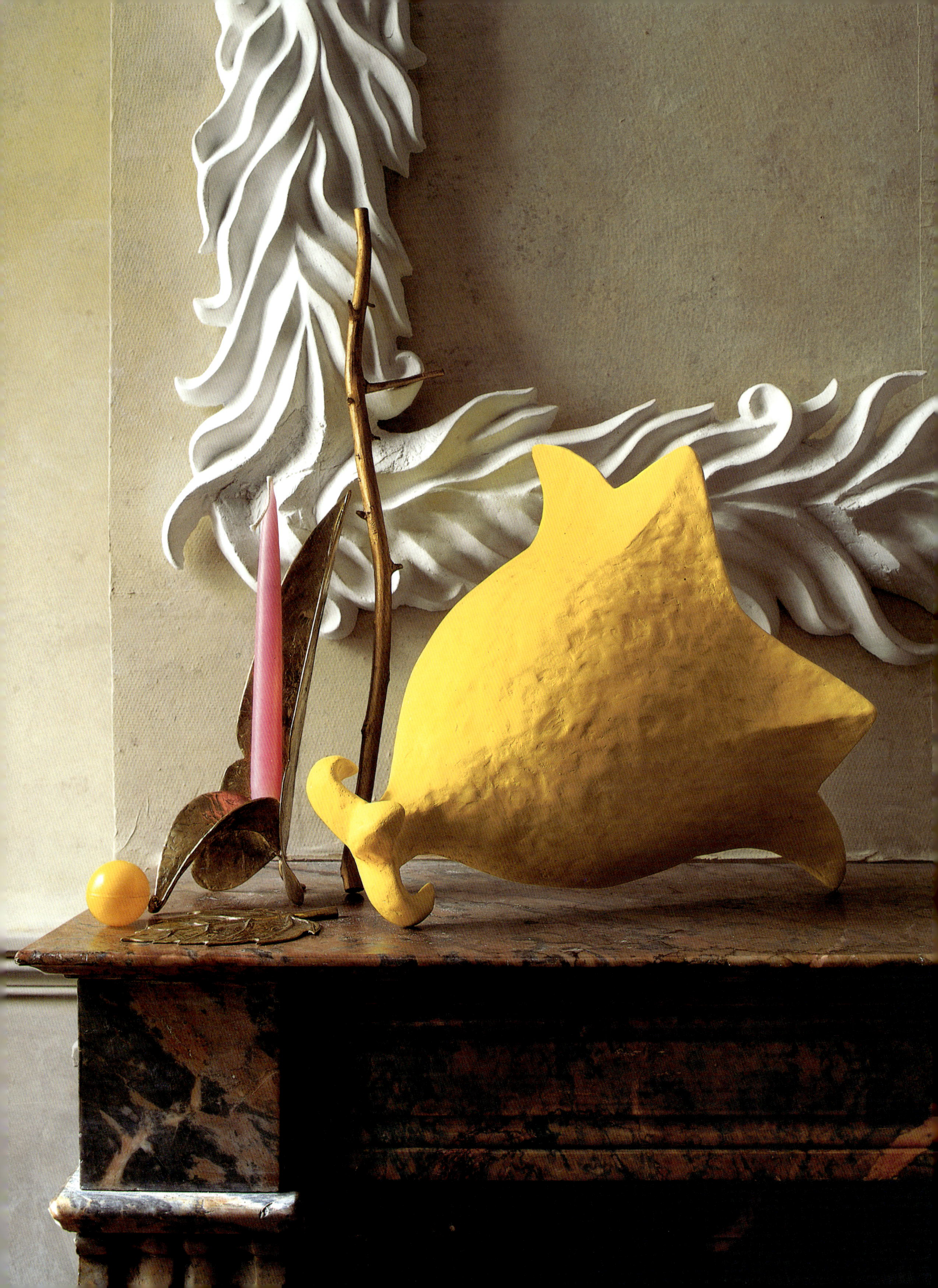

KUNST

ROMANTIK

UND

NATUR

Prächtige Blumen, Laubwerk und Trauben in sinnlichen Farben, Hellgrau, Olivgrün, Hellblau, Lachsrosa, exquisite, sinnliche, fließende Kurven: das waren die Kennzeichen des Jugendstils, der als erster Stil kein Pasticcio von Klischees aus der Vergangenheit war. Der Jugendstil war ein Tribut an die phantastische Natur, die in den französischen Kolonien entdeckt wurde, und er brachte einen totalen Wandel in der dekorativen Kunst mit sich. Dem Jugendstil verdankte es die französische dekorative Kunst, daß sie erneut ins Blickfeld rückte.

Obwohl der Jugendstil häufig wegen seiner »Windungen, Schlangenlinien und Kleckse« kritisiert wurde, und der nüchterne Teil der stilbewußten Pariser ihn meist für zu überschwenglich hielt, gelang es ihm, »die Lumpen einer überholten Kultur abzustreifen«.

Zum erstenmal waren die Schöpfer eines französischen dekorativen Stils weder Theoretiker noch Kunsthandwerker, sondern Künstler, die es genossen, Außenseiter zu sein und mit Glas, Keramik und Holz ihren eigenen Visionen Form zu verleihen. Da der Jugendstil also in hohem Maße dem Selbstausdruck diente, wurde er bald zum *snobisme,* der die Lebensweise der Franzosen nie wirklich verändern konnte. Jugendstil-Interieurs waren selten, und seine »grotesken« Ornamente galten als zu exotisch und »fremd«. Paul Morand behauptete gar, der Jugendstil sei »die äußere Manifestation eines Zeitalters … das nur Protziges, Rauschhaftes, Anarchisches hervorbringt«.

Obwohl der Jugendstil nicht populär wurde, war er insofern bedeutsam, als er (wenn auch nur kurz) das Ende einer Mode mit sich brachte, die dekorative Epochen und Stile bunt vermischte. Le Corbusier, dessen ästhetische Grundsätze dem Jugendstil völlig entgegengesetzt waren, erkannte dennoch das Revolutionäre dieser Bewegung an: »Um 1900 kam die großartige Gebärde des Jugendstils. Wir streiften die Lumpen einer überholten Kultur ab … Im Jahr 1900 konnte man in Paris eine verwirrende Vielfalt von Objekten sehen, deren Form die gesunde Disziplin gerader Linien scheute und die ihr eigene Vitalität der Substanz abrang. Aber es war ein herrliches Unterfangen, eine wahrhaft mutige Tat, ein Meisterstück an Kühnheit, eine echte Revolution.«

Die Innovation des Jugendstils im Kampf gegen die enorme Anziehungskraft der »authentischen Antike« schuf für die dekorative französische Kunst des 20. Jahrhunderts einen historischen Rahmen, innerhalb dessen sie vom gesunden Gegensatz

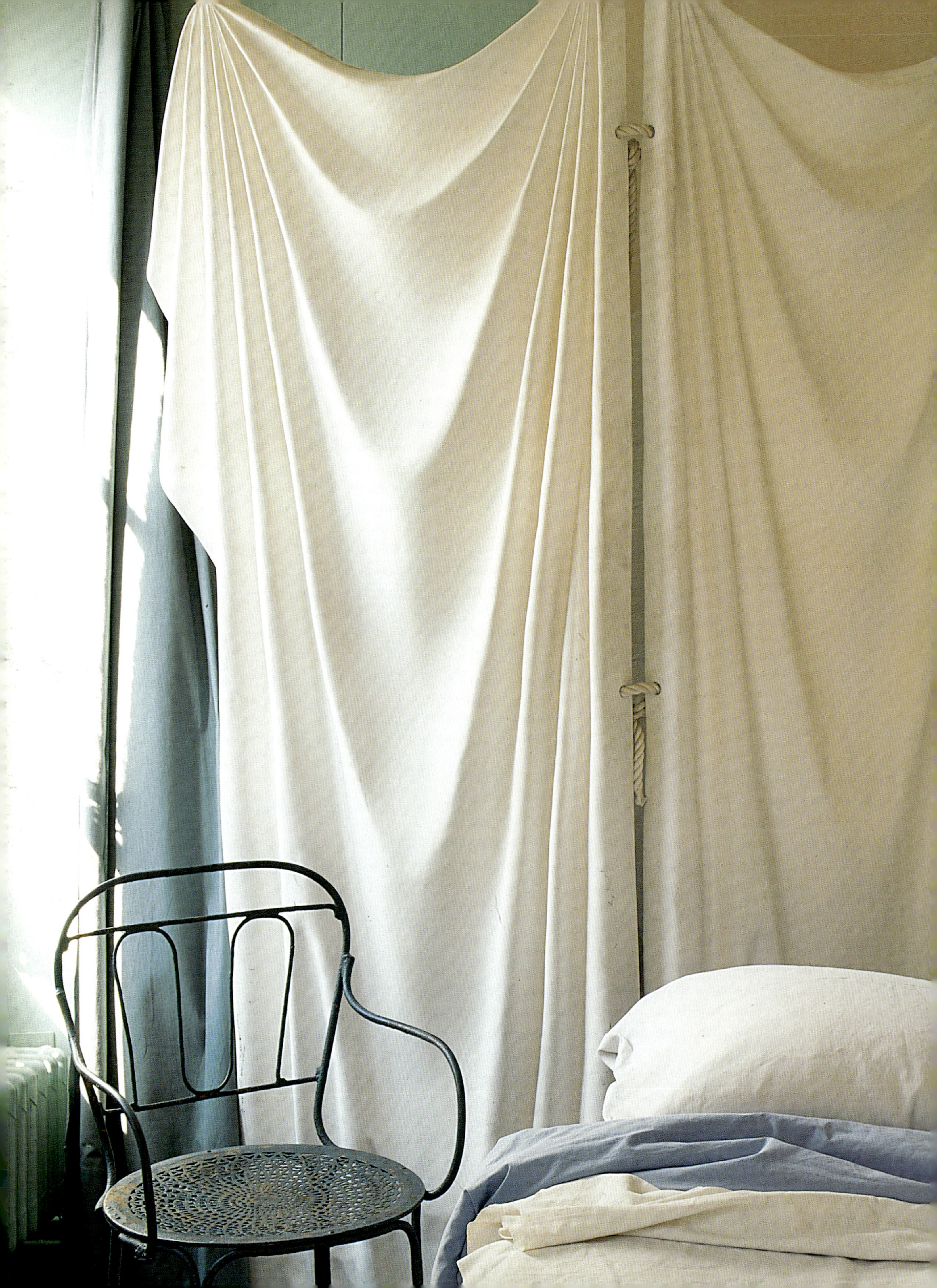

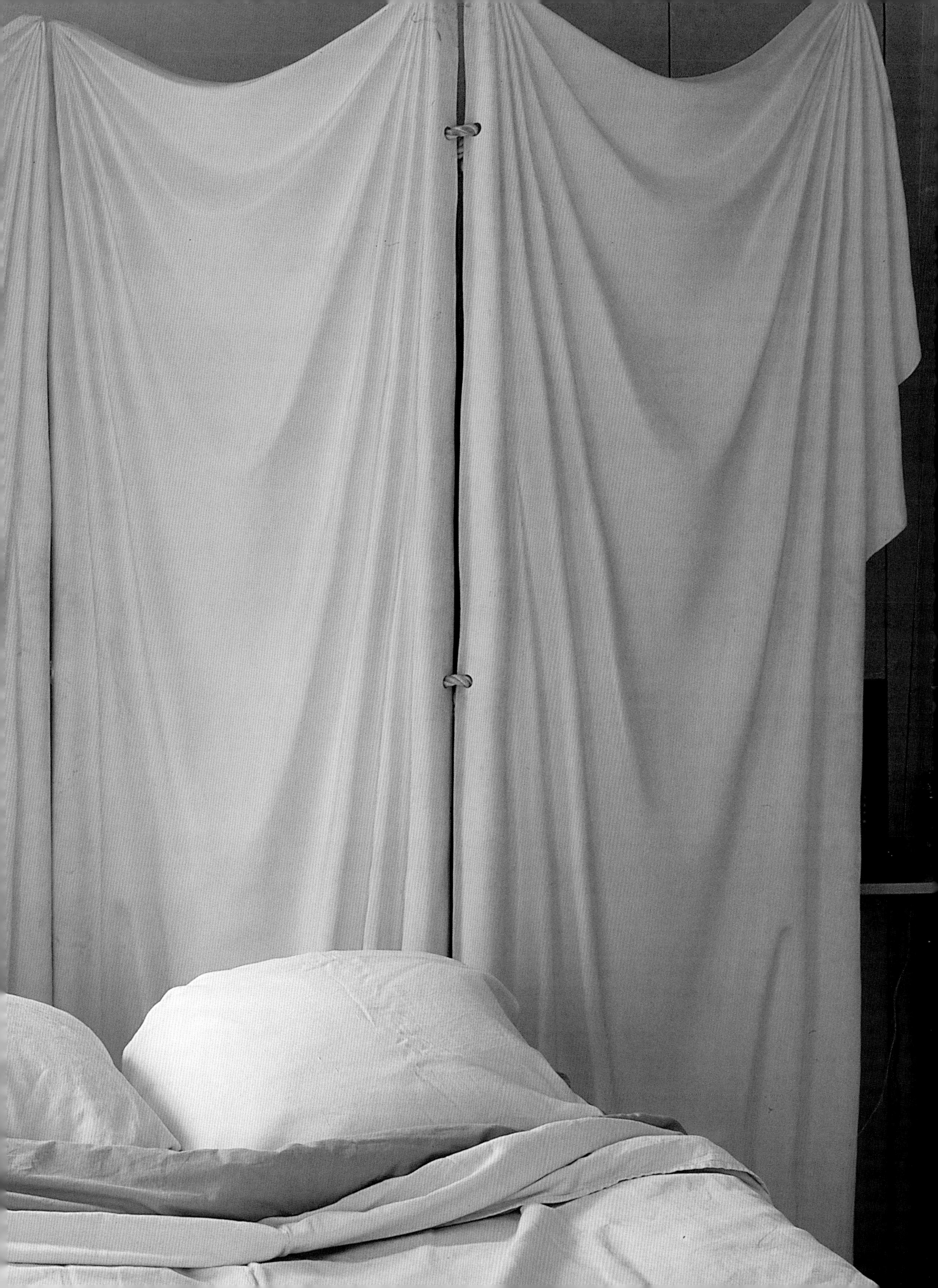

zwischen dem Alten und dem Neuen profitierte. Zwischen der französischen Tradition, die industriell gefertigte Luxusgüter schätzte, und dem freischaffenden Künstler kam es zu einem Wettbewerb. Und genau dieses System garantiert, daß weder Tradition noch Innovation verlorengehen. Die französische dekorative Kunst braucht Ideen von Häusern wie Hermès, Zuber, Lalique, Daum, Baccarat *et al*, aber auch Individuen wie Marc Bankowsky tragen zu ihrem Gedeihen bei.

Marc Bankowsky arbeitet allein in einem Studio, das früher der Keller eines Hauses in der Nähe der Place Pigalle war. Wie Amélie Dillemann begann er seine schöpferische Laufbahn in der Werbung. Außerdem stellte er Spiegel, Wandleuchter, Hängelampen und andere *objets* in Gips, Bronze, Ton und sogar Glasfasern her. Wie der Jugendstil ist auch sein Stil sehr »floral inspiriert«.

Seine Vorliebe für natürliche Formen kommt in seinen Teetassen zum Ausdruck, die er aus echten Ahornblättern formt, ebenso in einer Wandlampe, welche die Textur und Farbe einer Zitrone imitiert, sowie in einer spanischen Wand aus Fiberglas, die einem Vorhang mit üppigem Faltenwurf täuschend ähnlich sieht. Dieser Stil feiert und erforscht die Romantik der Natur, und dazu paßt es hervorragend, daß sein Haus – heute mitten in jenem Teil von Paris, den man mit der Belle Epoque Toulouse Lautrecs verbindet – einst in einem Dorf gestanden haben soll.

Jetzt steht es in einem *cul de sac* mit vielen Künstlerateliers, die früher so illustren Bewohnern wie Braque und Dufy gehörten. Heute ist dieser Stadtteil eine bizarre Mischung aus Neonlichtern, Sexshops und Peepshows. Diese Mixtur aus moderner Realität und historischen Assoziationen ist ein günstiges *milieu* für die Kreativität.

Eines Tages wird der schöpferische Stromkreis auf typisch französische Weise geschlossen werden, und einer oder mehrere der genannten traditionellen Hersteller von Luxusartikeln werden Bankowsky bitten, ihnen Designs zu liefern. In der Zwischenzeit fühlt Bankowsky sich in seinem Haus in dieser bizarren Gegend von Paris pudelwohl. Er lebt dort mit seinem kleinen Sohn Louis, seiner Katze Marcel sowie Bach und Mozart – und mit seinen eigenen romantischen, von der Natur inspirierten Schöpfungen.

VORIGE SEITE (134)
Einige Werke von Marc Bankowsky brillieren auf seinem Kamin. Ein Gipsrahmen, für einen Spiegel gedacht, ein blattförmiger Kerzenhalter und eine zitronengelbe Wandlampe aus gegossenem Plastik sind seine neusten Arbeiten. Er läßt sich vor allem von den Formen und Texturen der Natur inspirieren.

VORIGE SEITEN (136 – 137)
Im Schlafzimmer fällt eine spanische Wand aus Fiberglas auf, die den Faltenwurf eines Vorhangs perfekt imitiert. Die Betttücher sind aus Naturleinen, und neben dem Bett steht ein Caféstuhl, der um die Jahrhundertwende entstand. Typisch für dieses Interieur ist der romantische Minimalismus.

GEGENÜBERLIEGENDE SEITE
Ein offener Hof wurde in einem tiefen Blau gestrichen – es erinnert an Majorelleblau – und zu einem Atrium umgestaltet. Verspielte Bögen im marokkanischen Stil stehen im Kontrast zu der ernsten Gipsbüste des großen Condé, gekauft vom Pariser Gießer Lorenzi.

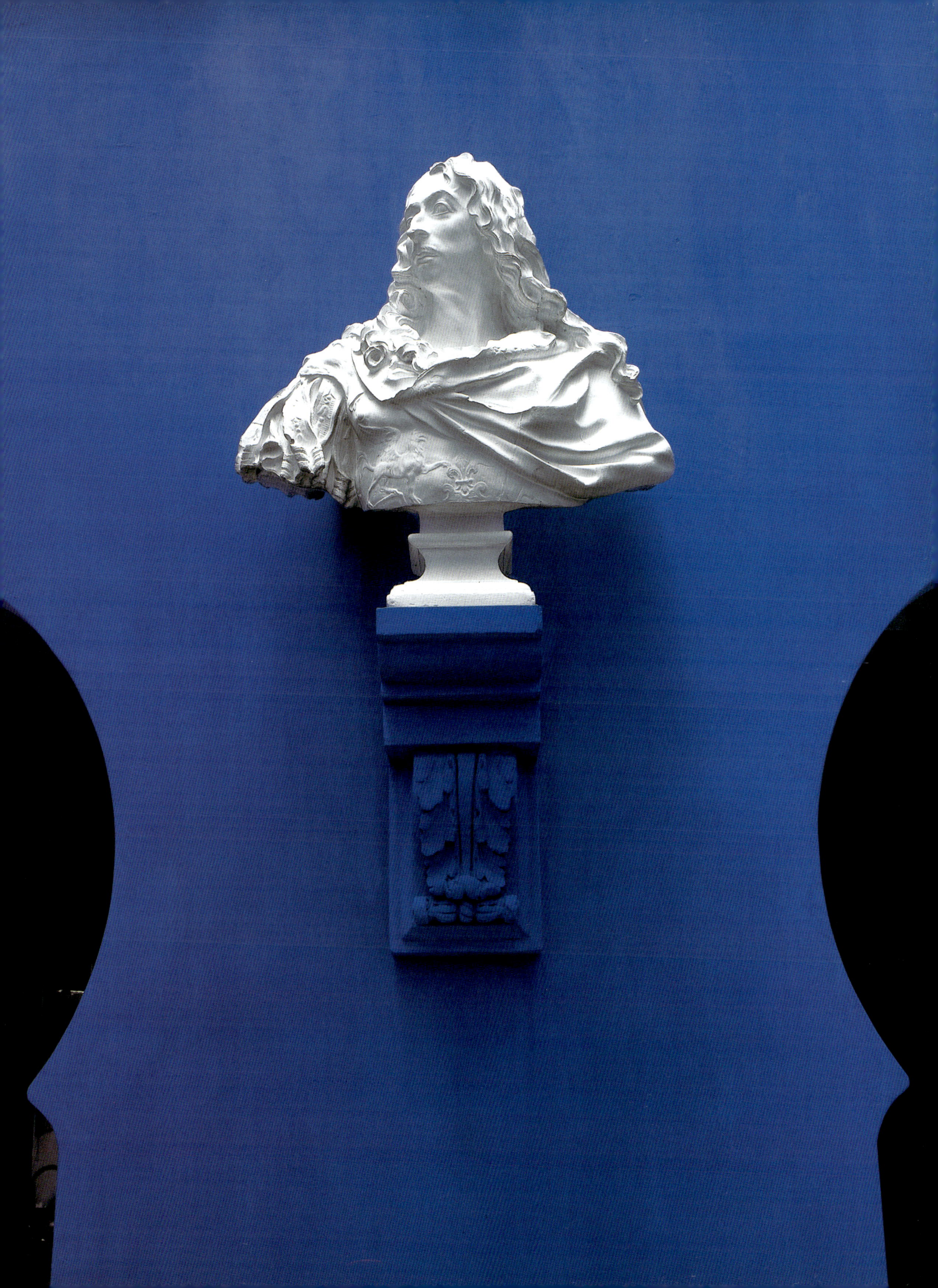

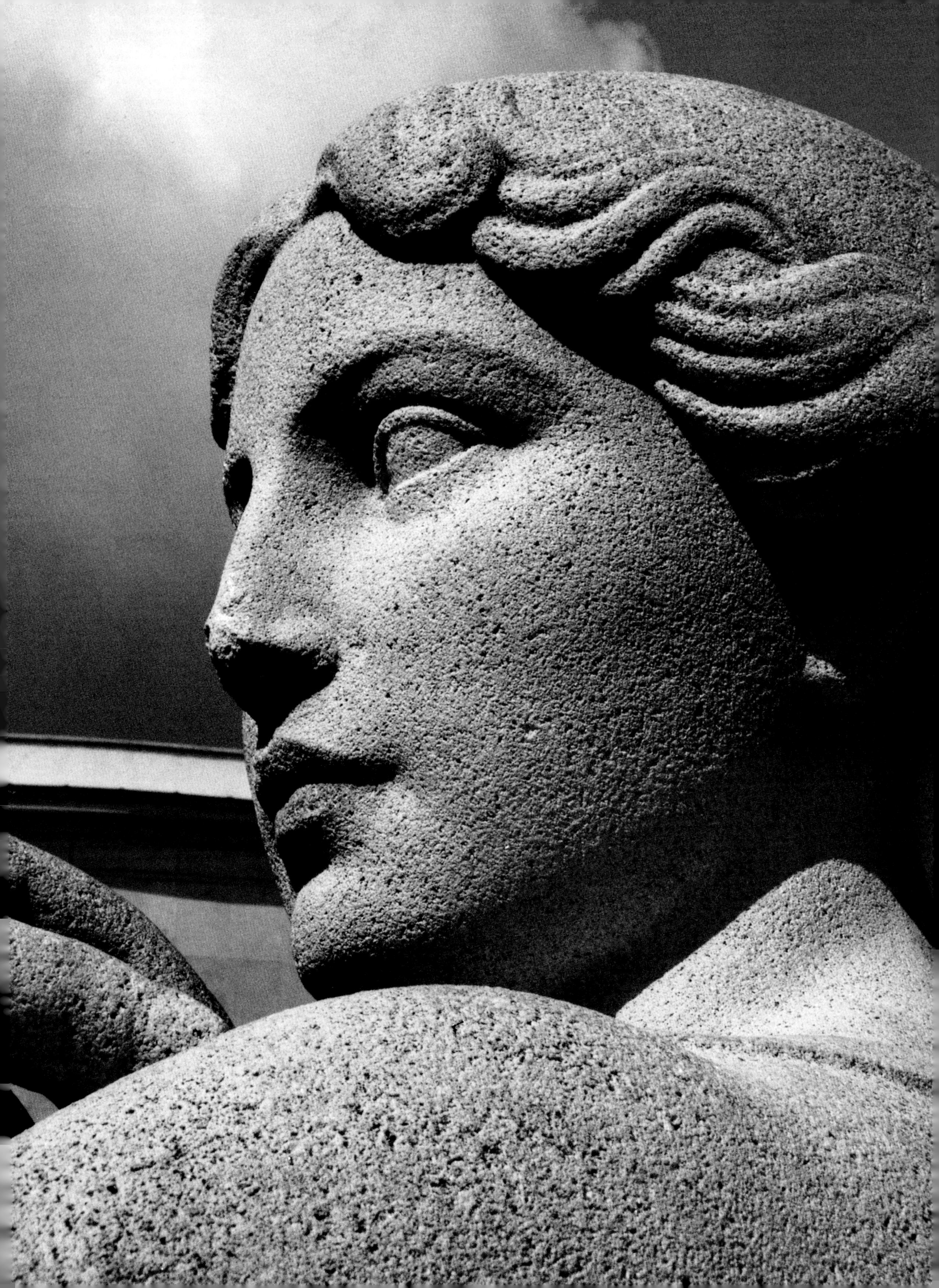

5

VIRTUOSEN

In der Musik, in der Kunst, bei fast jedem schöpferischen Streben gibt es herausragende Menschen, deren Leistung mit Recht besondere Aufmerksamkeit erregt. Oft zeigen sie innovative Denkansätze auf und leisten Pionierarbeit. Sie sind Führungspersönlichkeiten – sie sind die Virtuosen ihrer Disziplin.

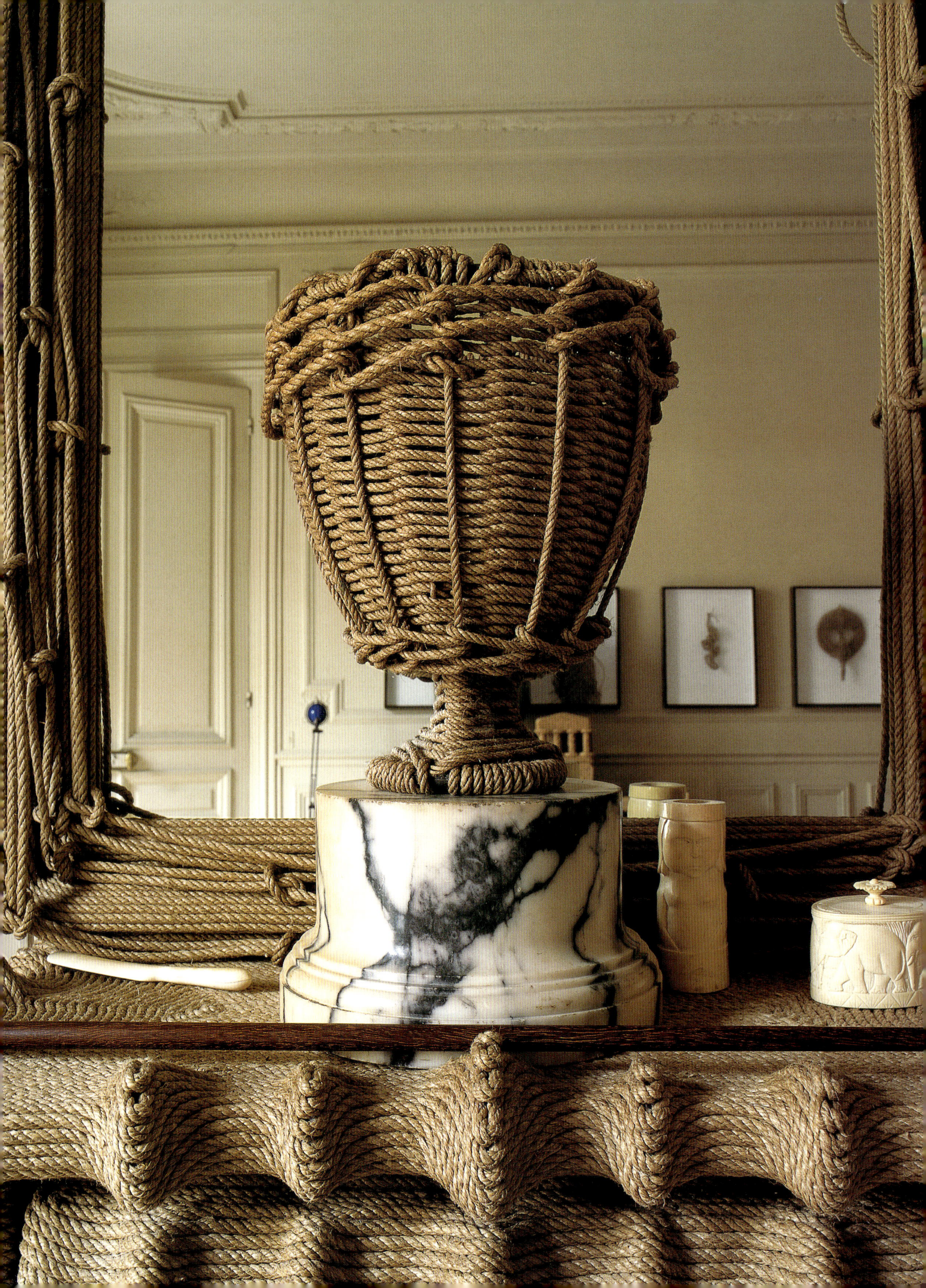

DAS

DESIGN

ZUM

ANFASSEN

VON

CHRISTIAN ASTUGUEVIEILLE

Es ist durchaus angebracht, daß ein Buch, in dem es um *objets trouvés* und deren Rolle im Pariser Stil geht, mit einem Blick in die Zukunft schließt. Darum widmet dieses Kapitel sich den außergewöhnlichen Designs von Christian Astuguevieille, eines Mannes, der in der Tat »gefundene Objekte« *herstellt*: neue Stücke, die er mit einer »imaginären Bedeutung für imaginäre Menschen« ausstattet.

In einer Welt, die den Kontakt zur rituellen Bedeutung verloren hat, macht er moderne Totems, Objekte und Möbel, bei denen die Kommunikation wichtiger ist als die Funktion. »Berührung« und »Gefühl« sind im Vokabular Astuguevieilles wichtige Worte. Zu Beginn seiner Laufbahn arbeitete er mit Kindern, die Sprechprobleme hatten. Er brachte ihren Lehrern bei, wie sie zu ihnen durchdringen, mit ihnen *kommunizieren* konnten. Fünf Jahre lang leitete er das Studio und die Galerie für Kinder im Centre Pompidou. Er hatte seine eigene Vorstellung von Greifbarkeit und Raum und untersuchte, wie beide zusammenwirken.

Da die Berührung und ihre Beziehung zur Kunst und zum Objekt Astuguevieille fasziniert, ist es nicht verwunderlich, daß er zunächst mit Schmuck arbeitete. Seine modernen ethnischen Kreationen waren sofort ein Erfolg, und bald war keine Modenschau in Paris ohne seine Schmuckstücke vollständig. Modehäuser erkannten sein Talent rasch. Astuguevieilles Fähigkeit, »eine verschüttete Urreaktion« auszulösen, führte dazu, daß Rochas ihn zum Leiter seiner Design-Abteilung ernannte.

In diesen ersten Jahren bei Rochas begann seine Arbeit in der Welt des Designs Aufmerksamkeit zu erregen. Anfangs stand nur seine Wohnung im Rampenlicht. Sie ist ein klassisches Pariser *appartement de parade*, wie aus der Chanel-Werbung für Egoïste-Parfum. Hohe Decken, Parkettböden, marmorne Kamine, große, elegante Fenster und eine exquisite Detaillierung zeichnen Räume aus, die schon gut aussähen, wenn sie leer wären. Was er aus ihnen schuf, war noch erstaunlicher. Ohne Rücksicht auf Konventionen machte er sie zeitlos – minimalistisch, ursprünglich und grazil zugleich.

Er umrahmte einzelne Blätter elegant mit Ebenholz und wickelte seine Bücher in

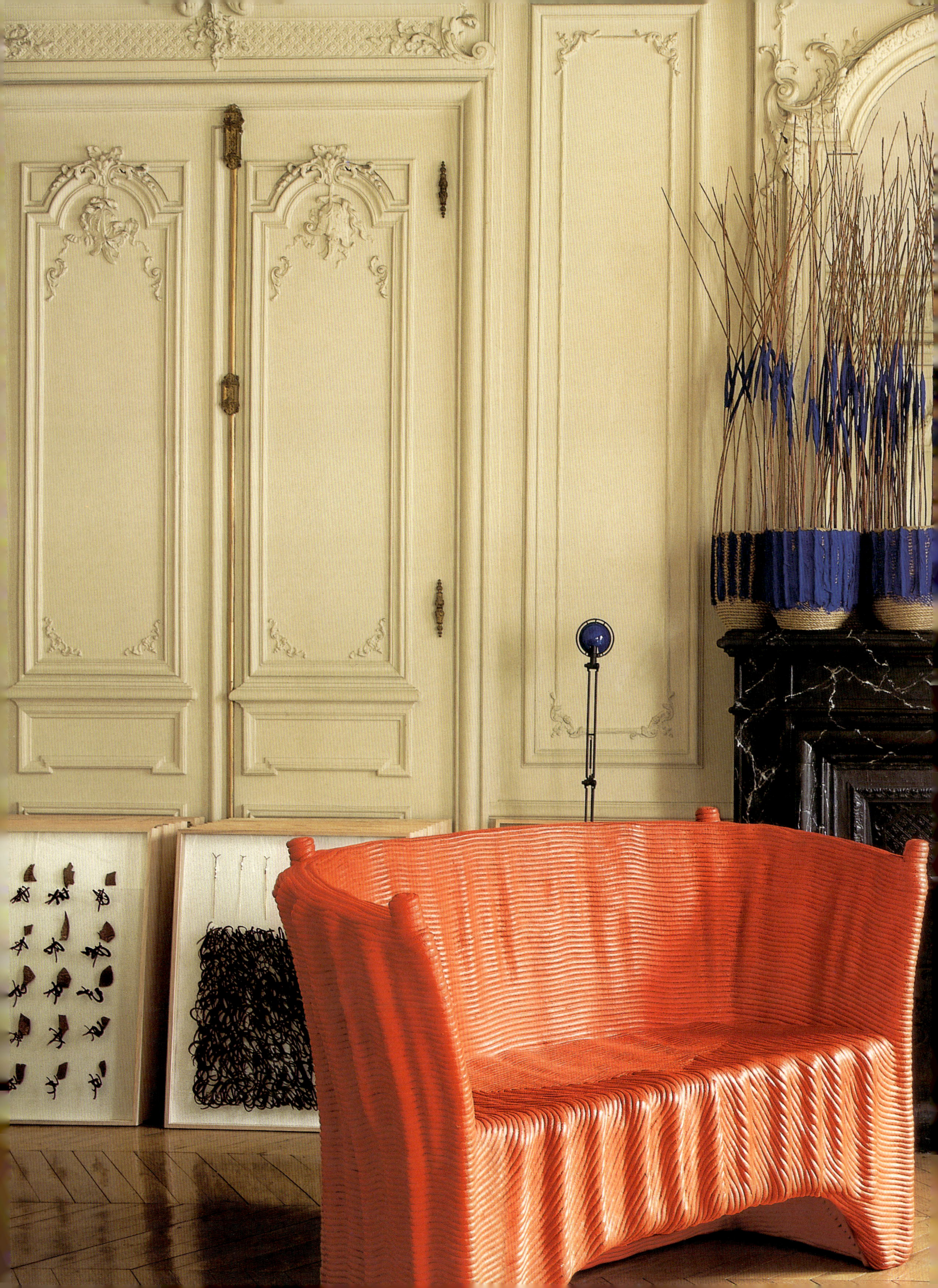

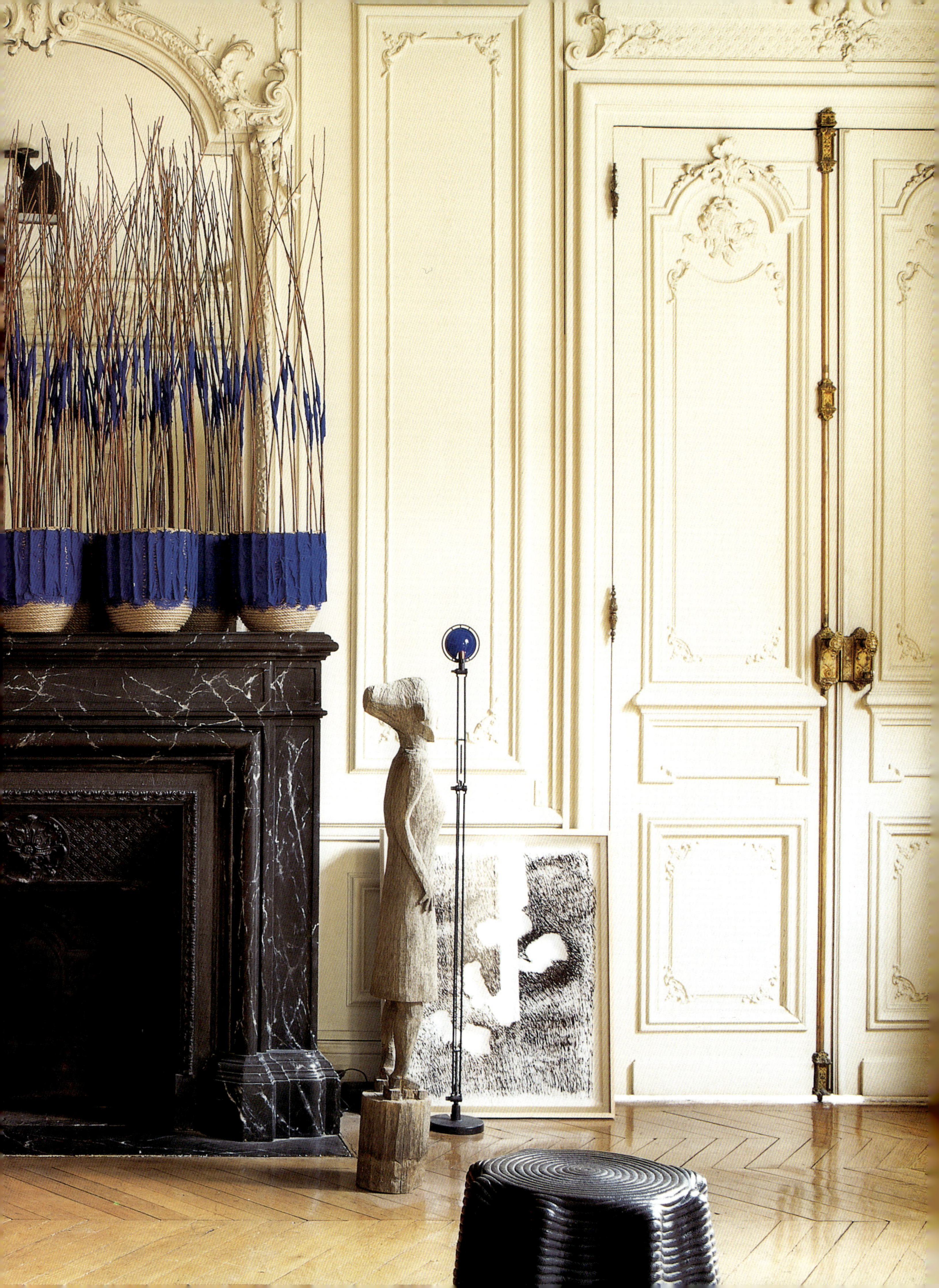

exotische Tücher, die er mit dem *Furoshiki*-Knoten zusammenband: eine traditionelle Methode, die er in Japan lernte und die er so gut beherrscht, daß die Japaner ihn gebeten haben, seine Arbeiten auszustellen. Man könnte diese Art der Dekoration als »ursprüngliche Poesie« bezeichnen.

Als er begann, Möbel zu entwerfen, wollte er damit kein Geld verdienen. Stammeskunst faszinierte ihn, und er versuchte, ein städtisches Äquivalent zu schaffen. (Die Stammeskunst spielte schon vorher eine wichtige Rolle bei der Suche nach modernen Antworten: Picasso und Braque räumten ein, daß die afrikanische Kunst ihren kubistischen Stil entscheidend beeinflußt habe.) Wenn Astuguevieille einen Strick um einen Stuhl wickelte, wollte er ihm einen rituellen Sinn verleihen. Er versuchte, alltäglichen Objekten wieder eine Bedeutung zu geben, selbst wenn man nicht wußte, welche. Wichtig war, daß man zumindest spüren konnte, daß sie etwas bedeuteten. Schließlich besteht auch das Wesen des Totems darin, daß es rätselhaft und vieldeutig bleibt – und genau diese Eigenschaften wollte Astuguevieille wiederbeleben.

Ritual, Aberglauben und Mythologie waren einst Elemente jedes Handwerks. Astuguevieille beklagt den Verlust dieser spirituellen Aspekte und fühlt sich dadurch in seinem Schaffensdrang beflügelt. Und er steht nicht allein. Eine unauffällige und doch einflußreiche Bewegung in der Welt des Designs verfolgt das gleiche Ziel.

Man könnte meinen, der Verlust der Bedeutung sei auf die zunehmende Industrialisierung zurückzuführen, doch das ist nicht zwangsläufig der Fall. Die italienischen Hersteller Alessi teilen Astuguevieilles Vision. Auch sie bemühen sich, dem Design »die Poesie« zurückzugeben. Ihrer Meinung nach kann beispielsweise ein Kessel allein zum Wasserkochen benutzt werden, oder er kann die Gedanken, Leidenschaften und Ideen eines Designers verkörpern. Er kann und soll schön sein: ein Gegenstand, der nachdenklich macht.

VORIGE SEITE (142)
Eine schwarze Urne (bei der Herstellung wurde Glas in einen Metallrahmen geblasen) und eine Aton-Kommode, beide von Astuguevieille entworfen, sind mit Hanfseilen umwickelt. Sie verdeutlichen sein Bemühen um die taktilen Qualitäten des Designs.

VORIGE SEITEN (144 – 145)
Astuguevieilles Wohnung ist ein ideales Schaufenster für seine Arbeit. Die Möbel wirken gleichsam lebendig, was er auf ihre »poetische Primitivität« zurückführt. Er läßt sich von der Stammeskunst inspirieren und versucht, jedem seiner Stücke eine Bedeutung zu geben, ohne sich zu sehr mit der Frage zu belasten, worin diese liegen könne … Totems für einen modernen Stamm. Neuerdings wird er auch beauftragt, seine mit Baumwollstricken umwickelten Kreationen mit hellen Farben zu bemalen. Ein Beispiel dafür ist das rote Sofa vorne.

GEGENÜBERLIEGENDE SEITE
Ohne Planskizzen stellt er Objekte her, die eine Geschichte erzählen und zum Anfassen einladen. Er arbeitet mit Kunsthandwerkern zusammen, denen er seine Vorstellungen wie ein Geschichtenerzähler beschreibt.

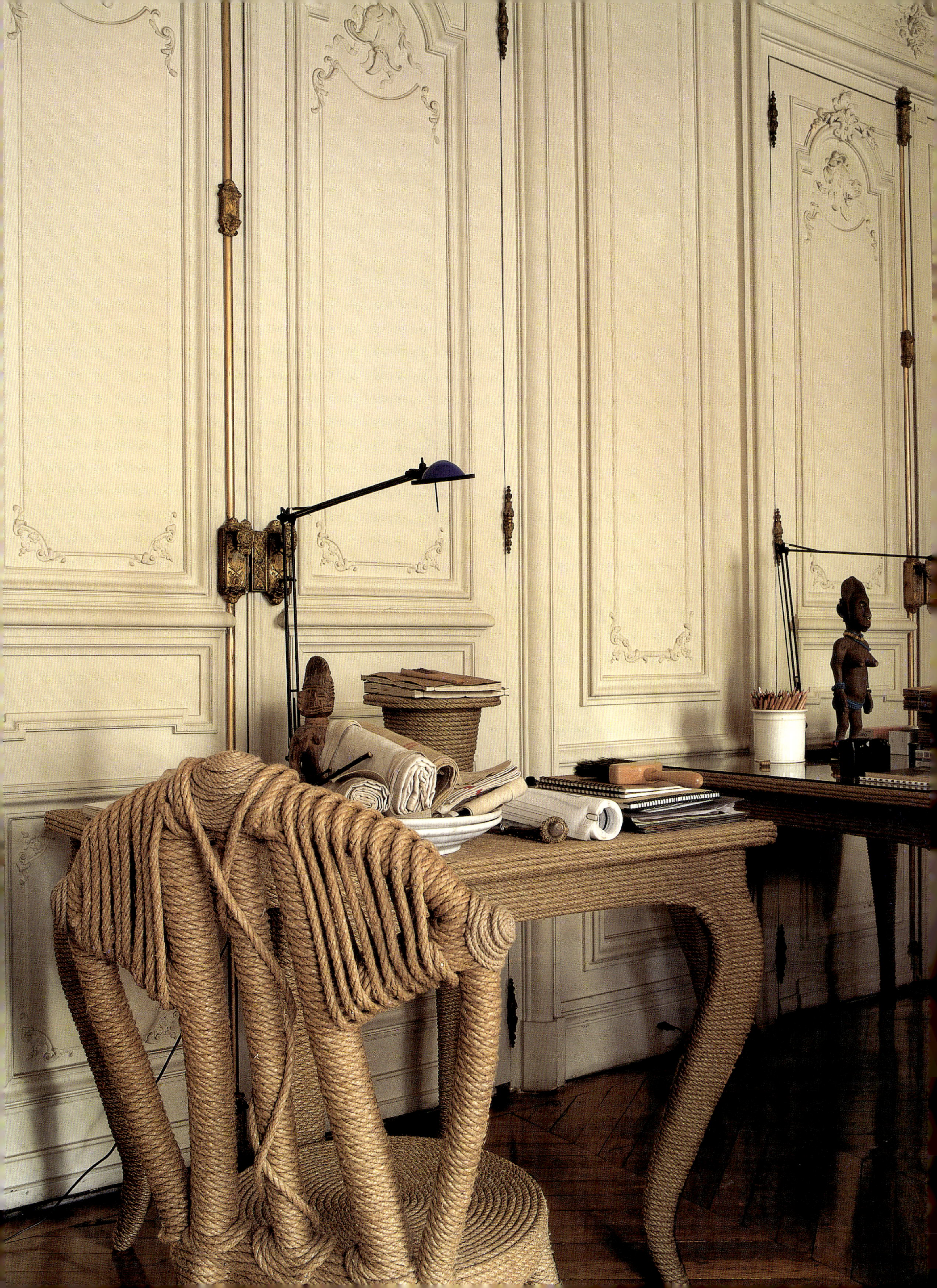

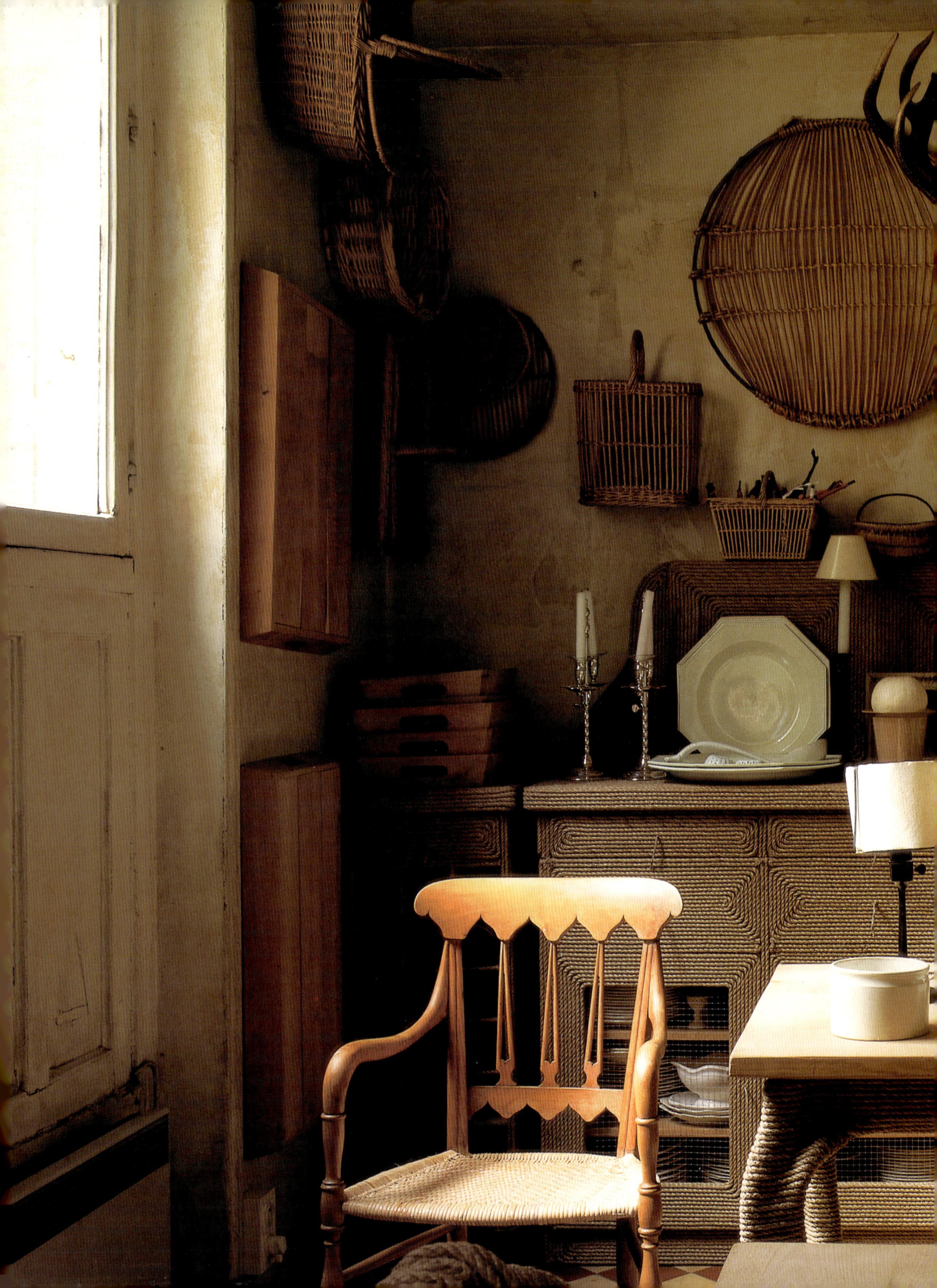

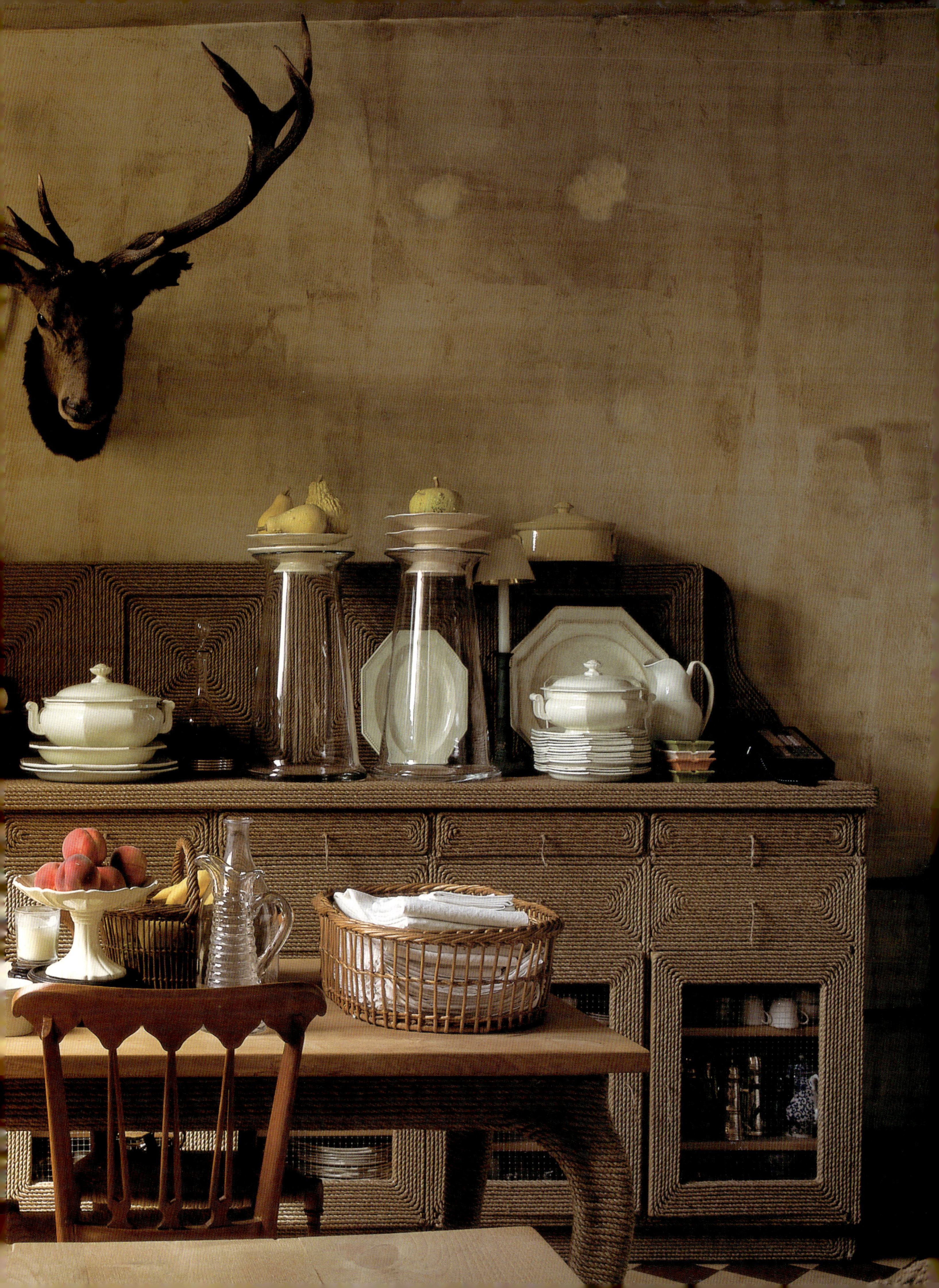

Astuguevieille begann seine Möbel zu verkaufen, weil Freunde und Gäste in seiner Wohnung ihn baten, Stücke für sie anzufertigen. Eines kam zum anderen, und heute hat er ein gutgehendes Atelier in der Galerie Vivienne.

Astuguevieille ist jedoch mehr als nur Möbeldesigner. Er ist Künstler mit einer klaren Vision. Wie Brancusi ist er vielseitig, obwohl seine Arbeitsweise einzigartig ist. Auch Brancusi war imstande, seine Kreativität in viele Richtungen zu lenken. Er arbeitete mit Holz, Stein, Bronze, und wenn man es ihm erlaubt hätte, hätte er in Chicago den damals höchsten Turm der Welt gebaut, eine gigantische Version seiner geometrischen Stundenglasskulpturen, der »unendlichen Säulen«.

Astuguevieille hat sich noch nicht in die Architektur vorgewagt; aber es ist durchaus möglich, daß er es tun wird. Seine Arbeiten sind so unverwechselbar, was Konzeption und Aussehen angeht, daß man sich ein mit Seilen (oder Stahlkabeln) umwickeltes, mit Wirbeln, Knoten und Spiralen verziertes Gebäude gut vorstellen kann – einen »monumentalen« Totempfahl für einen Stadtstamm, der nach visueller Poesie und Bedeutung hungert.

Hoffentlich wird er ebenso umstritten sein wie der Eiffelturm, das Centre Pompidou und I. M. Peis Glaspyramide zu ihrer Zeit – und ebenso erfolgreich.

VORIGE SEITEN (148 – 149)
In seiner großen Küche demonstriert Astuguevieille seine Fähigkeiten als Designer. Seine objets *machen die Küche zu einem Raum, in dem man genauso gerne kocht wie ißt. Er sammelt einfache weiße Töpferware und Gläser von eindrucksvoller Größe. Die Möbel sind natürlich und schlicht.*

GEGENÜBERLIEGENDE SEITE
Astuguevieilles neustes Werk ist ziemlich bizarr. Er überzog die Nachbildung einer Louis-XV-Kommode mit weißen Fäden und trimmte diese wie den Flor eines Teppichs. Das Ergebnis ist ein Stück, das auf den ersten Blick wie eine wertvolle Antiquität aussieht, die geteert und gefedert wurde. Eine Anspielung auf die Revolution? Oder eine natürliche Entwicklung? Vielleicht beides.

FOLGENDE SEITE (152)
Ein Blick in eine Ecke des Arbeitszimmers in Astuguevieilles Wohnung zeigt seine schöpferische Vielseitigkeit und Fruchtbarkeit, die es ihm ermöglichen, sein gesamtes Appartement zu dekorieren und daneben ein ganztägig geöffnetes Geschäft zu betreiben. Man Ray hatte recht: Es ist die Kraft der Idee, die zählt.

FOLGENDE SEITE (153)
Das Design erinnert an primitive Kunst: Es ist menschlich, heroisch und poetisch – eine Reaktion auf das übermäßig Bearbeitete. Die nicht erzwungene, die wiederentdeckte und die unerzählte Geschichte sind die Mysterien, die Astuguevieille seinem Design einprägen will. Die Berührung, sagt er, ist lebenswichtig vom ersten Kontakt mit der Welt an. Für Christian Astuguevieille ist es am wichtigsten, wie die Dinge sich anfühlen.

FOLGENDE SEITE (154)
Dieser Clubsessel wurde auf ähnliche Weise hergestellt wie die Kommode auf Seite 151. Er hat gewiß »etwas Pflanzliches an sich«, wie Barbara Stoeltie schreibt, und »man kann der Versuchung nicht widerstehen, das surrealistische, zottelige Ding zu streicheln«.

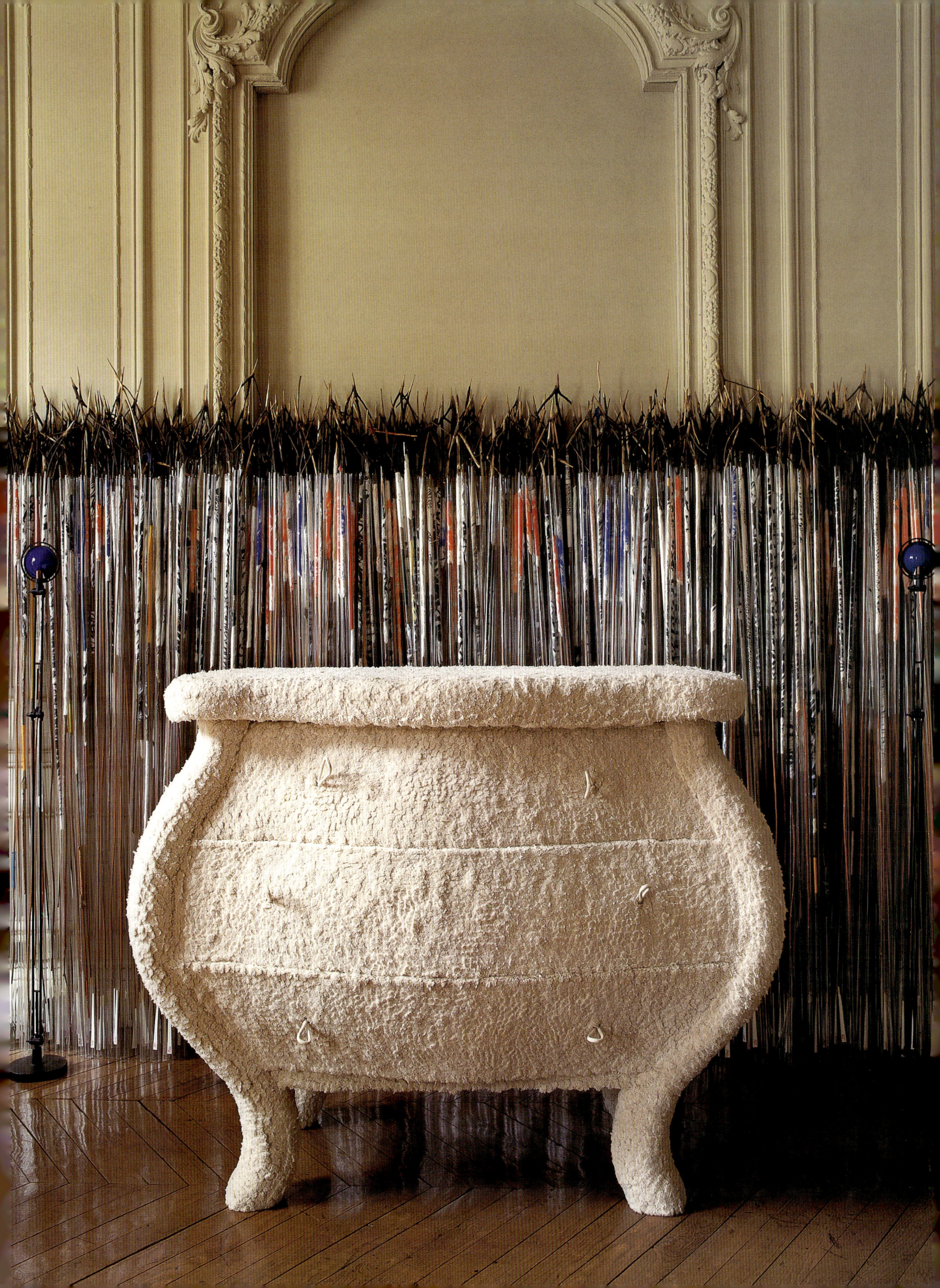

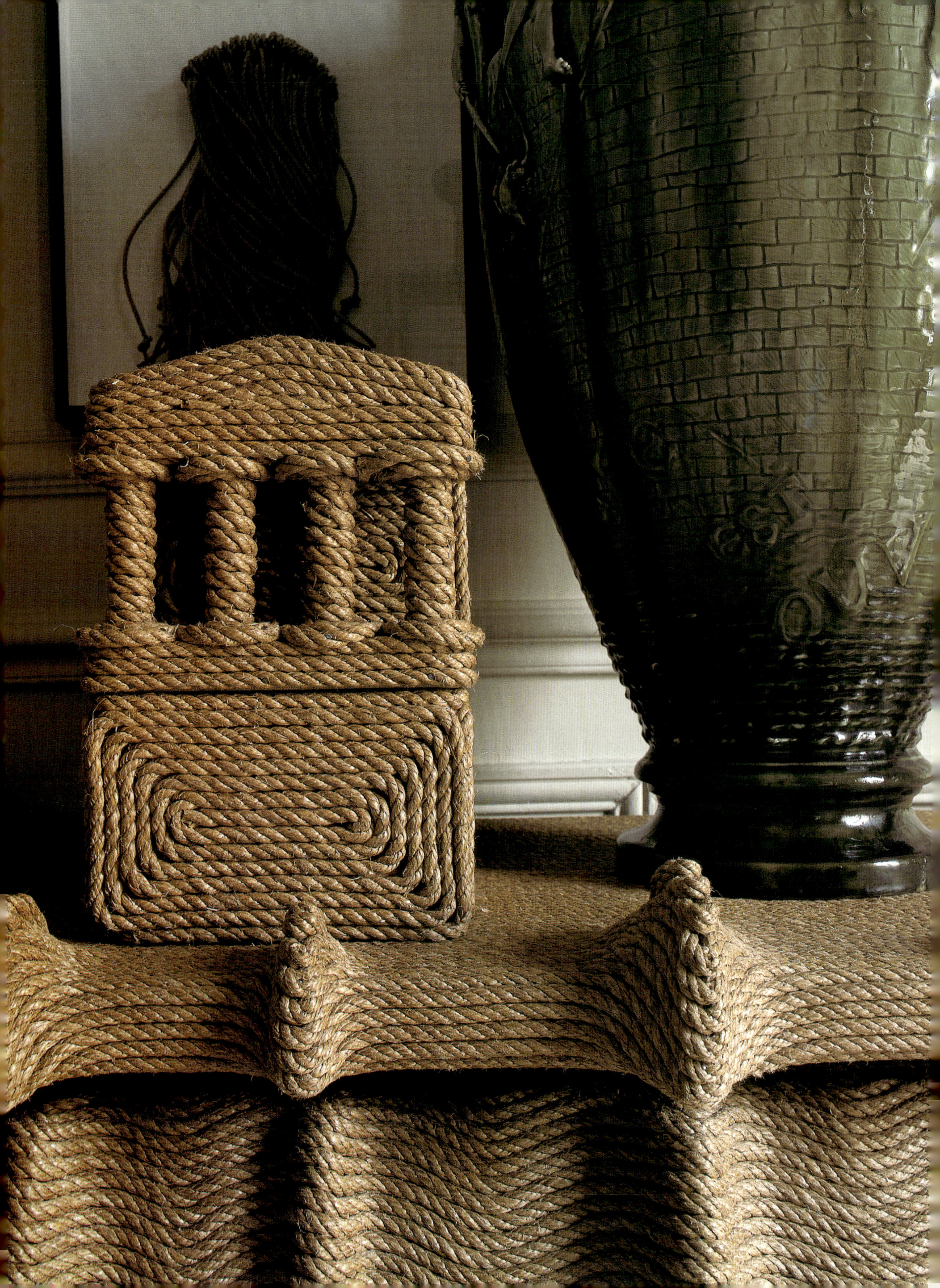

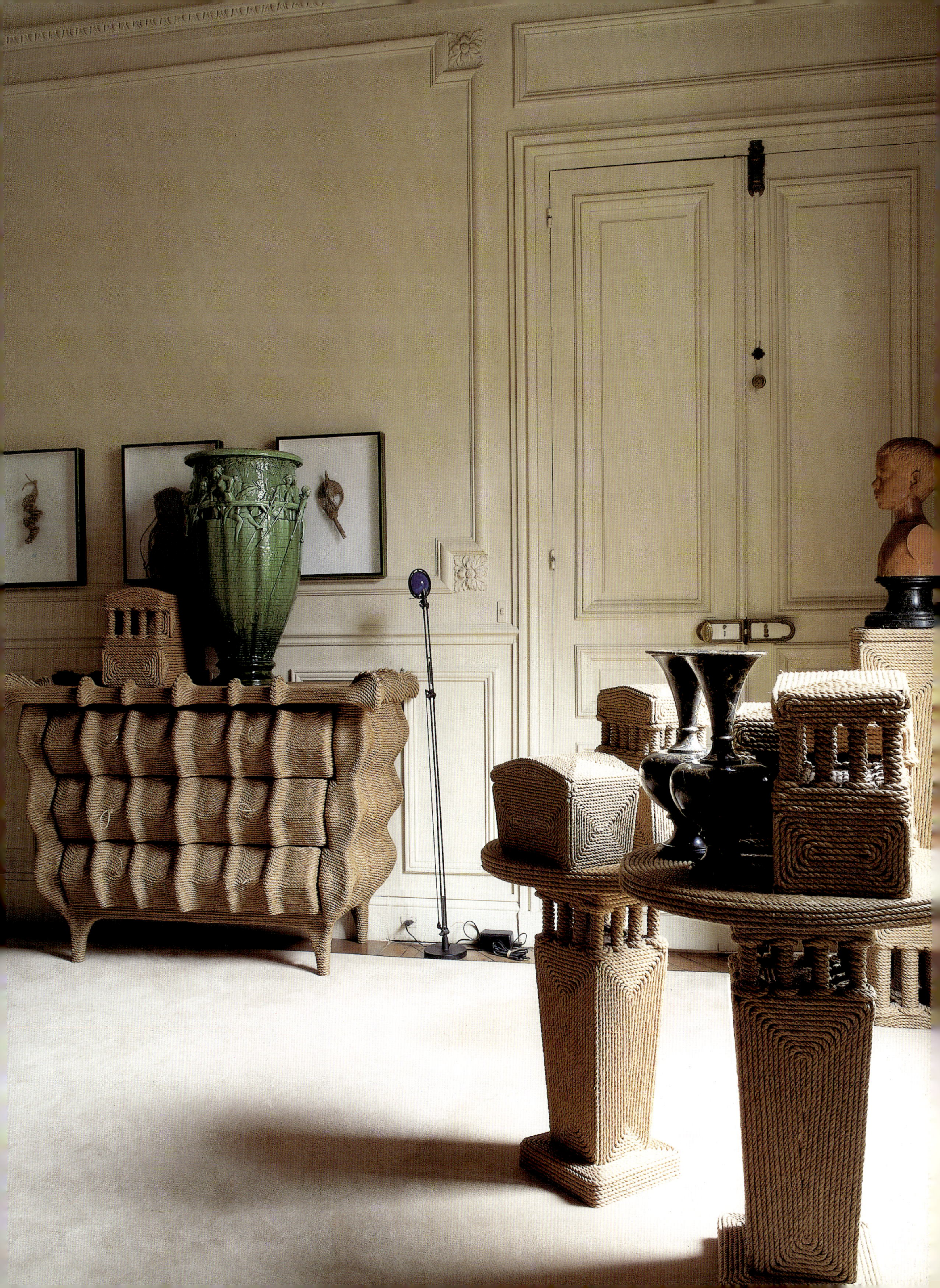

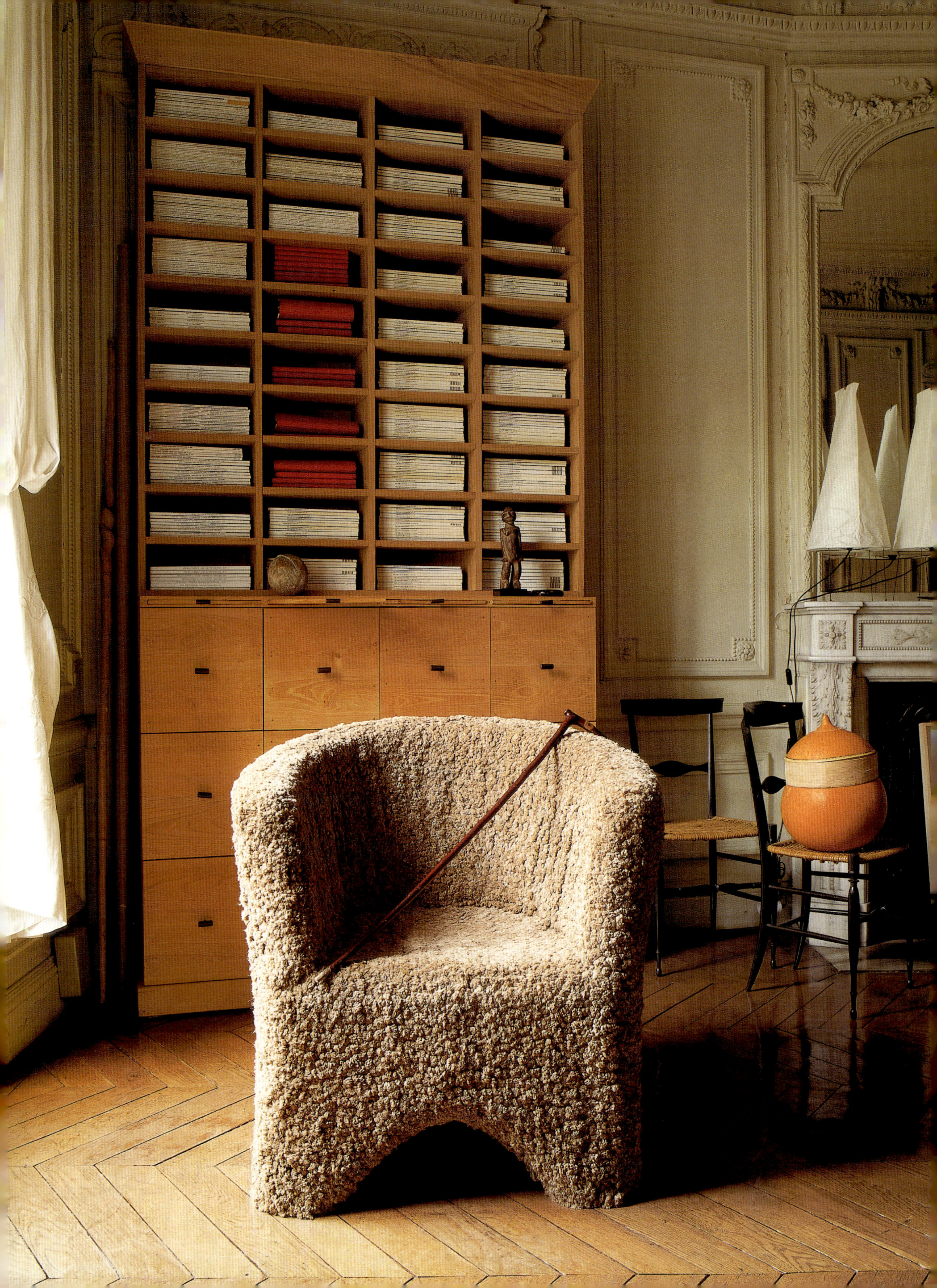

»Einerlei, in welcher Form das Objekt letztlich präsentiert wird –
als Zeichnung, Gemälde, Foto oder als Objekt selbst –,
es soll gefallen, verwirren, ärgern oder zum Nachdenken anregen,
nicht aber Bewunderung für irgendeine technische Brillanz
hervorrufen, wie man sie gewöhnlich in anderen
Kunstwerken sucht.«

Man Ray

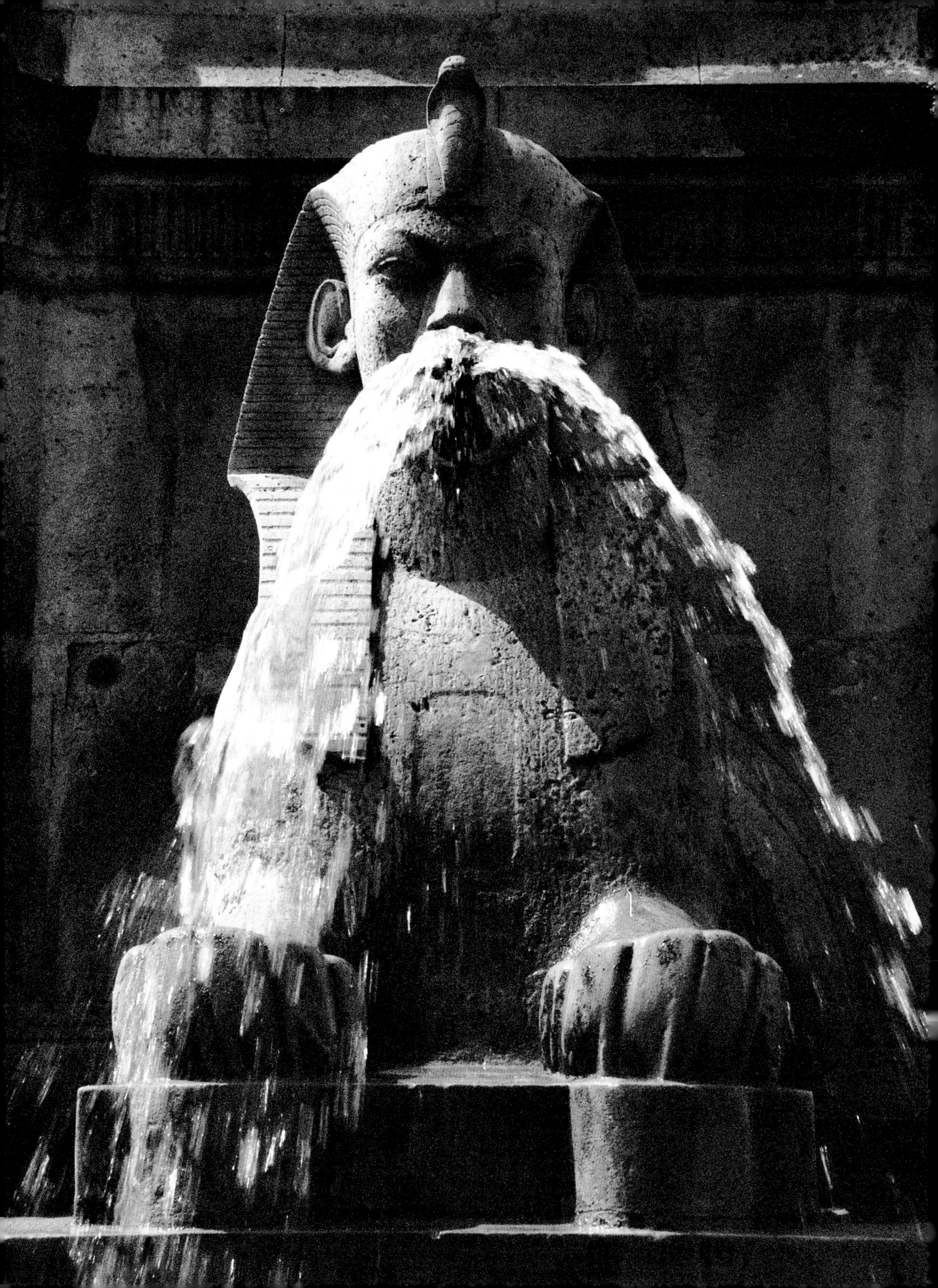

DANKSAGUNG

Ohne die Beiträge von René und Barbara Stoeltie wäre dieses Buch ganz einfach nicht möglich gewesen – nicht nur, weil sie unermüdlich nach den interessantesten Leuten und deren Wohnungen suchen und diese fotografieren, sondern auch weil sie beschlossen haben, sich in Paris niederzulassen, nachdem sie in Amsterdam, Brüssel, London und Prag gelebt haben. Sie begreifen die Pariser Lebenskunst, weil sie ein Teil von ihr sind. Diesen »Heimvorteil« haben sie in dieses Buch eingebracht, diese Fähigkeit, Paris aus dem Blickwinkel eines Ortsansässigen zu erleben, ohne die Ehrfurcht und Unschuld des Besuchers zu verlieren, die man, glaube ich, braucht, um den visuellen Glanz der Stadt voll und ganz würdigen zu können. Renés Fotos und Barbaras Forschungen spiegeln das wahre Paris wider, eine Stadt, die berühmt für ihre Vielfalt ist und die dennoch von einem starken Gefühl der kulturellen Ähnlichkeit und Einheit zusammengehalten wird. Leider standen uns nur 160 Seiten zur Verfügung. Darum endeten viele schöne und faszinierende Fotos auf dem Fußboden des Schneideraumes.

LITERATURVERZEICHNIS

Boyer, Marie-France. *Paris Style.* London: Weidenfeld & Nicolson, 1989

Calloway, Stephen. *Baroque Baroque.* London: Phaidon, 1994

– *Twentieth-Century Decoration.* London: Weidenfeld & Nicolson, 1988

Deschamps, Madelaine. *Empire.* London: Booth Clibborn Editions, 1994

Downey, Claire. *Neo-Design und Innenarchitektur.* Möbel und Wohnaccessoires der 90er Jahre. Stuttgart 1992.

Eriksen, Svend. *Early Neo-Classicism in France.* London: Faber & Faber, 1974

Fiell, Charlotte und Peter. *Modern Furniture Classics since 1945.* London: Thames and Hudson, 1991

Fleischmann, Melanie, und Mick Hales. *In the Neo-Classic Style.* London: Columbus Books, 1988

Gilliat, Mary. *The Blue and White Room.* New York: Bantam Books, 1992

McFadden, David. *L'Art de Vivre: Decorative Arts and Design in France 1789 – 1989.* London: Thames and Hudson, 1989

Newman, Bruce M. *Fantasy Furniture.* New York: Rizzoli, 1989

Penrose, Roland. *Man Ray.* London: Thames and Hudson, 1975

Thornton, Peter. *Authentic Decor.* London: Weidenfeld & Nicolson, 1984

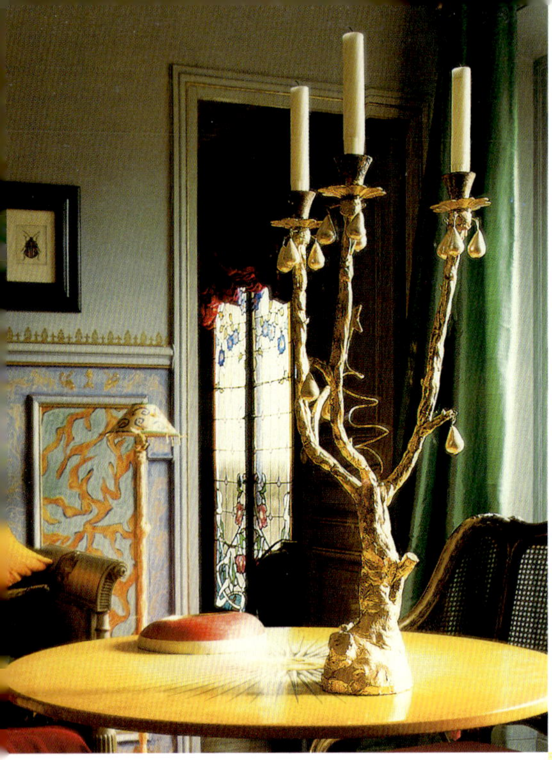

VERGOLDETER

KERZENHALTER

Kerzenhalter haben im französischen Heim immer eine wichtige Rolle gespielt. Obwohl es heute Elektrizität gibt, sind Kerzenhalter nach wie vor begehrt. Diesen hat Roberto Bergero entworfen. Er vereinigt den dekorativen Einfluß der Natur in einer organischen, Korallen imitierenden Form mit der Vorliebe des 18. Jahrhunderts für Vergoldungen und dem Sinn für folie, *der so wichtig für die Abneigung der Pariser gegen Protzerei ist.*

Tel. +33 1 42626878 (Frankreich)

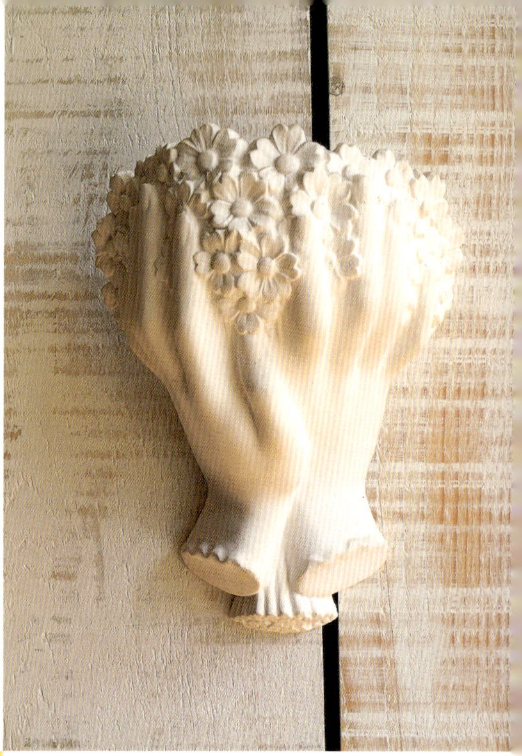

SOLO

SEESTERN

Gilles Dufour, Chefdesigner von Chanel und rechte Hand Karl Lagerfelds, schmückte hellgelbe Wände mit rot bemalten und willkürlich verteilten Seesternen. Der schlichte Seestern ist eines der besten Beispiele für ein objet trouvé. *Er ist eklektisch, organisch, exzentrisch und einfach, und er spielt jede Rolle. Kein Wunder, daß die Franzosen diese ozeanische Anomalie lieben. Der sublime »Fehler«, die verschrobene Inspiration gilt als entscheidend für den Erfolg eines Interieurs. Und das ist nicht das einzige Meeresgeschöpf, das wir in Pariser Wohnungen finden. Auch Muscheln und Perlen können das sonderbare* objet d'art *zieren.*

Die beste Bezugsquelle für Krustentiere ist das Conran Shop, Tel. +44 171 589 7401 (England)

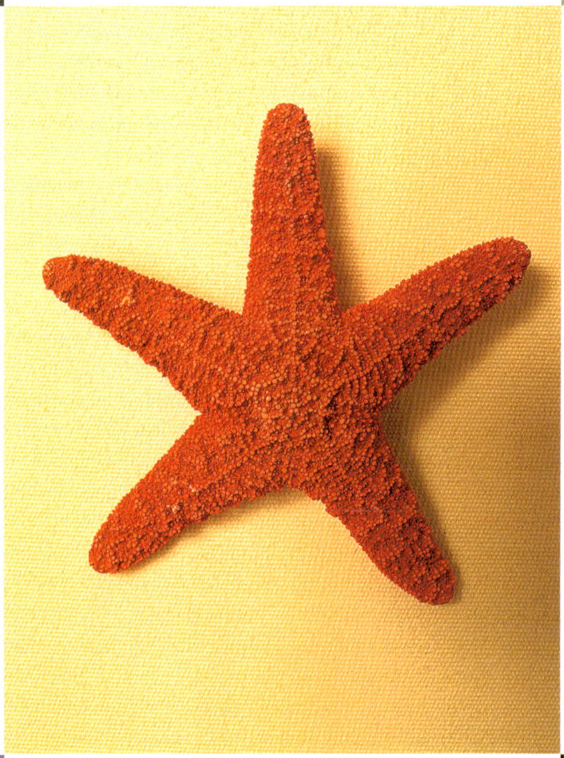

FRANZÖSISCHES

DESIGN DER 40ER

Am Ende des zweiten Weltkrieges wichen kantige Linien und kühne geometrische Formen, die typisch für den französischen Stil der 30er Jahre waren, angenehmen Kurven und einer beruhigenden Einfachheit. Dennoch war diese Nachkriegsperiode des Designs fast vergessen, als die Pariser Trendsetterin Denise Orsoni die Pariser beau monde *mit ihren Funden aus den 40er Jahren aufschreckte. Das Arrangement von sechs Meßgefäßen aus dem 19. Jahrhundert ist typisch für die individuelle Note, die Denise Orsoni in das Pariser Design eingebracht hat Reproduktionen dieses Arrangements sind zu bestellen*

bei David Gill, Tel. +44 171 589 5946 (England)

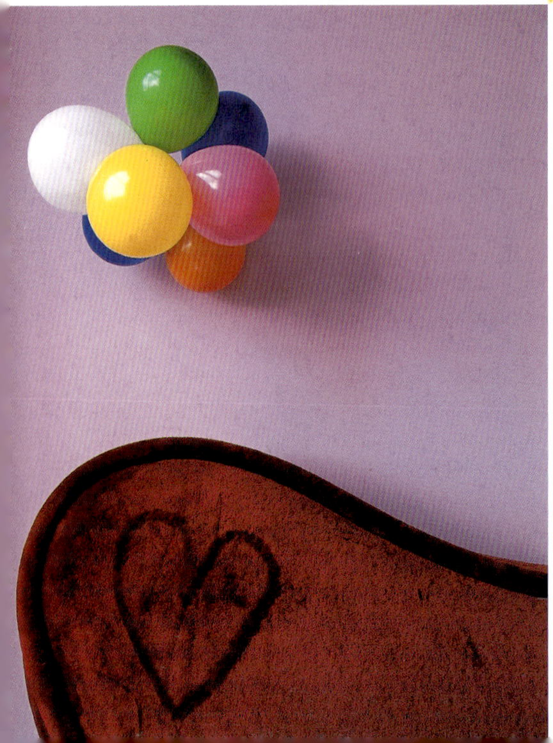

BALLON

WANDLAMPE

Seitdem die Brüder Montgolfier, die Papierhersteller, die den Heißluftballon erfanden, 1801 die Besucher der ersten Pariser Weltausstellung entzückten, spielen Montgolfières, *wie man sie in Frankreich nennt, in der französischen dekorativen Kunst eine wichtige Rolle als Ikonen. Florence Dostal setzt diese Tradition fort. Wandlampen imitieren die typischen Ballonbündel, die man in Parks und auf Messen sieht. Trotz der* folie *des Designs nimmt Florence die Qualität der Ware ernst. Ihre verrückten Ideen vertraut sie nur den besten Glasbläsern und Kunsthandwerkern von Murano an.*

Liberty, Tel. +44 171 734 1234
oder Heals's, Tel. +44 171 636 1666 (England)

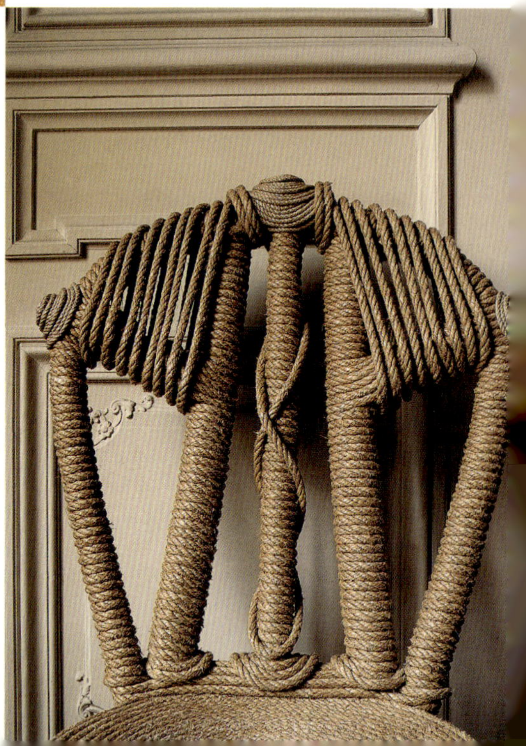

GIPS

WANDLAMPE

Einer Tradition folgend, die Diego Giacometti, der Bruder des berühmten Bildhauers, begründete, haben witzig geformte Gipslampen den Weg in die Herzen und Häuser der Pariser gefunden. Legendäre Gestalten des französischen Innendesigns, etwa der verstorbene Jean-Michel Frank, haben diesem simplen Material Status verliehen, indem sie französische Interieurs mit plastischen Stücken dekorierten. Nach längerem Exil sind Gipslampen wieder beliebt, weil sie das Bedürfnis nach folie *befriedigen und die Abneigung gegen bourgeoise Prahlerei bestätigen. Diese Hände sind Teil der Kollektion* art pauvre *von Lieux, der Firma von Patrick Gruffaz.*

Tel. +33 1 42785771 (Frankreich)

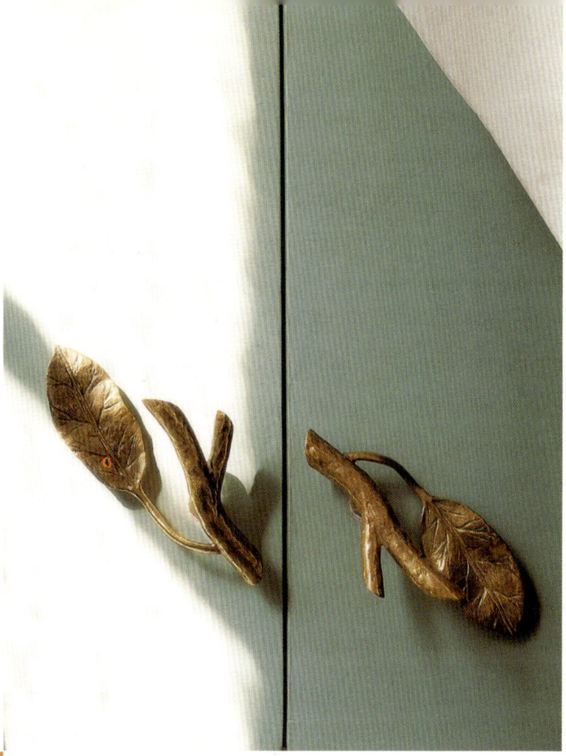

NEUER

JUGENDSTIL

Inspiriert von den Formen und Strukturen der Natur stellt der Designer Marc Bankowsky Objekte her, die an die dekorative Kraft erinnern, welche den kurzlebigen Jugendstil so sehr beeinflußte. Dieser Stil mit seinen üppigen Blumen- und Naturmotiven war ein Tribut an die phantastische Natur, die man in den Kolonien entdeckt hatte. Der Jugendstil hatte keine Vorläufer; er war ganz und gar zeitgenössisch – eine Parallele zu Bankowskys Arbeiten. Bronzene Türgriffe, wie belaubte Äste geformt, verraten seine Vorliebe für natürliche Formen. Er macht aus der Flora eine moderne, minimalistische Kunst.

Marc Bankowsky, Tel. +33 1 42543078 (Frankreich)

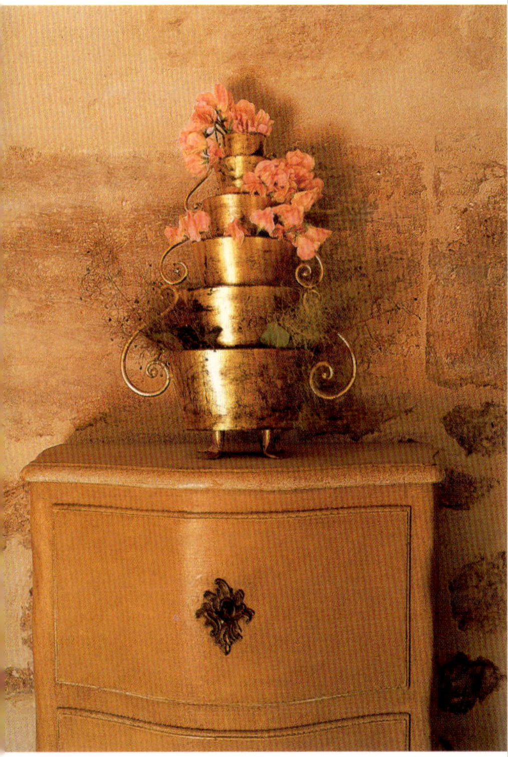

BAROCKE

BÜSTE

Der Autor Stephen Calloway nennt Oriel Harwoods Arbeiten »Objekte, die jenes Staunen hervorrufen, das die schönsten Kunstwerke aus anderen Jahrhunderten immer noch auslösen.« Sie sind »Träume aus einem vergessenen Palast … die uns zwingen, einen Teil des vergangenen Prunkes zurückzuholen … Sie streben nach der Pracht des Barock.« Angesichts der Vorliebe der Franzosen für die Antike und der Vielzahl von Büsten und Statuen in französischen Häusern bieten Oriel Harwoods plastische Interpretationen der Klassik die Möglichkeit, eine ehrwürdige Tradition auf moderne Weise fortzusetzen.

Erhältlich bei David Gill, Tel. +44 171 589 5946 (England)

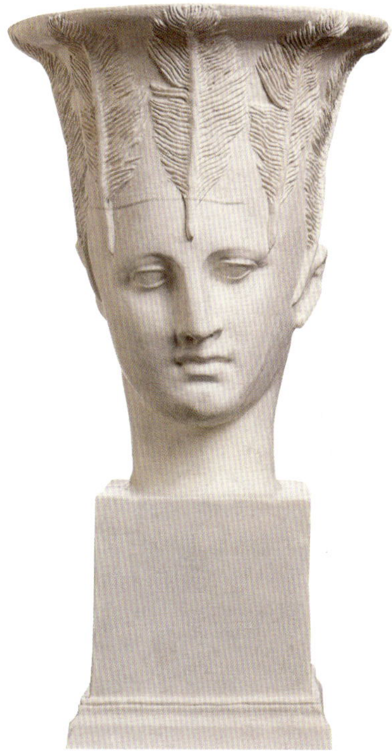

TOTEM

STUHL

Christian Astuguevieille will das Design mit seinen Kreationen wieder greifbar machen. Seine Stühle, Tische und anderen objets, *die er mit Seilen oder Baumwollschnüren umwickelt, sind von der primitiven Kunst inspiriert und spiegeln die Suche nach dem modernen Totem wider, nach einem Objekt, das in einer weitgehend künstlichen Welt Bedeutung hat. Selbst wenn diese Bedeutung unklar ist, kommunizieren die totemistischen Designs durch die Berührung und machen die einzigartigen und sofort erkennbaren Möbel »ursprünglich«.*

Christian Astuguevieilles Designs sind in seinem Geschäft in der Galerie Vivienne in Paris, Tel. +33 1 42936032, und bei David Gill in London erhältlich.

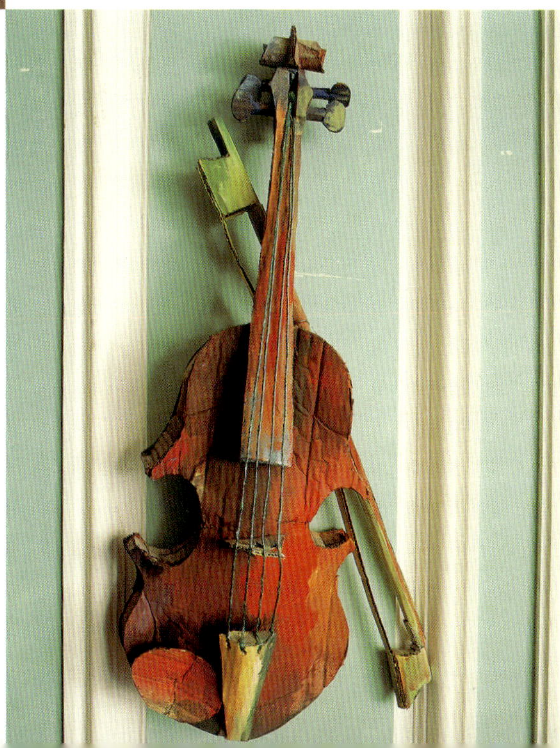

PAPP

KUNST

Matthias & Natalie sind die Dolce & Gabbana der Pappe. Sie arbeiten ausschließlich mit diesem schlichten Material und zu ihren Kreationen gehören Bilder, Skulpturen und objets. *Außerdem widmen sie sich dem Graphik-Design, und sie haben unter anderem ein neues Etikett für Kanterbräu entworfen. Ihre Arbeiten sind verrückt, lustig und respektlos und haben eine Ausstrahlung, die schwer zu beschreiben ist. Die Namen für ihre Werke entnehmen sie Wörter- oder Telefonbüchern, und oft ritzen sie in die Stücke gewagte Slogans wie »Wenn Sie Kopfweh haben, schneiden Sie sich den Kopf ab.« Barbara Stoeltie beschreibt ihre Arbeiten treffend als »Pseudowerbungskunst«.*

Paris Musées Boutiques, Tel. +33 1 42741302 oder +33 1 40265665

*»Wäre ich der Herrscher von Frankreich,
würde ich Paris nicht nur zur schönsten Stadt machen wollen,
welche die Welt je gesehen hat, sondern zur
schönsten Stadt aller Zeiten.«*

Napoleon Bonaparte